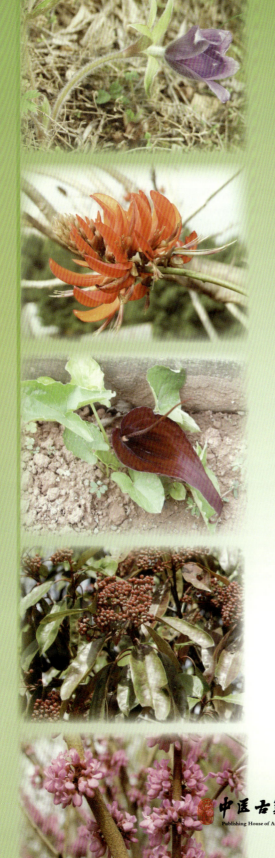

精编中草药原色图谱

◎ 主编 林余霖

中医古籍出版社
Publishing House of Ancient Chinese Medical Books

图书在版编目（CIP）数据

精编中草药原色图谱 / 林余霖主编. —北京：中医古籍出版社，2016.10（2023.5重印）
ISBN 978-7-5152-1319-4

Ⅰ.①精… Ⅱ.①林… Ⅲ.①中草药－图谱 Ⅳ.①R282-64

中国版本图书馆CIP数据核字(2016)第200215号

精编中草药原色图谱

主　　编：	林余霖
责任编辑：	赵东升
出版发行：	中医古籍出版社
社　　址：	北京市东城区东直门内南小街16号（100700）
印　　刷：	北京彩虹伟业印刷有限公司
发　　行：	全国新华书店发行
开　　本：	710mm×1000mm　1/16
印　　张：	14
字　　数：	375千字
版　　次：	2016年10月第1版　2023年5月第2次印刷
书　　号：	ISBN 978-7-5152-1319-4
定　　价：	69.00元

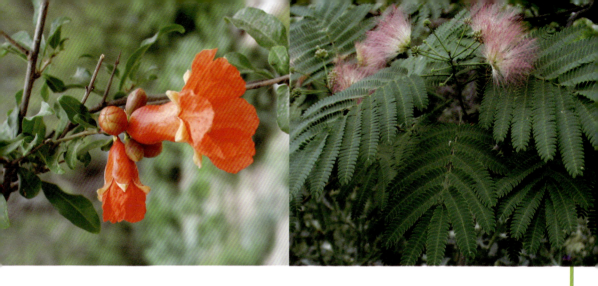

前言

　　我国中医文化历史悠久、源远流长，为中华民族的繁荣昌盛和人类的身体健康作出了巨大的贡献。中草药是中华民族的国粹之一，是大自然赋予我国人民的宝贵财富。从古至今，我国各族人民都能够充分利用各种草木、花果治疗各种疾病。"神农尝百草"的故事至今依然广为流传，也充分说明了我国民间使用中草药治疗各种疾患的历史十分悠久。各个时期民间医术名人辈出、名方广播，总结出了十分丰富的中草药治疗经验。

　　中草药是中医预防疾病、治疗疾病的重要手段。中草药具有疗效确切、副作用小等特点，不仅对防治常见病、多发病有较好的疗效，而且还能治疗一些疑难病症，历来被人民群众认可。同时，由于中草药具有收集方便、使用便捷和经济实用等优点，有很多人应用中草药进行保健和治疗。

　　中草药种类繁多、分布广泛、资源丰富、应用历史悠久，作为天然药物，准确识别是合理使用中草药的前提，但一般群众往往只能认识几种到几十种中草药，这就极大地制约了中草药的广泛应用。为了更好地普及和应用中草药，继承和发掘中国医药文化遗产，使中草药在防治疾病中更好地为人类健康服务，我们本着安全、有效、简便、经济和药物易找、实用的原则，选择了现当代常用而且疗效确切的中草药品种，并以《中华人民共和国药典》（2015年版一部）为标准，编成了《精编中草药原色图谱》一书。

　　本书精选了数百种现今常用的中草药，分别从基源、植物特征、

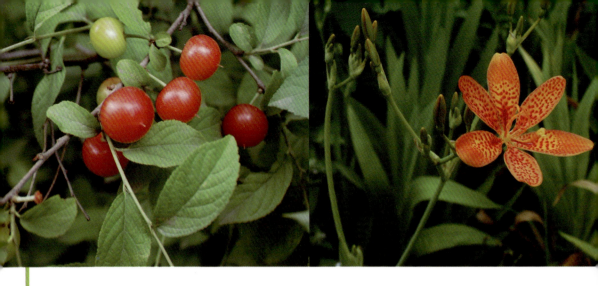

生境分布、采收加工、性味功能、炮制、主治用法、应以汉语拼音为顺序，用等几个方面予以详细介绍。本书重点突出了常用中草药的原植物形态、应用等，并配有大量彩色照片，图文并茂，使广大读者能够快速、准确地识别与鉴别常用中草药。

　　我们衷心希望本书在普及中草药科学知识、提高医疗保健、保障人民健康、保护和开发中草药资源方面产生积极作用。同时，也希望在开发利用中草药时，注意生态平衡，保护野生资源及物种。对那些疗效佳、用量大的野生中草药，应逐步引种栽培，建立种植生产基地、资源保护区，有计划轮采，使我国有限的中草药资源能永远延续下去，为人类造福。需要特别提醒的是：广大读者朋友在阅读和应用本书时，如果需要应用书中所列的附方，必须在专业医师的指导下使用，以免造成不必要的伤害！

　　希望本书的出版能够起到抛砖引玉的作用，希望有更多的有识之士加入我们的行列，为我国中医药文化的传承和传播尽一份力。另外，由于写作时间有限加上作者知识水平所限，书中的错漏之处，敬请广大读者批评指正。

编者

目录

B

八角（八角茴香）	1
巴豆	1
巴戟天	2
白豆蔻	2
白花蛇舌草	3
白芥（芥子）	3
白蜡树（秦皮）	4
白蔹	4
白茅（白茅根）	5
白屈菜	5
白首乌	6
白术	6
白头翁	7
白薇	7
白鲜（白鲜皮）	8
百里香（地椒）	8
板蓝（板蓝根，大青叶）	9
半边莲	9
半夏	10
半枝莲	10
薄荷	11
北柴胡	11
北细辛（细辛）	12
荜茇	13
蓖麻（蓖麻子）	13
薜荔果	14
蝙蝠葛（北豆根）	14
槟榔	15
播娘蒿（葶苈子）	16
补骨脂	16
布氏紫堇（苦地丁）	17

C

苍耳（苍耳子）	18
草豆蔻	19
草麻黄(麻黄,麻黄根)	19
草珊瑚（肿节风）	20
侧柏（柏子仁，侧柏叶）	20
常山	21
车前（车前子）	21
柽柳	22
赤芝（灵芝）	22
臭椿	23
楮	23
川贝母	24
川楝（川楝子）	24
川木香	25
川牛膝	25
川芎	26
川续断（续断）	26
穿龙薯蓣（穿山龙）	27
穿心莲	27
垂柳	28
垂盆草	28
刺儿菜（小蓟）	29
刺梨	29
刺桐（海桐皮）	30
刺五加	31
粗茎秦艽（秦艽）	31

D

大豆（大豆黄卷）	32
大花红景天（红景天）	33
大戟	34
大麻（火麻仁）	34

精编中草药原色图谱

大蒜	35
大血藤	36
大叶钩藤（钩藤）	36
丹参	37
淡竹叶	37
当归	38
党参	38
刀豆	39
灯心草	39
地不容	40
地耳草(田基黄)	41
地枫皮	41
地肤（地肤子）	42
地黄	42
地锦	43
地榆	43
垫状卷柏（卷柏）	44
丁香	44
东北杏（苦杏仁）	45
冬虫夏草	46
独行菜（葶苈子）	46
独角莲（白附子）	47
独蒜兰（山慈姑）	48
杜鹃兰（山慈菇）	48
杜仲	49
多花黄精（黄精）	50
多序岩黄芪（红芪）	51

E

儿茶	51

F

番红花	52
翻白草	53
防风	53
榧树（榧子）	54
粉防己（防己）	54
风龙（青风藤）	55
枫香树（路路通）	55
凤仙花（急性子）	56

佛手	56
茯苓	57

G

甘草	57
甘葛藤（葛根）	58
甘松	58
甘遂	59
橄榄（青果）	60
岗松	60
杠板归	61
杠柳（香加皮）	61
高良姜	62
狗脊蕨（狗脊贯众）	62
枸骨（枸骨叶）	63
构树（楮实子）	63
谷精草	64
瓜子金	64
挂金灯（锦灯笼）	65
贯叶连翘	65
广东金钱草（广金钱草）	66
广防风	66
广藿香	67
广寄生（寄生）	67
广西莪术（郁金，莪术）	68
广州相思子（鸡骨草）	68
过路黄（金钱草）	69

H

孩儿参（太子参）	69
海金沙	70
杭白芷（白芷）	70
诃子	71
合欢（合欢皮）	71
何首乌（何首乌，首乌藤）	72
黑三棱	72
红豆杉	73
红花	73
红蓼（水红花子）	74
厚朴（厚朴，厚朴花）	74

胡椒（白胡椒，黑胡椒）..................75
胡桃（核桃仁）..............................76
胡芦巴..76
槲寄生..77
槲蕨（骨碎补）..............................77
虎耳草..78
虎杖..78
花椒..79
华重楼（重楼）..............................79
化香树..80
槐（槐花，槐角）..........................80
黄花蒿（青蒿）..............................82
黄连..82
黄芩..83
茴香（小茴香）..............................84
活血丹..84
火炭母..85

J

鸡蛋花..85
鸡冠花..86
积雪草..86
蒺藜..87
蕺菜（鱼腥草）..............................87
蓟（大蓟）......................................88
檵木..88
荚果蕨（贯众）..............................89
假贝母（土贝母）..........................89
姜（干姜，生姜）..........................90
姜黄（郁金，姜黄）......................90
绞股蓝..91
金莲花..91
金毛狗脊（狗脊）..........................92
金钱松（土荆皮）..........................92
金荞麦..93
金樱子..93
荆芥..94
桔梗..94
菊（菊花）......................................95
卷丹（百合）..................................95

K

苦参..96
苦木..96
款冬（款冬花）..............................97
栝楼（天花粉）..............................97
阔叶十大功劳（十大功劳）..........98

L

辣椒..98
了哥王..99
雷公藤..99
犁头尖..100
鳢肠（墨旱莲）..............................100
连翘..101
莲（莲子心，藕节，莲房，莲须，荷叶）
....101
两面针..102
辽藁本（藁本）..............................102
蓼蓝（蓼大青叶）..........................103
凌霄..103
柳叶白前（白前）..........................104
龙胆..104
龙牙草（仙鹤草）..........................105
漏芦..105
芦荟..106
芦苇（芦根）..................................106
路边青..107
路边青（大青）..............................108
轮叶沙参（南沙参）......................108
罗布麻..109
罗汉果..109
络石藤..110

M

马鞭草..111
马齿苋..111
马兜铃（青木香，马兜铃，天仙藤）
....112
马尾松（松花粉，油松节）..........112
麦蓝菜（王不留行）......................113

蔓荆（蔓荆子）..................113
芒果..........................114
猫爪草........................114
茅苍术（苍术）..................115
牻牛儿苗（老鹳草）..............115
玫瑰（玫瑰花）..................116
梅（乌梅）......................116
蒙古黄芪（黄芪）................117
密花豆（鸡血藤）................117
密蒙花........................118
粗茎鳞毛蕨....................118
棉团铁线莲（威灵仙）............119
明党参........................119
牡丹（丹皮）....................120
木鳖（木鳖子）..................120
木防己........................121
木芙蓉（芙蓉叶）................122
木瓜..........................122
木蝴蝶........................123
木棉（木棉花）..................123
木贼..........................124

N

南酸枣（广枣）..................124
宁夏枸杞（枸杞子）..............125
柠檬桉（桉叶油）................125
牛蒡（牛蒡子）..................126
牛膝..........................126
牛至..........................127
女贞（女贞子）..................127

O

欧李（郁李仁）..................128

P

胖大海........................129
佩兰..........................129
枇杷（枇杷叶）..................130
平贝母........................130
破布叶（布渣叶）................131

蒲公英........................131
普通鹿蹄草（鹿衔草）............132

Q

七叶树（娑罗子）................132
千里光........................133
千里香（九里香）................133
千年健........................134
千日红........................134
牵牛（牵牛子）..................135
前胡..........................135
芡（芡实）......................136
茜草..........................136
羌活..........................137
青荚叶（小通草）................137
青葙（青葙子）..................138
苘麻（苘麻子）..................138
瞿麦..........................139
拳参..........................139

R

人参..........................140
忍冬（金银花）..................140
肉苁蓉........................141
肉豆蔻........................142
肉桂（桂皮，桂枝）..............142
蕤核(蕤仁)....................143

S

三白草........................143
三七..........................144
三叶崖爬藤（三叶青）............144
桑（桑白皮，桑叶，桑枝，桑椹）..145
砂仁..........................146
山鸡椒（澄茄子）................146
山里红........................147
山麦冬（麦冬）..................147
山柰..........................148
山桃（桃仁）....................148
山杏（苦杏仁）..................149

山芝麻	149
山茱萸	150
珊瑚菜（北沙参）	150
商陆	151
芍药（赤芍，白芍）	151
蛇床（蛇床子）	152
射干	152
肾茶	153
升麻	153
石菖蒲	154
石胡荽（鹅不食草）	154
石斛	155
石榴（石榴皮）	155
石楠（石楠叶）	156
石松（伸筋草）	156
石韦	157
使君子	157
柿（柿蒂）	158
薯蓣（山药）	158
水烛（蒲黄）	159
菘蓝（板蓝根，大青叶）	159
苏木	160
酸橙（枳实，枳壳）	160
酸枣（酸枣仁）	161
锁阳	161

T

泰国大风子（大风子）	162
檀香	162
桃儿七	163
天胡荽	163
天葵（天葵子）	164
天麻	164
天门冬（天冬）	165
天名精（天名精，鹤虱）	165
甜瓜（甜瓜蒂，甜瓜子）	166
贴梗海棠（木瓜）	166
铁冬青	167

铁皮石斛	167
通脱木（通草）	168
土沉香	168
土茯苓	169
土牛膝（倒扣草）	169
菟丝子	170

W

瓦松	170
望春玉兰（辛夷）	171
望江南	171
委陵菜	172
文冠果（文冠木）	172
乌头（附子，草乌）	173
乌药	173
无患子	174
吴茱萸	174
五加（五加皮）	175
五味子	175
五叶木通（预知子）	176

X

西洋参	176
西域旌节花（小通草）	177
蒟冥(苏败酱)	177
豨莶（豨莶草）	178
细叶小檗（三棵针）	178
夏枯草	179
夏天无	179
仙茅	180
香薷	180
小决明（决明子）	181
薤（薤白）	181
绣球藤（川木通)	182
徐长卿	182
续随（千金子）	183
玄参	183
旋覆花	184

Y

鸦胆子 184
鸭跖草 185
亚麻（亚麻子） 185
延胡索（元胡） 186
羊踯躅（闹羊花，八厘麻） 187
洋地黄 187
洋金花 188
野百合（农吉利） 188
一把伞南星（天南星） 189
益母草 189
益智 190
薏苡（薏苡仁） 190
茵陈蒿 191
银柴胡 191
银杏（白果，银杏叶） 192
淫羊藿 192
罂粟（罂粟壳） 193
柚（化橘红） 194
余甘子 194
玉竹 195
鸢尾（川射干） 195
芫花 196
远志 196
越南槐（广豆根） 197
云木香 197
云实（云实皮） 198

Z

枣（大枣） 198
皂荚（猪牙皂，皂角刺） 199
泽漆 199
泽泻 200
樟（樟脑） 200
掌叶大黄（大黄） 201
掌叶覆盆子（覆盆子） 201
浙贝母 202
知母 203
栀子 203
蜘蛛香 204
直立百部（百部） 204
中国沙棘（醋柳果） 205
重齿当归（独活） 206
苎麻（苎麻根） 206
紫草 207
紫花地丁 207
紫花前胡（前胡） 208
紫金牛 209
紫荆（紫荆皮） 209
紫萍（浮萍） 210
紫萁（紫萁贯众） 210
紫苏（紫苏叶） 211
厚萼凌霄（凌霄花） 211
紫菀 212

八角（八角茴香）

基　　源　八角茴香为八角科植物八角的果实。

原植物　常绿乔木，高达20m。树皮灰褐色。叶互生或3~6簇生于枝端；叶片革质，椭圆状倒卵形或椭圆状倒披针形，长5~12cm，宽2~4cm，先端渐尖或急尖，基部楔形，全缘。花单生于叶腋或近顶生，花被7~12，覆瓦状排列，内轮粉红色至深红色。聚合果八角形，果扁平，先端钝尖或钝。花期4~5月，果期6~7月。

生境分布　生于湿润、土壤疏松的山地，多为栽培。分布于广东、广西、贵州、云南、福建、台湾等省区。

采收加工　秋、冬季于果实变黄时采摘，置沸水中稍烫后干燥或直接干燥。

性味功能　味辛，性温。有温中散寒，理气止痛的功能。

炮　　制　筛去泥屑种子，拣去果柄杂质。

主治用法　用于胃寒呕吐，食欲不振，疝气腹痛，肾虚腰痛。用量3~6g。

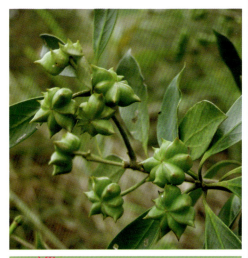

※ 应用

1. 阴寒腹痛、疝气：八角茴香、肉桂、生姜、沉香、乌药水。煎服。
2. 脘腹冷痛、呕吐食少：八角茴香、生姜水。煎服。

巴豆

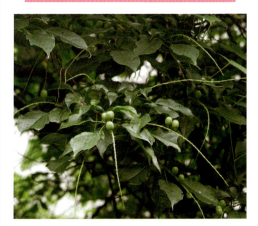

基　　源　为大戟科植物巴豆的干燥成熟果实。

原植物　别名：猛子仁、巴仁。小乔木。叶卵形至矩圆状卵形，顶端渐尖，掌状3出脉，被稀疏星状毛，基部两侧各有一无柄腺体。总状花序顶生；花小，单性，雌雄同株；萼片5；雄蕊多数；雌花无花瓣，子房3室，密被星状毛。蒴果矩圆状，有3棱，种子长卵形，淡褐色。花期3~6月。果期6~9月。

生境分布　生于山谷、林缘、溪旁或密林中，常栽培。分布于浙江、江苏、福建、台湾、湖南、湖北、广东、广西、云南、贵州、四川等省区。

采收加工　秋季果实成熟时采收，堆置2~3天，摊开，干燥。

性味功能　味辛，性热，有大毒。有泻下祛积，逐水消肿的功能。

炮　　制　净制：晒干后，除去果壳，收集种子，晒干。

巴豆霜：取净巴豆仁，碾碎，用多层吸油纸包裹，加热微炕，压榨去油，每隔2天取出复研和换纸1次，如上法压榨6~7次至油尽为度，取出，碾细，过筛。

主治用法　用于寒积停滞，胸腹胀痛，腹水肿胀，喉痹。外用于疮毒，顽癣。巴豆种子有大毒。内服必去油用（巴豆霜）。用量巴豆霜0.15~0.3g各入丸、散剂。

※ 应用

1. 恶疮疥癣：巴豆，碾轧成细泥状，去油，涂敷患处。
2. 神经性皮炎：巴豆50g，去壳，雄黄3g，磨碎用纱布包裹，擦患处。
3. 腹水膨胀，二便不通，实症水肿：巴豆90枚，杏仁60枚，去皮心炙黄，捣烂为丸，每服1丸。

巴戟天

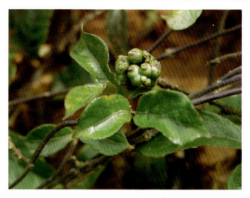

基　　源　　为茜草科植物巴戟天的根。

原植物　　别名：鸡肠风、猫肠筋。藤状灌木。根圆柱形肉质，膨大呈念珠状。叶对生，长圆形，先端急尖或短渐尖，基部钝圆形，全缘，有短粗毛。花2~10朵呈头状顶生枝端。白色，花冠肉质，漏斗状，4深裂；雄蕊4；子房下位，花柱2深裂。核果近球形，红色。种子4。花期4~7月。果期6~11月。

生境分布　　生于山谷、疏林下。分布于福建、广东、广西、云南等省区。有栽培。

采收加工　　秋季采挖部，晒半干，用木棍打扁，再晒干。

性味功能　　味甘、辛，性微温。有壮阳补肾，强筋骨，祛风湿的功能。

炮　　制　　巴戟天：拣去杂质，用热水泡透后，趁热抽去木心，切段，晒干。

　　炙巴戟：取甘草，捣碎，置锅内加水煎汤，捞去甘草渣，加入拣净的巴戟天，煮至松软能抽出木心时，取出，趁热抽去木心，晒干。

　　盐巴戟：取拣净的巴戟天，用盐水拌匀，入笼蒸透，抽去木心，晒干。

主治用法　　用于阳痿遗精，宫冷不孕，月经不调，少腹冷痛，风寒湿痹，腰膝酸痛，脚气等症。用量3~10g。

＊应用

1. 腰膝风湿疼痛、肌肉无力：巴戟天、牛膝、川断、山萸肉各9g，寄生15g，杜仲3g。水煎服。

2. 阳痿、早泄、遗精：巴戟天、山茱萸、金樱子各9g，地黄12g。水煎服。

3. 肾虚遗尿，小便频数：巴戟天、山萸肉、菟丝子、桑螵蛸各9g。水煎服。

白豆蔻

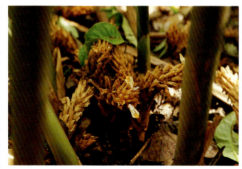

基　　源　　为姜科植物白豆蔻的干燥成熟果实。

原植物　　多年生草本。根茎粗壮，棕红色。叶二列；叶鞘边缘薄纸质，具棕黄色长柔毛；叶舌圆形，被粗长柔毛；叶片狭椭圆形或披针形，先端尾尖，基部楔形，两面无毛。花序2至多个从茎基处抽出，椭圆形或卵形；总苞片宽椭圆形至披针形，膜质或薄纸质，麦杆黄色，被柔毛；花萼管状，先端常膨大，3齿裂，被细柔毛；花冠管裂片3，白色，椭圆形；唇瓣椭圆形，勺状，白色，中肋处稍加厚，黄色，先端钝圆，2浅裂。蒴果黄白色或略带污红色，球形，略呈三棱形，易开裂。花期4~5月，果期7~8月。

生境分布　　生于山沟阴湿处。原产于柬埔寨和泰国。我国的海南岛、云南和广西有栽培。

采收加工　　7~8月间果实即将黄熟但未开裂时采集果穗，去净残留的花被和果柄后晒干。

性味功能　　味辛，性温。有化湿消痞，行气宽中，开胃消食，止呕的功能。

炮　　制　　拣净杂质，筛去皮屑，打碎，或剥去果壳，取仁打碎用。

主治用法　　用于胃痛，腹胀，脘闷噫气，吐逆反胃，消化不良，湿温初起，胸闷不饥，寒湿呕逆，食积不消等症。用量2~5g。后下。

＊应用

1. 胃口寒作吐及作痛者：白豆蔻9g。研末，酒送下。

2. 脾胃气不和、止脾泄泻痢：白豆蔻、枳壳、肉桂、橘皮、诃子、当归、姜、枣，水煎服。

3. 呕吐哕：白豆蔻、藿香、半夏、陈皮、生姜。水煎服。

白花蛇舌草

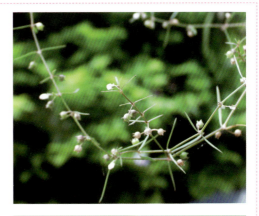

基　　源　为茜草科植物白花蛇舌草的全草。

原植物　一年生草本，全株无毛。根圆柱形，白色。茎有时匍匐状，节间长。叶对生，革质，条形至条状披针形，先端渐尖，基部渐窄，全缘。花单生或对生于叶腋，花萼筒状，4裂，白色。蒴果扁球形，灰褐色，室背开裂。种子淡棕黄色，细小，有3棱角。花期7~9月。果期8~10月。

生境分布　生于旷野、潮湿的田边、沟边草丛中。分布于安徽、浙江、江苏、福建、广东、广西、云南等省区。

采收加工　夏秋二季采收，洗净，鲜用或晒干。

性味功能　味苦、甘，性寒。有清热解毒，利尿消肿，活血止痛的功能。

炮　　制　去杂质，洗净，晒干或鲜用。

主治用法　用于肺热咳嗽，扁桃体炎，咽喉炎，阑尾炎，痢疾，黄疸，盆腔炎，痈肿疔疮，泌尿系统感染，支气管炎，跌打损伤，毒蛇咬伤。用量15~60g。

* 应用

1. 急性阑尾炎：白花蛇舌草60g。水煎服。
2. 急性肾炎，小便有蛋白：白花蛇舌草、车前草各15g，白茅根30g，山栀子9g，苏叶6g。水煎服。
3. 盆腔炎：白花蛇舌草45g，海入地金牛9g，穿破石15g。水煎服。
4. 蛇咬伤：白花蛇舌草（鲜品）30g，白酒250g，煎服。

白芥（芥子）

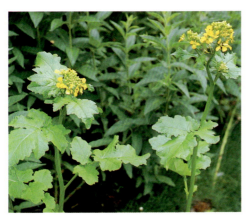

基　　源　芥子为十字花科植物白芥的成熟种子。

原植物　一或二年生草本，高达1m。茎较粗壮，全体被稀疏粗毛。叶互生，茎基部的叶具长柄，叶片宽大，倒卵形，长10~15cm，最宽处达5cm以上，琴状深裂或近全裂，裂片5~7，先端大，向下渐小，茎上部的叶具短柄，叶片较小，裂片较细，近花序之叶常小裂。总状花序顶生，花黄色，小花梗长1cm左右；萼片4，绿色，直立，花瓣4，长方卵形，基部有直立长爪；雄蕊6，4长2短；子房长方形，密被白毛，花柱细长，柱头小。长角果广卵形，种子间常有浅缢缩，密被粗白毛，先端有喙。种子圆形，淡黄白色，直径1.5~2mm。花期4~6月。果期6~8月。

生境分布　栽培于园圃中。我国部分地区有栽培。

采收加工　7~8月待果实大部分变黄时，割下全株晒干，打下种子，簸除杂质。

性味功能　味辛，性温。有利气豁痰，散寒，消肿止痛功能。

炮　　制　炒白芥子：原药簸尽杂质，炒至深黄色，微有香气即得。

主治用法　用于支气管哮喘，慢性支气管炎，胸胁胀满，寒性脓肿；外用治神经性疼痛，扭伤，挫伤。用量3~9g；外用适量，研粉，醋调敷患处。

* 应用

1. 膝部肿痛：芥子100g，研末，黄酒调成糊状，包敷患处。

白蜡树（秦皮）

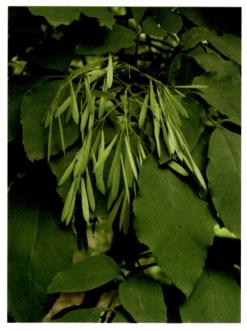

基　　源　秦皮为木樨科植物白蜡树的干燥树皮。

原植物　高大落叶乔木；树皮灰褐色，纵裂。单数羽状复叶，先端尖，基部钝圆或楔形，边缘具整齐锯齿，下面无毛或沿中脉两侧被白色长柔毛。圆锥花序顶生或腋生枝梢；雌雄异株；雄花密集，花萼小钟状，无花冠；雌花疏离，花萼大，筒状，4浅裂。翅果匙形，上中部最宽，先端锐尖，呈犁头形，基部渐狭，翅平展，下延至坚果中部，坚果圆柱形；宿萼紧贴坚果基部。花期4~5月，果期7~9月。

生境分布　生于山间向阳路旁、坡地阴湿处或栽培。分布于河北、陕西、宁夏、河南、山东、江苏、安徽、浙江、湖北、广东、四川、贵州、云南等省区。

采收加工　春、秋季修整树枝时剥取树皮，晒干或鲜时切丝晒干。

性味功能　味苦涩，性微寒。有清肝明目，利水燥湿的功能。

炮　　制　除去杂质，入水略浸，洗净，润透，展平，切成2~3cm长条，顶头切0.5cm厚片，晒干，筛去灰屑。

主治用法　用于湿热痢疾，目赤红肿，肺热咳嗽。用量10~15g。

白蔹

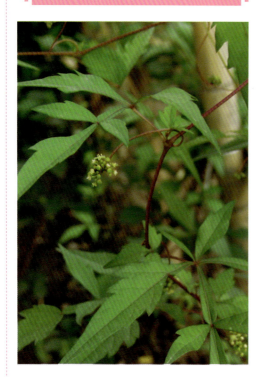

基　　源　为葡萄科植物白蔹的干燥块根。

原植物　别名：猫儿卵、山地瓜。木质藤本。块根纺锤形。卷须与叶对生，枝端卷须常渐变成花序。叶为掌状复叶，小叶3~5，羽状分裂或缺刻；叶轴和小叶柄有狭翅，裂片基部有关节，无毛。聚伞花序，花序梗细长；花小，黄绿色；花萼5浅裂，花瓣5。浆果球形，蓝色或白色，有凹点。花期6~7月。

生境分布　生于荒山灌木丛中。分布于全国大部分省区。

采收加工　春、秋二季采挖，切成纵瓣或斜片，晒干。

性味功能　味苦、甘、辛，性凉。有清热解毒，消痈散结，生肌，止痛的功能。

炮　　制　除去茎及细须根，洗净，多纵切成两瓣、四瓣或斜片，晒干。

主治用法　用于痈肿疮毒，发背，疔疮，瘰疬，烫伤，扭伤，血痢，肠风。用量4.5~9g。

＊应用

1. 急性炎症、瘰疬、热痱、烫伤、烧伤：白蔹，研粉，酒精调糊涂敷患处。
2. 肿疖、痈肿疮毒：白蔹、白芨、络石藤各15g，研末，干撒疮上。
3. 扭挫伤、肿痛：白蔹加食盐，捣烂外敷。
4. 冻疮溃烂：白蔹、黄柏各15g。研末，先以汤洗疮，后用香油调涂。

白茅（白茅根）

基　　源　白茅根为禾本科植物白茅的根茎。
原 植 物　别名：茅根、白茅花。多年生草本。根状茎横走，白色，具节，有甜味。秆直立，节上有白色柔毛，边缘和鞘口具纤毛，叶线形或线状披针形。顶生圆锥花序紧缩呈穗状，基部有白色细柔毛；稃膜质；雄蕊2；柱头羽毛状。颖果椭圆形，暗褐色，果序生白色长柔毛。花期5~6月。果期6~7月。
生境分布　生于向阳山坡、荒地或路旁。分布于全国各地。
采收加工　春、秋季采挖，洗净泥沙，晒干或鲜用。
性味功能　味甘，性寒。有清热利尿，凉血止血，生津止渴的功能。
炮　　制　干茅根：拣净杂质，洗净，微润，切段，晒干，簸净碎屑。
　　茅根炭：取茅根段，置锅内用武火炒至黑色，喷洒清水，取出，晒干。
主治用法　用于热病烦渴，肺热咳嗽，胃热哕逆，衄血，咯血，吐血，尿血，热淋，水肿，黄疸，小便不利。用量10~20g；鲜品30~60g。水煎服，或捣汁。

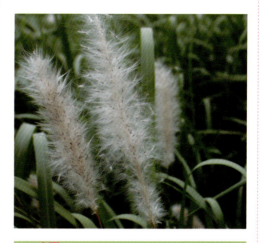

＊ 应用

1. 咯血、鼻衄：白茅根、生地、黑山栀、藕节。
2. 急性肾炎：白茅根、玉米须、漳柳头各15g，车前草、仙鹤草、鹰不泊各9g。水煎服。
3. 黄疸水肿：白茅根、赤小豆，水煎服。
4. 恶心呕吐：白茅根、葛根，水煎服。

白屈菜

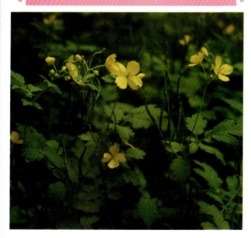

基　　源　为罂粟科植物白屈菜的干燥全草。
原 植 物　别名：山黄连、土黄连、断肠草。多年生草本。茎直立，全草含黄色液汁。叶互生，有长柄，1~2回羽状全裂；顶裂片常3裂，侧裂片基部具托叶状小裂片，边缘具不整齐缺刻或圆齿；叶上面绿色，下面绿白色，有白粉。花数朵成伞形聚伞花序。花瓣4，亮黄色，倒卵形。蒴果，细圆柱形。花、果期5~7月。
生境分布　生于山坡、水沟旁、林缘草地或草丛中。分布于东北、华北、西北及山东、江苏、浙江、江西、四川等地。
采收加工　夏、秋二季采挖，洗净，阴干或迅速晒干。
性味功能　味苦，性凉；有毒。有镇痛，止咳，利尿，解毒的功能。
炮　　制　全草入药，晒干或鲜用。
主治用法　用于胃痛，腹痛，咳嗽，黄疸，水肿，疮肿，蛇虫咬伤。用量9~18g，水煎服。

＊ 应用

1. 胃炎、胃溃疡、腹痛：白屈菜9g。水煎服。
2. 肠炎，痢疾：白屈菜15g。水煎服。
3. 百日咳：白屈菜，水煎服。
4. 水田皮炎：白屈菜、黄柏各60g，狼毒30g，加水煮1小时，过滤，反复3次，制成膏状，再加入樟脑6g。涂患处。

白首乌

基　源　白首乌为萝藦科植物隔山消的干燥块根。

原植物　别名：隔山牛皮消。草质藤本；茎被单列毛。根肉质，纺锤形，土黄色。叶对生，薄纸质，广卵形，顶端短渐尖，基部耳垂状心形，两面被微柔毛。近伞房状聚伞花序半球形，花序梗被单列毛；花萼被短柔毛；花冠淡黄色，辐状，裂片不反折；副花冠裂片近四方形，内无附属物，明显短于合蕊柱。果单生，刺刀状，种子卵形，顶端具白绢质的种毛。

生境分布　生于山坡、石缝、林下。分布于吉林、辽宁、河北、江苏、湖北、湖南、甘肃、四川等省。

采收加工　立秋后采挖，切去两端，剖开或切片，晒干。

性味功能　味微苦、甘，性平。有解毒，消痈，润肠通便的功能。

炮　制　采收，洗净，切片，晒干

主治用法　用于久病虚弱，贫血，须发早白，痔疮，肠出血，瘰疬疮痈，风疹瘙痒，肠燥便秘。用量 6~12g。

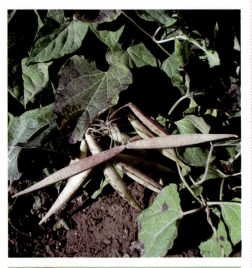

＊应用

1. 毒蛇咬伤，疔疮：鲜白首乌。捣烂敷患处。
2. 肝肾阴虚的头昏眼花，失眠健忘，血虚发白：白首乌、熟地黄各 15g。水煎服。
3. 瘰疬：鲜白首乌。捣烂敷患处。
4. 老人便秘：鲜白首乌。水煎服。

白术

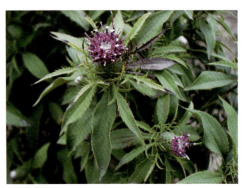

基　源　为菊科植物白术的根茎。

原植物　别名：于术、冬术、浙术。多年生草本，高 30~80cm。根状茎肥厚，拳状，分枝，灰黄色。茎直立，基部稍木质。叶互生，茎下部叶有长柄，3 裂或羽状 5 深裂，边缘有刺状齿；茎上部叶柄短，椭圆形至卵状披针形，不分裂，先端渐尖，基部狭，下延成柄，边缘有刺。单一头状花序顶生，总苞片 5~7 层；花多数全为管状花，花冠紫红色，先端 5 裂。瘦果椭圆形，冠毛羽状。花期 9~10 月。果期 10~11 月。

生境分布　生于山坡林边或灌林中。分布于陕西、安徽、江苏、浙江、江西、四川等省有栽培。

采收加工　立冬叶枯黄时，采挖生长 2~3 年生植株根部，烘干。

性味功能　味甘、苦，性温。有益气，健脾，燥湿利水的功能。

炮　制　土白术：取白术片，用伏龙肝细粉炒至表面挂有土色，筛去多余的土。

炒白术：将蜜炙麸皮撒入热锅内，待冒烟时加入白术片，炒至焦黄色、逸出焦香气，取出，筛去蜜炙麸皮。

主治用法　用于脾虚食少，消化不良，慢性腹泻，倦怠无力，痰饮水肿，自汗，胎动不安。用量 4.5~9g。

＊应用

1. 慢性消化不良、慢性非特异性结肠炎：白术、木香、砂仁、枳实。水煎服。
2. 小儿流涎：益智、白术、芝麻，和面制饼，常食。
3. 病后体弱：白术、淮山药、芡实。水煎服。
4. 风湿性关节炎：白术、威灵仙、防己、桑枝。

白头翁

基　源　为毛茛科植物白头翁的根。

原植物　别名：毛姑朵花、老公花、老冠花。多年生草本，密被白色长柔毛。基生叶4~5；叶柄基部成鞘状；叶3全裂，顶生裂片有短柄，侧生小叶无柄，两面生伏毛。花茎1~2，密生长柔毛；花单朵顶生，钟形；萼片花瓣状，蓝紫色。瘦果多数，密集成球状，有宿存羽毛状花柱。

生境分布　生于山坡或田野。分布于东北、华北及陕西、甘肃、青海、河南、山东、安徽、江苏、浙江、湖北等省。

采收加工　春季或秋季采挖，除去叶及残余花茎和须根，保留根头白绒毛，除净泥土，晒干。

性味功能　味苦，性寒。有清热解毒，凉血止痢的功能。

炮　制　除去杂质，洗净，润透，切薄片，干燥。

主治用法　用于细菌性痢疾，阿米巴痢疾，鼻血，痔疮。用量9~15g。

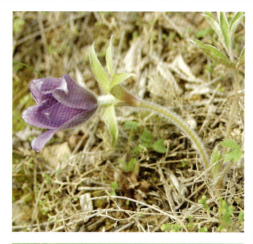

＊应用

1. 产后血虚下痢：白头翁、甘草、阿胶各9g。水煎服。
2. 原虫性痢疾：白头翁15g。水煎服。
3. 急性阿米巴痢疾：白头翁、秦皮各9g，黄柏12g。水煎服。
4. 疖痈：白头翁100g，水煎服。

白薇

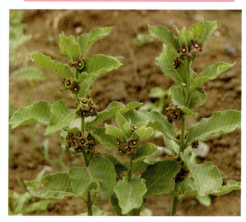

基　源　为萝藦科植物白薇的根及根茎。

原植物　别名：直立白薇、老鸹瓢根、白马尾。多年生草本，有香气，具白色乳汁。根茎短，下端色，不分枝，密生灰白色短毛。叶对生，卵形或卵状长圆形，全缘，被白色绒毛。花多数，在茎顶叶腋密集成伞形聚伞花序，花暗紫色。果单生，角状长椭圆形。种子多数，卵圆形，有狭翅，种毛白色。花期5~7月。果期8~10月。

生境分布　生于荒坡草丛或林缘。分布于吉林、辽宁、河北、山东、河南、陕西、山西及长江以南。

采收加工　春、秋季采挖根部，除去地上部分，洗净泥土，晒干。

性味功能　味苦、咸，性寒。有清热凉血，利尿，解毒的功能。

炮　制　除去杂质，洗净，润透，切段、干燥。

主治用法　用于温邪伤营发热，阴虚发热，骨蒸劳热，产后血虚发热，热淋，血淋，痈疽肿毒。用量4.5~9g。

＊应用

1. 产后体虚发热，热淋：白薇、党参各9g，当归15g，甘草6g。水煎服。
2. 温病后期有潮热，骨蒸劳热，阴虚低热：白薇、生地、青蒿。水煎服。
3. 体虚低烧，夜眠出汗：白薇、地骨皮各12g。水煎服。
4. 尿道感染：白薇15g，车前草50g。水煎服。
5. 火眼：白薇50g。水煎服。

白鲜（白鲜皮）

基　　源　白鲜皮为芸香科植物白鲜的根皮。

原植物　多年生草本，全株有特异的刺激味。根木质化，数条丛生，外皮淡黄白色。单数羽状复叶互生；小叶9~11，卵形至长圆状椭圆形，边缘有细锯齿，密布腺点，叶两面沿脉有柔毛，至果期脱落，有叶柄，叶轴有狭翼。总状花序，花轴及花梗混生白色柔毛及黑色腺毛；花梗基部有线状苞片1枚；花淡红色而有紫红色线条；萼片5；花瓣，倒披针形或长圆形，基部渐细呈柄状。蒴果，密生腺毛，5裂，每瓣片先端有一针尖。花期4~5月。果期5~6月。

生境分布　生于山坡林中。分布于辽宁、内蒙古、陕西、甘肃、河北、山东、河南、安徽、江苏、江西、四川、贵州等省区。

采收加工　春、秋季采挖，纵向割开，抽去木心，晒干。

性味功能　味苦、咸，性寒。有祛风燥湿，清热，解毒的功能。

主治用法　用于湿热疮毒，黄水疮，湿疹，风疹，疥癣，疮癞，风湿痹，黄疸尿赤等症。用量4.5~9g。外用适量，煎汤洗或研粉敷。

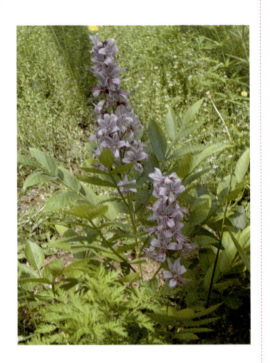

百里香（地椒）

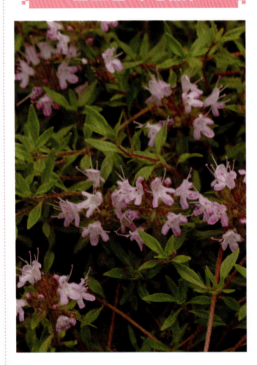

基　　源　地椒为唇形科植物百里香的干燥地上部分。

原植物　别名：地椒、麝香草、千里香。矮小半灌木状草本，有强烈芳香气味。匍匐茎平卧，上面密生多数平行直立茎；茎四棱形，当年枝紫色，密被绒毛。叶小，对生，有短柄；叶片近革质，椭圆披针形或卵状披针形，两面有透明油点。花密集枝端成圆头状花序，序下苞叶较宽短，多呈宽椭圆形或近菱形；花萼略唇形，倒卵状，其上下唇近等长；花冠紫红色。花期春季。

生境分布　生于向阳山坡或林区阳坡灌木丛中。分布于东北、华北和西北各省区。

采收加工　夏季枝叶茂盛时采收，剪去根部后切段，鲜用或晒干。

性味功能　味辛，性微温。有祛风解表，行气止痛，止咳，降压的功能。

炮　　制　洗净，鲜用或晒干。

主治用法　用于感冒，咳嗽，头痛，牙痛，消化不良，急性胃肠炎，高血压病。用量6~15g。

板蓝（板蓝根，大青叶）

基　　源　板蓝根为爵床科植物板蓝的根茎及根；大青叶为其干燥叶。

原植物　别名：马蓝。多年生草本。叶对生，卵状长圆形，先端渐尖，基部稍狭，边缘有粗齿，幼叶脉上有柔毛。穗状花序；花萼5裂；花冠筒状漏斗形，淡紫色，近中部弯曲，先端5裂，蒴果棒状，稍有4棱。种子4扁平，卵形，褐色。花期9~11月。果期11~12月。

生境分布　生于林下阴湿地。分布于浙江、江苏、福建、广东、广西、湖南、湖北、云南、四川等省区。

采收加工　初冬挖根茎和根，晒干。秋节采叶，晒干。

性味功能　味苦，性寒。有清热凉血，解热毒的功能。

炮　　制　除去杂质、芦头，抢水洗净，润软，切成厚2~3mm顶头片，干燥。

主治用法　用于流行性乙型脑炎，流行性感冒，流行性腮腺炎，咽喉肿痛，肺炎，急性传染性肝炎，温病发热，发斑，丹毒，蛇咬伤等症。用量9~30g，煎服。

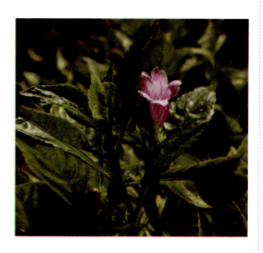

应用

1. 乙型脑炎：板蓝根、生地、生石膏各30g，大青叶、银花、连翘、玄参各15g，黄芩12g。水煎服。
2. 急性传染性肝炎：板蓝根、茵陈各50g，栀子9g，水煎服。

半边莲

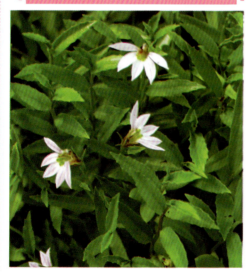

基　　源　为桔梗科植物半边莲的全草。

原植物　别名：长虫草、细米草、小急解锁。多年生矮小匍匐草本，有乳汁。叶互生，狭小，披针形或线状披针形。小花腋生，花萼5裂，花冠筒状，淡红色或淡红紫色，5裂片向一边开裂，中央3裂片较浅，两侧裂片深裂达基部。蒴果熟时三瓣开裂，有宿萼。花期5~8月。果期8~10月。

生境分布　生于水田边、沟边、湿草地。分布于中南及安徽、江苏、浙江、江西、福建、台湾、贵州、四川等地区。

采收加工　夏季采收，带根拔起，洗净，晒干或鲜用。

性味功能　味辛、甘，性微寒。有清热解毒，利尿消肿的功能。

炮　　制　除去杂质，洗净，切段，晒干。

主治用法　用于晚期血吸虫病腹水，肝硬化水肿，毒蛇咬伤，肾炎水肿等。用量9~15g，水煎服。外用适量，研末调敷或鲜品捣敷。孕妇或患严重胃肠病者慎用。

应用

1. 肝硬化腹水：半边莲30g，车前草、白马骨、大蓟根各15g。水煎服。
2. 水肿：半边莲30g。水煎服。
3. 眼镜蛇、青竹蛇、蝰蛇咬伤：半边莲120g，捣烂绞汁，热酒送服。或干品30g，水煎服。外用则以半边莲加盐捣烂成泥状，围敷伤口部。
4. 晚期血吸虫病腹水：半边莲30~60g。水煎服。

半夏

基　源　为天南星科植物半夏的块茎。
原植物　别名：三叶半夏、三步跳、地雷。公多年生草本。块茎圆球形，叶柄下部及叶片基部生一白色或紫色珠芽。幼苗为单叶，卵状心形；2~3年生叶为3全裂，长椭圆形，先端锐尖，基部楔形，全缘。花单性同株；肉穗花序，先端附属器淡紫色，稍呈"之"字型弯曲，伸出佛焰苞外。浆果绿色。花期5~7月。果期8~9月。
生境分布　生于草地、田边、荒地。分布于全国大部分省区。
采收加工　夏、秋季均可采挖，撞掉外皮，水洗后，直接晒干。
性味功能　味辛、性温；有毒。有燥湿化痰，降逆止呕、消痞散结的功能。
炮　制　清半夏：取净半夏，大小分开，用8%白矾溶液浸泡至内无干心，口尝微有麻舌感，取出，洗净，切厚片，干燥。
　　姜半夏：取净半夏，大小分开，用水浸泡至内无干心时；另取生姜切片煎汤，加白矾与半夏共煮透，取出，晾至半干，切薄片，干燥。

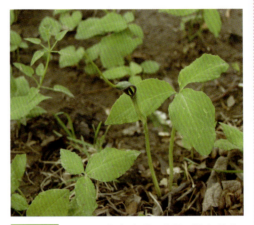

主治用法　用于痰多咳喘，眩晕，恶心呕吐，胸脘痞闷，瘰疬。用量3~9g。生用于治痈肿痰咳，须炮制；反乌头。

* 应用

1. 急性消化不良呕吐，胃部胀闷：制半夏、茯苓各9g，生姜15g，水煎服。
2. 慢性气管炎、支气管炎：半夏、陈皮、茯苓、款冬、前胡、川贝。水煎服。
3. 毒蛇咬伤：鲜半夏。捣烂外敷患处。

半枝莲

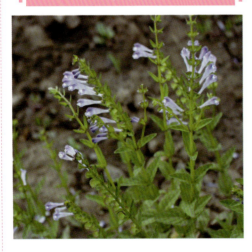

花冠蓝紫色。花期5~10月，果期6~11月。
生境分布　生于田边、溪边、路旁、疏林潮湿地。分布于河北、山西、陕西、甘肃、新疆及华东、中南、西南等地区。
采收加工　夏、秋二季茎叶茂盛时割取全草，洗净，晒干或鲜用。
性味功能　味辛，微苦，性平。有清热解毒，散瘀止血，消肿止痛，利尿消肿的功能。
炮　制　全株，拣除杂草，捆成小把，切段，晒干或阴干。
主治用法　用于吐血，衄血，血淋，赤痢，肺痈，肠痈，黄疸，咽喉肿痛，疔疮肿毒，跌打损伤，毒蛇咬伤，水肿，黄疸。用量15~30g；鲜品30~60g；外用适量。

* 应用

1. 急性乳腺炎：鲜半枝莲适量。捣烂敷患处。
2. 毒蛇咬伤：半枝莲、乌蔹莓各等量。捣烂绞汁，涂于伤口周围或敷伤口。
3. 痢疾：半枝莲30g，马齿苋、凤尾草各15g。水煎服。
4. 黄疸肝炎：半枝莲、地耳草各30g，车前草15g。水煎服。

基　源　为唇形科植物半枝莲的全草。
原植物　别名：并头草、牙刷草、对叶草。多年生直立草本，高可达50cm。茎四棱形，分枝多，下部略呈紫色，无毛。叶交互对生，有短柄，叶片三角状长卵形至披针形，顶端略钝，边缘具疏钝齿，基部截形。花顶生于茎及分枝的上部，集成偏一侧的总状花序；

薄荷

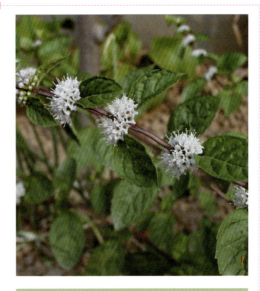

基　　源　为唇形科植物薄荷的地上部分。
原 植 物　多年生草本，揉搓后有特殊清凉香气。叶对生，长圆状披针形、椭圆形，基部楔形，具细锯齿，柔毛和腺点。轮伞花序腋生，花萼钟状，5齿裂；花冠淡紫色或白色；雄蕊4；子房4裂。小坚果长卵圆形，褐色。花期7~10月。果期10~11月。
生境分布　生于溪边草丛中、山谷、坡地、路旁阴湿处，有栽培。分布于河南、安徽、江苏、江西等省区。
采收加工　夏、秋二季茎叶茂盛时，分次采割，晒干或阴干。
性味功能　味辛，性凉。有疏散风热，清利咽喉，透疹的功能。
炮　　制　净制：除去老梗及杂质。薄：将揉去叶子的净薄荷梗，洗净，润透，切节，晾干。薄荷粉：取原药材晒脆，去土及梗，磨成细粉，成品称薄荷粉。
主治用法　用于风热感冒，咽喉肿痛，头痛，目赤，口疮，皮肤瘙痒，风疹，麻疹，透发不畅等。用量3~6g。后下，不宜久煎。

❋ 应用
1. 感冒，上呼吸道炎：薄荷、荆芥、防风、桔梗、甘草。水煎服。
2. 麻疹初期，疹透不快：薄荷、升麻、葛根、蝉蜕。水煎服。

北柴胡

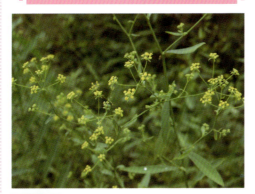

基　　源　为伞形科植物柴胡的根。
原 植 物　别名：北柴胡。多年生草本。主根较粗，圆柱形，质坚硬，黑褐色。叶互生，基生叶针形，基部渐成长柄；茎生叶长圆状披针形或倒披针形，全缘。复伞形花序多分枝，伞梗4~10；花小，5瓣，黄色，先端向内反卷；雄蕊5；子房下位，椭圆形。双悬果长圆状椭圆形或长卵形，果枝明显，棱槽中有油管3条，合生面油管4。花期7~9月。果期9~10月。
生境分布　生于山坡、田野及路旁。分布全国大部分地区。
采收加工　春秋季挖取根部，晒干。
性状鉴别　呈圆柱形或长圆锥形，长6~15cm，直径0.3~0.8cm。根头膨大，顶端残留长短不等。3~15个茎基或短纤维状叶基，下部分枝。表面黑褐色或浅棕色，具纵皱纹、支很痕及皮孔。质硬而韧，不易折断，断面显纤维性，皮部浅棕色，木部黄白色。气微香，味淡微苦。
性味功能　味苦，性寒。有发表退热，舒肝，升提中气的功能。
炮　　制　柴胡：除去杂质及残茎，洗净，润透，切厚片，干燥。
醋柴胡：取柴胡片，照醋炙法炒干。
主治用法　用于感冒发热，寒热往来，疟疾，胸肋胀痛，月经不调，子宫脱垂，脱肛，肝炎，胆道感染。用量3~9g。

❋ 应用
1. 流感、上呼吸道炎、急性支气管炎：柴胡12g，黄芩、制半夏各9g，党参、生姜各6g，甘草3g，大枣枚4枚。水煎服。
2. 肝气郁滞所致胁痛、胃肠功能失调：柴胡、香附、郁金、青皮各9g。水煎服。
3. 疟疾：柴胡、常山。水煎服。

北细辛（细辛）

基　　源　细辛为马兜铃科植物北细辛的根和根茎。

原植物　别名：辽细辛、烟袋锅花。多年生草本。根状茎横走，顶端分枝，下生多数细长根，手捻有辛香。叶2~3生于基部，卵状心形或近肾形，先端圆钝或急尖，基部心型，两侧圆耳状，有疏短毛。芽苞叶近圆形。花单一，由两叶间抽出，花紫棕色；花梗长3~5cm，开花时在近花被管处呈直角弯曲，果期直立；花被管壶状杯形或半球形，喉部稍缢缩。蒴果浆果状，半球形，不开裂。种子多数，椭圆状船形，有硬壳，灰褐色，背面凸，腹面的边缘常向内卷呈槽状，具黑色肉质假种皮。花期5月，果期6月。

生境分布　生于林下阴湿处、山沟腐植质厚的湿润肥沃土壤。分布于黑龙江、吉林、辽宁等省。辽宁有人工栽培。

采收加工　9月中旬挖出全草，阴干。不宜日晒和水洗。

性味功能　味辛，性温。有祛风散寒，通窍止痛，温肺化痰的功能。

炮　　制　细辛：将原药拣去杂质，筛去泥土，切段，晾干。

蜜炙细辛：取炼蜜用适量水稀释后，倒入细辛片，拌炒至蜜汁吸尽，取出，放凉。本品宜随炒随用。每100克细辛片，用炼蜜25克。

主治用法　用于风寒感冒、头痛、牙痛、鼻塞鼻渊，风湿痹痛，痰饮喘咳。用量1~3g。外用适量。反藜芦。

✲ 应用

1. 慢性支气管炎、支气管扩张有清稀痰液的咳嗽：细辛、干姜、五味子。水煎服。
2. 外感风寒，鼻塞多涕，咽部有涎：细辛、防风、荆芥、桂枝、生姜。水煎服。
3. 胃热引起的牙痛：细辛，石膏。水煎服。
4. 口舌生疮，口腔炎：细辛、黄连。水煎服。

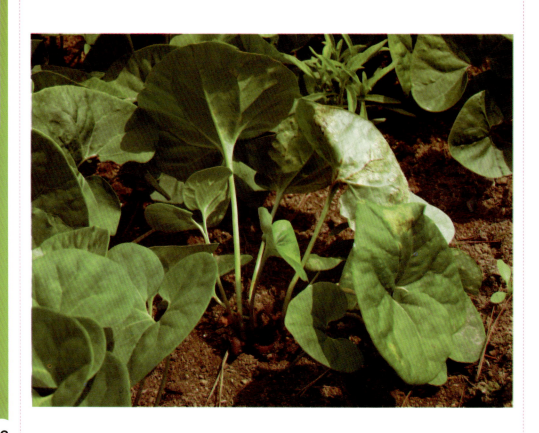

荜茇

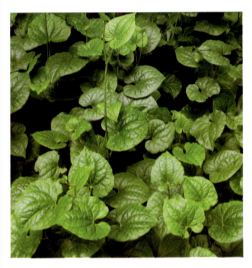

基　源　为胡椒科植物荜茇的干燥成熟果穗。

原植物　多年生攀援藤本，枝有粗纵棱和沟槽。叶互生，纸质；叶片卵圆形、卵形或卵状长圆形，先端渐尖，基部心形或耳状，基出脉5~7条。花单性，雌雄异株，排成与叶对生的穗状花序，无花被；雄蕊2，花丝粗短；雌花序果期延长，子房上位，无花柱，柱头3。浆果卵形。花期7~9月，果期10月至翌年春季。

生境分布　分布于印尼、菲律宾、越南、印度、尼泊尔、斯里兰卡。我国云南省德宏州盈江、瑞丽、潞西等县亦有野生，广西、广东、福建有栽培。

采收加工　当果实近成熟，由黄变红褐色时采下果穗，晒干。

性味功能　味辛，性热。有温中散寒，行气止痛的功能。

炮　制　拣除杂质，去柄，筛净灰屑，用时捣碎。

主治用法　用于脘腹冷痛，呕吐，泄泻，偏头痛，牙痛。用量1.5~3g。

＊应用

1. 冠心病心绞痛：荜茇、冰片、檀香、延胡索。水煎服。
2. 牙疼：荜茇、高良姜、细辛，研粉涂患处。
3. 胃寒吐涎，吐酸水及心腹冷痛：荜茇、姜厚朴。水煎服。

蓖麻（蓖麻子）

基　源　蓖麻子为大戟科植物蓖麻的干燥成熟种子。

原植物　一年生草本。茎直立，中空。叶盾形；掌状5~11裂，裂片缘具齿。花单性，雌雄同株，无花瓣；聚伞圆锥花序，顶生或与叶对生。雄花的萼3~5裂；雌花萼5裂。蒴果长圆形或近球形，稍扁，有灰白色、黑棕色或黄棕色交错的大理石样纹理，平滑，有光泽。种皮硬脆，较薄。种仁白色。花期7~8月，果期9~10月。

生境分布　全国各地均有栽培。

采收加工　秋季采摘成熟果实，晒干，除去果壳，收集种子。

性味功能　味甘、辛，性平。有毒。有消肿，排脓，拔毒，润肠通便的功能。

炮　制　种子：除去杂质。用时去壳，捣碎。

主治用法　外用于疮疖，肿毒。种仁油内服用于大便秘结。外用适量。

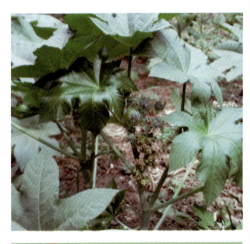

＊应用

1. 面神经麻痹：蓖麻子，捣烂外敷。
2. 疮疡化脓未溃、淋巴结核：蓖麻子，捣烂成膏状，外敷。
3. 烫伤，烧伤：蓖麻子、蛤粉等份，研膏，油调涂敷患处。
4. 胃下垂，子宫脱垂：蓖麻子适量，捣烂，做成饼状，贴敷头顶百会穴。

薜荔（薜荔果）

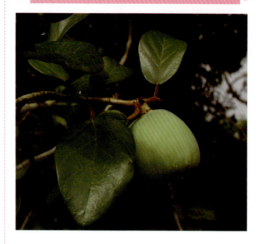

基　源　薜荔果为桑科植物薜荔的聚花果；薜荔藤叶也供药用。

原植物　别名：凉粉藤、糖馒头、冰粉子。常绿攀援灌木，有乳汁。茎灰褐色，多分枝；幼枝有细柔毛，幼时作匍匐状，节上生气生根。不育幼枝的叶小，互生，近于无柄；能育枝的叶革质椭圆形，先端钝，基部圆形或稍心脏形，全缘。隐头花序；花单性，小花多数，着生在肉质花托的内壁上，花托单生于叶腋。花期5~6月。果期10月。

生境分布　生于低海拔丘陵地区，山坡树木间或断墙破壁上。分布于长江以南各省区。

采收加工　花序托成熟后采摘，纵剖成2~4片，除去花序托内细小的瘦果，剪去柄，晒干。

性味功能　味甘，性凉。有壮阳固精，利湿通乳，活血，消肿的功能。

主治用法　用于乳汁不足，乳糜尿，淋浊，遗精，阳痿，月经不调，便血。用量6~15g，水煎服。

*应用

1. 产后乳汁不足、乳少：鲜薜荔果60g，猪蹄1只，酒、水各半同煎，服汤食肉，每日1剂。

2. 慢性肾炎水肿：薜荔果120g，水煎1小时去渣，加红米90g，煮饭食，连食7日。

3. 大便秘结：薜荔果9g，虎杖6g，水煎代茶饮。

蝙蝠葛（北豆根）

基　源　北豆根为防己科植物蝙蝠葛的干燥根茎。

原植物　别名：山地瓜秧、蝙蝠藤。多年生缠绕藤本。茎木质化。根茎粗，黄褐色。茎圆形，具纵条纹。叶盾状三角形至七角形，先端尖或短渐尖，基部心形，裂片钝圆或三角形，上面绿色，下面灰白色。花单性异株，成腋生圆锥花序。核果，扁球形，成熟时黑紫色。花期6~7月，果期7~8月。

生境分布　生于山地、灌丛、攀援岩石。分布于东北、河北、河南、山东、山西、内蒙古、江苏、安徽、浙江、江西、陕西、宁夏、四川等地区。

采收加工　春、秋二季采挖，除去茎叶、须根及泥沙，晒干。

性味功能　味苦，性寒。有清热解毒，消肿止痛，通便的功能。

主治用法　用于咽喉肿痛，肠炎痢疾，肺热咳嗽。用量3~9g。

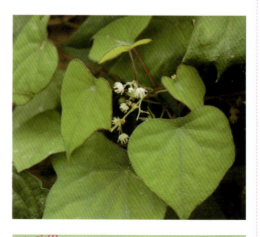

*应用

1. 扁桃体炎：北豆根6g，甘草1g，研粉，水冲服。

2. 痢疾、肠炎：北豆根9g。水煎服。

3. 咽喉肿痛，牙龈肿痛：北豆根、桔梗各9g。水煎服。

4. 牙痛：北豆根9g，玄参、地骨皮各6g，甘草3g。水煎服。

槟榔

基　　源　为棕榈科植物槟榔的种子。

原 植 物　高大常绿乔木。羽状复叶丛生于茎端，总叶轴三棱形，有长叶鞘，小叶片多数，披针形或线形，先端有分裂。肉穗花序生于最下叶鞘束下，有黄绿色佛焰苞状大苞片；花单性，雌雄同株；雌花较大而少，花被6。坚果卵圆形，花被宿存，橙黄色。花期3~8月。果期12月至翌年2月。

生境分布　栽培于阳光充足、湿度大的林间或村旁。分布于福建、台湾、广东、海南、广西、云南等地区。

采收加工　冬、春季果熟时采摘，剥下果皮，取其种子，晒干。剥下果皮，晒干捶松，为大腹皮。

性味功能　味苦、辛，性温。有消积驱虫，降气行水的功能。

炮　　制　槟榔：拣去杂质，以清水浸泡，按气温情况换水，至泡透为止，捞起，切片，晾干。或取拣净的槟榔打碎如豆粒大，亦可。

炒槟榔：取槟榔片置锅中，文火炒至微变色，取出，放凉。

焦槟榔：用武火把槟榔片炒至焦黄色时，喷洒清水，取出，放凉。

主治用法　用于食积腹痛，泻痢后重，蛔虫病，疟疾，水肿胀满，脚气肿痛。用量3~9g。

* 应用

1. 青光眼：槟榔片，水煎液，滴眼。
2. 蛔虫病、绦虫病、钩虫：鲜槟榔切片，水煎服。
3. 心脾疼：槟榔，高良姜，焙干，研末，米饮调下。
4. 血痢：槟榔3g，芍药50g，当归15g，大黄、黄芩、黄连、木香各4.5g，研末，水煎温服，每次15g。

附注：槟榔的果皮捶松后亦做药，称大腹皮，味辛，性微温。有下气宽中，行水的功能。用于胸腹胀闷，泄泻尿少，水肿，脚气等。用量4.5~9g。

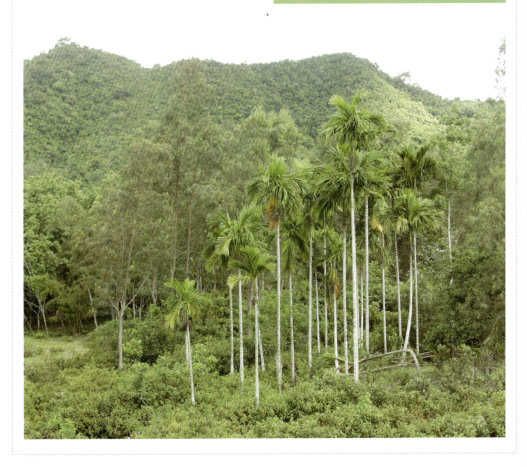

播娘蒿（葶苈子）

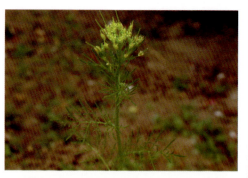

基　源　葶苈子为十字花科植物播娘蒿种子，习称南葶苈子。

原植物　别名：眉毛蒿、婆婆蒿、麦蒿
一年生草本。叶三回羽状深裂，末端裂片条形或长圆形，下部叶具柄，上部叶无柄。花序伞房状，果期伸长；花瓣黄色；长角果细圆柱形，成熟时果实稍呈念珠状。花期4~6月，果期5~8月。

生境分布　生于山坡、田野及农田。全国大部分地区有分布。

采收加工　夏季果实成熟转黄时，打下种子，簸去杂质，即可。

性味功能　味辛、苦，性寒。有泻肺除痰，止咳，平喘，行水消肿的功能。

炮　制　净制：拣净杂质，筛去灰屑。
炒制：取净药材置锅内，用文火炒至微鼓起，并有香气为度。取出，放凉。

主治用法　用于痰饮喘咳，面目浮肿，肺痈，胸腹积水。用量3~9g。

✽ 应用

1. 结核性渗出性胸膜炎：葶苈子15g，大枣15枚，茯苓、白术各12g，桂枝、瓜蒌皮、薤白、姜半夏各9g，甘草、陈皮各4.5g，水煎服。

2. 热结胸痛：葶苈子、柴胡、黄芩、赤白芍、半夏、枳实、郁金各9g，生姜3片，大枣4枚，水煎服。

3. 咳嗽实喘，气急，痰多：葶苈子、杏仁、大枣各9g，炙麻黄3g。水煎服。

4. 胸腹水肿，小便不利：葶苈子、防己、大黄各9g。水煎服。

补骨脂

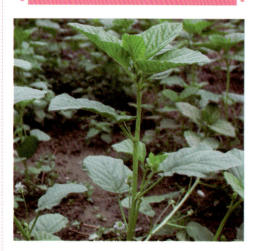

基　源　为蝶形花科植物补骨脂的果实。

原植物　别名：破故纸、怀故子、川故子
一年生草本。被柔毛及腺点。单叶互生，阔卵形或三角状卵形，基部斜心形或截形，边缘具稀疏粗齿，均具黑色腺点，叶脉及缘处有毛。花多数，密集成穗状总状花序腋生，花萼淡黄褐色，基部连合成钟状；蝶形花冠淡紫色或黄色，雄蕊10，连成一体。荚果椭圆状肾形，有宿存花萼。花期7~8月，果期9~10月。

生境分布　生长于山坡、溪边或田边，有栽培。分布于河南、山西、安徽、江西、陕西、四川、贵州、云南等省。

采收加工　秋季果实成熟时采收果序，晒干，搓出果实，除去杂质。

性味功能　味苦、辛，性温。有补阳、固精、缩尿、止泻的功能功能。

炮　制　补骨脂：簸净杂质，洗净，晒干。
盐补骨脂：取净补骨脂用盐水拌匀，微润，置锅内用文火炒至微鼓起，取出，晾干。

主治用法　用于腰膝冷痛，阳痿滑精，遗尿，尿频，黎明泄泻，虚寒喘咳；外治白癜风。用量3~10g。

✽ 应用

1. 白癜风，牛皮癣，秃发：补骨脂50g，加乙醇75%，浸泡一周，取滤液煮沸浓缩，涂搽患处。

2. 肾虚腰痛：补骨脂、核桃仁各150g，金毛狗脊100g。共研细粉，每服9g，温开水送服。

3. 脾肾虚寒泄泻：补骨脂、肉豆蔻各9g，水煎服。

布氏紫堇（苦地丁）

基　　源　苦地丁为紫堇科植物布氏紫堇的干燥全草。

原植物　多年生草本，微被白粉。叶卵形，2回羽状全裂，一回裂片2~3对，末回裂片狭卵形至线形，先端钝圆或成短突尖。总状花序数朵。苞片叶状；花瓣4，淡紫色；外2片大，前面1片平展，先端兜状，背面具宽翅；后1片先端兜状，基部延伸成距；内2瓣较小，先端连合。蒴果长圆形，扁平。种子黑色，有光泽。花期4~5月，果期5~6月。

生境分布　生于山沟、旷地、林缘。分布于辽宁、河北、内蒙古、山东、山西、陕西、甘肃、宁夏等省区。

采收加工　立夏前后采挖带根全草，晒干。

性味功能　味苦，性寒。有清热解毒，凉血消肿的功能。

炮　　制　苎麻根：取原药材，除去杂质，洗净，润透，切厚片，干燥。

苎麻根炭：取净苎麻根片，置锅内，用武火加热，炒至表面呈焦黑色，内部焦黄色时，喷淋清水少许，熄灭火星，取出，凉透。

主治用法　用于流感，上呼吸道感染，急性肾炎，病毒性肝炎，肠炎，腮腺炎，痈肿疔疮，火眼。用量9~15g。

＊应用

1. 疮疖，痈肿，疔毒：苦地丁、蒲公英、金银花各15g，野菊花、柴背天葵各9g。水煎服。或加姜白酒冲服。

2. 流行腮腺炎：苦地丁（鲜）6g，白矾各6g，鲜骨碎补30g，木香3g。捣烂敷患处，每日换一次。

3. 急性肾炎：苦地丁6g，连翘9g。水煎服。

4. 痢疾：苦地丁、水线草、地榆各9g。水煎服。

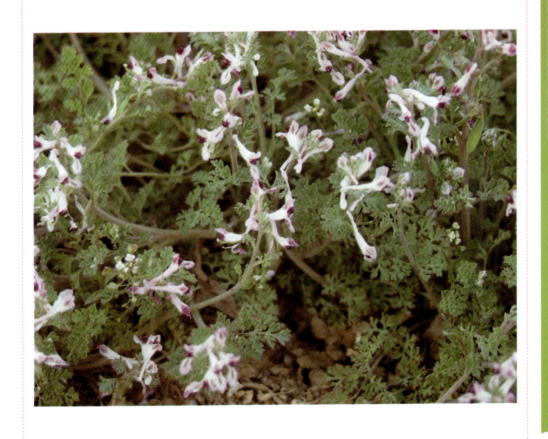

苍耳（苍耳子）

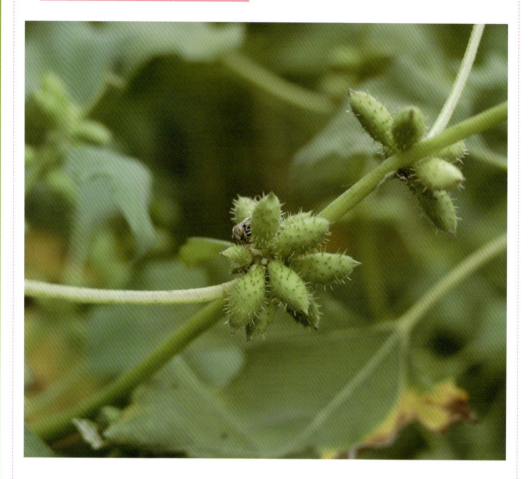

基　源　苍耳子为菊科植物苍耳带总苞的果实。

原植物　别名：老苍子、刺儿棵、苍耳蒺藜。一年生草本。全体密生白色短毛。叶互生，卵状三角形或心形，先端尖，基部浅心形，边缘有不规则锯齿或3浅裂，贴伏短粗毛。花单性，雌雄同株；头状花序顶生或腋生；雄花序球状，生于上部叶腋，小花管状，5齿裂。雌花序卵形，总苞片2~3列，密生钩刺。瘦果2，纺锤形，包在有刺的总苞内。花期7~10月。果期8~11月。

生境分布　生于荒坡、草地、路旁或村落旷地。分布于全国各地区。

采收加工　秋季果实成熟时采收，干燥，除去梗、叶等杂质。

性味功能　味辛、苦，性温；有小毒。有散风湿，通鼻窍的功能。

炮　制　除去杂质。用时捣碎。

主治用法　用于风寒头痛，鼻炎，鼻窦炎，过敏性鼻炎，鼻渊流涕，风疹瘙痒，湿痹拘挛，麻风等。用量3~9g。

> **✲ 应用**
>
> 1. 急性鼻窦炎、鼻炎、过敏性鼻炎：苍耳、辛夷、白芷、黄芩各6g，薄荷4.5g（后下），生石膏30g，水煎服。
>
> 2. 慢性鼻窦炎、鼻炎：苍耳子15g，辛夷、金银花、菊花各9g，茜草6g，水煎，砂糖送服。
>
> 3. 外感风邪所致头痛：苍耳子、防风、藁本，水煎服。
>
> 4. 荨麻疹：苍耳子，水煎外洗，并敷患处。

草豆蔻

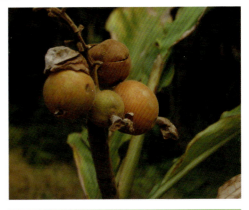

| 基　源 | 为姜科植物草豆蔻的果实。
| 原植物 | 多年生草本。叶条状披针形，顶端渐尖并有一短尖头，全缘，有缘毛。总状花序顶生，花冠白色，裂片3，唇瓣三角状卵形，先端2浅裂，边缘有缺刻，前部有红色或红黑色条纹，后部有淡紫色斑点；花萼钟状。蒴果圆球形，不裂，有粗毛，金黄色。
| 生境分布 | 生于林阴或草丛中。分布于广东、海南、广西等省区。
| 采收加工 | 夏、秋季采收果实，晒至7~8成干，剥去果皮，晒干。
| 性味功能 | 味辛，性温。有燥湿健脾，温胃止呕的功能。
| 炮　制 | 去除杂质，去壳取仁，用时捣碎。
| 主治用法 | 用于胃寒腹痛，脘腹胀满，冷痛，嗳气，呕吐，呃逆，食欲不振等症。用量3~6g。

＊应用

1. 急性胃炎，胃溃疡：草豆蔻、吴茱萸、延胡索、高良姜、香附各6g，水煎服。
2. 慢性菌痢，慢性结肠炎：煨草豆蔻、煨木香各3g，煨诃子2.4g，条芩、火炭母各9g，水煎服。
3. 不思饮食，呕吐胸闷：草豆蔻6g，甘草3g，生姜一片，水煎服。

草麻黄（麻黄，麻黄根）

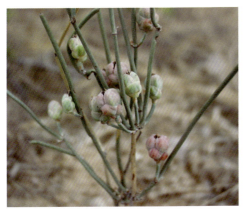

基　源　麻黄为麻黄科植物草麻黄的干燥草质茎；麻黄根为草麻黄的干燥根及根茎。

原植物　草本状灌木。株高20~40cm。木质茎短或呈匍匐状。小枝直伸或微曲，对生或轮生，叶2裂，裂片锐三角形，占叶鞘的1/3~2/3。雄球花常成复穗状花序，苞片4对；雌球花熟时肉质红色，长圆状卵球形或球形；种子2粒，三角状卵球形。花期5~6月，果期8~9月。

生境分布　生于砂质干燥地。分布于吉林、辽宁、河北、河南、山西、陕西、宁夏、甘肃、新疆等省区。

采收加工　麻黄：秋季采割绿色的草质茎，扎成小把，至通风处阴干到7~8成干时再晒干。
　　麻黄根：秋末采挖，除去残茎，须根及泥沙，晒干。

性味功能　麻黄：味辛、苦，性温。有发汗散寒，宣肺平喘，利水消肿的功能。麻黄根：味甘，性平。有止汗的功能。

炮　制　蜜麻黄：取麻黄段，照蜜炙法炒至不粘手。每100kg麻黄，用炼蜜20kg。

主治用法　麻黄用于风寒感冒，胸闷喘咳，支气管哮喘，支气管炎，水肿。用量1.5~9g。高血压病及心功能不全患者慎用。多汗及虚喘患者忌用。麻黄根用于自汗、盗汗。用量3~9g。

＊应用

1. 肺炎、急性支气管炎：麻黄4.5g，杏仁9g，生石膏18g，甘草3g。水煎服。
2. 支气管哮喘、慢性支气管炎：麻黄、桂枝、白芍、干姜、制半夏各6g，细辛、五味子、甘草各3g。水煎服。

附注：麻黄根也药用。味甘，性平。有止汗的功能。用于自汗、盗汗。用量3~9g。

草珊瑚（肿节风）

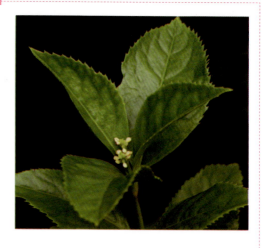

基　　源　肿节风为金粟兰科植物草珊瑚的全草。

原植物　别名：接骨金粟兰，九节风，九节茶。常绿半灌木。茎节膨大。叶对生，两叶柄基部稍合生；近革质，亮绿色，卵状披针形或长椭圆形，先端渐尖，基部楔形，叶缘有粗锐锯齿，齿尖有1腺体。穗状花序常3枝，顶生，侧生者不分枝。花两性，无花梗；苞片2，黄绿色，钝三角形，宿存，无花被。核果球形，亮红色。花期6~7月。果期8~10月。

生境分布　生于山沟溪谷边林下荫湿处。分布于长江以南各省区。

采收加工　夏、秋季采收，晒干或鲜用。

性味功能　味苦、辛，性微温。有祛风通络，活血去瘀，接骨，抗菌消炎的功能。

炮　　制　除去杂质，洗净，润透，切段，晒干。

主治用法　用于风湿性关节炎，腰腿痛，跌打损伤，肺炎，阑尾炎，急性蜂窝组织炎，痢疾、急性肠胃炎。用量9~30g。

＊应用

1. 跌打损伤、风湿性关节炎、腰腿痛：肿节风15~24g。水煎服，并用鲜品捣烂或干品研粉调酒外敷。
2. 劳伤咳嗽：肿节风15g。水煎服。
3. 感染性炎症、肿瘤、消化性溃疡：肿节风注射液、静脉注射。

侧柏（柏子仁，侧柏叶）

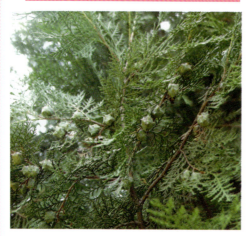

基　　源　柏子仁为柏科植物侧柏的种仁；侧柏叶为其干燥叶。

原植物　别名：扁柏、柏树、香柏。常绿乔木，高20m。分枝密，小枝扁平，叶鳞片状，斜方形，交互对生，雌雄同株，球花单生于短枝顶端。球果卵状椭圆形，红褐色，木质，开裂，种子长卵形，长约4mm。花期4~5月，果期9~10月。

生境分布　生于平原、山坡或山崖。分布于全国大部分地区。

采收加工　柏子仁：秋季采收，晒干。
　　侧柏叶：夏、秋季采收，阴干。

性味功能　柏子仁：味甘，性平。有养心安神，润肠通便，止汗，止血的功能。
　　侧柏叶：味苦、涩，性微寒。有凉血，止血，祛痰止咳的功能。

炮　　制　侧柏叶：除去硬梗及杂质。侧柏炭：取净侧柏叶，照炒炭法炒至表面焦褐色，内部焦黄色。

主治用法　柏子仁：用于失眠健忘，阴虚盗汗，肠燥便秘等症。侧柏叶：用于吐血、衄血，咯血，便血，血痢，崩漏下血，风湿痹痛，血热脱发，须发早白，咳嗽等症。用量6~12g。

＊应用

1. 肠燥便秘：柏子仁、火麻仁、甜杏仁各9g。水煎服。
2. 烧烫伤：侧柏叶，研细末，香油调膏，敷伤处。

常山

基　源　为绣球花科植物常山的根。

原植物　别名：黄常山、鸡骨常山。灌木。主根圆柱形，木质，常弯曲，黄棕色或灰棕色。茎枝有节，幼时有棕黄色短毛。叶对生，椭圆形、宽披针形，先端渐尖，基部楔形，边缘有锯齿，幼时两面疏生棕黄色短毛。伞房状圆锥花序着生于枝顶或上部叶腋，花瓣5~6，蓝色，展开后向下反折；浆果球形，蓝色，有宿存萼和花柱。花期6~7月。果期8~9月。

生境分布　生于山谷、溪边或林下阴湿处。分布于陕西、甘肃南部、河南及长江以南各省。

采收加工　秋季挖取根部，除去茎苗及须根，洗净，晒干。

性味功能　味苦，性微寒，有小毒。有截疟，解热，祛痰的功能。

炮　制　常山：除去杂质，分开大小，浸泡，润透，切薄片，晒干。

　　炒常山：取常山片，照清炒法炒至色变深。

　　酒常山：取常山片用黄酒拌匀，稍闷润，置锅内用文火炒至略呈黄色，取出放凉。

　　醋常山：取常山片用米醋拌炒如上法

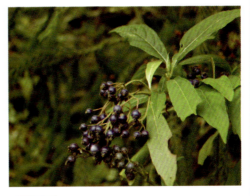

主治用法　用于疟疾，痰饮，呼吸困难。用量4.5~9g。孕妇忌服，老年体弱慎用。

* 应用

1. 间日疟、三日疟：常山、贝母、生姜各9g，乌梅6g，槟榔、大枣各112g，草果4.5g。水煎服。
2. 胸中痰饮，胀闷不舒，食物中毒，宿食亭滞：常山9g，生甘草3g。水煎服。
3. 肝癌：常山、龙葵各10g，茵陈15g，与鳖甲共煮。水煎服。

车前（车前子）

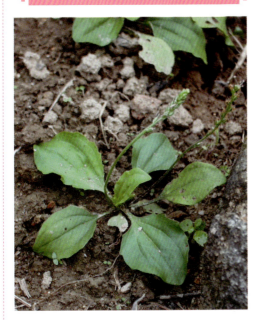

基　源　车前子为车前草科植物车前的种子。

原植物　多年生草本。须根多数。叶基出，直立或外展；椭圆形或卵圆形，有5或7条弧形脉。穗状花序顶生，花疏生，绿白色；花冠管4裂，淡绿色。蒴果卵状椭圆形或卵形，周裂。种子椭圆形，腹面明显平截，黑褐色。花期6~9月。果期7~10月。

生境分布　生于沟旁、路边或田野。分布于全国各地。

采收加工　8~9月果穗成熟时摘下，搓出种子晒干。

性味功能　味甘，性寒。有清热利尿，渗湿通淋，清肝明目，止咳化痰的功能。

炮　制　除去杂质，洗净，切段，晒干。

主治用法　用于淋病尿闭，暑湿泄泻，目赤肿痛，痰多咳嗽，视物昏花。用量9~15g。水煎服。孕妇忌服。

* 应用

附注：其全草亦供药用，称"车前草"。

1. 泌尿系感染：车前草、虎杖、马鞭草各30g，茅根、蒲公英、海金沙各15g，忍冬藤、紫花地丁、十大功劳各9g。水煎服。
2. 肠炎：鲜车前草15g。水煎服。

柽柳

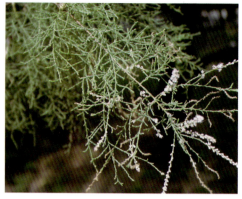

基　源　为柽柳科植物柽柳的干燥细嫩枝叶。

原植物　别名：西河柳、山川柳。落叶灌木或小乔木，高2~5m。老枝深紫色或紫红色，嫩枝绿色，有疏散开张下垂的枝条。茎多分枝，枝条柔弱。单叶互生，无柄，抱茎，蓝绿色，细小鳞片状，基部鞘状抱茎。复总状花序排列成圆锥形，生于当年嫩枝端，常松散下垂。花小，粉红色，花瓣5；雄蕊5；雌蕊1，柱头3裂。蒴果长圆锥形。花期一年3次，4月、6月、8月各一次。

生境分布　生于荒原砂质盐碱地或栽培于庭园。分布于华北、西北及河南、山东、安徽、江苏、湖北、广东、四川、云南、西藏等省、自治区。

采收加工　夏季花未开时采收幼嫩枝，晒干。

性味功能　味辛，性平。有发汗透疹，解表散风，解毒利尿功能。

炮　制　拣去杂质，去梗，喷润后切段，晒干。

主治用法　用于麻疹不透，感冒，风湿关节痛，小便不利。用量3~9g。外用于风疹瘙痒，煎水洗。

＊应用

1. 慢性气管炎：柽柳50g，白矾0.5g。水煎服。
2. 鼻咽癌：柽柳、地骨皮各50g，水煎服。
3. 小儿痧疹不出，躁乱：柽柳，芫荽，水煎服。
4. 感冒：柽柳2g，薄荷、荆芥各6g，生姜3g。水煎服。

赤芝（灵芝）

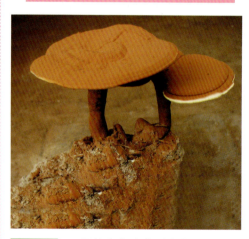

基　源　灵芝为多孔菌科真菌赤芝的子实体。

原植物　别名：红芝腐生真菌。子实体有柄，紫褐色，质坚硬，有光泽；菌盖（菌帽）半圆形至肾形，坚硬木质，由黄色渐变为红褐色，有环状棱纹和辐射状皱纹，边缘薄或平截。菌肉近白色或淡褐色。菌盖下面为白色，有细密菌管。孢子褐色，卵形，中央有一个大油滴。

生境分布　生于栎树或其他阔叶树根部枯干或腐朽的木桩上。分布于河北、山西、山东及长江以南各省区。有栽培。

采收加工　全年可采，晒干。人工培养者，待菌盖边缘没有浅白色时，子实体已成熟，即可采收，晒干或烘干。

性味功能　味淡，性温。有安神健胃，滋补强壮的功能。

主治用法　用于神经衰弱，失眠，食欲不振，久病体虚，冠心病、高脂血症、慢性气管炎、慢性肝炎、白细胞减少症等。用量9~12g。水煎服，或浸酒饮。

＊应用

1. 急性传染性肝炎：灵芝15g，水煎服。
2. 神经衰弱，病后体弱：灵芝15g，蜂蜜20g，炖服。
3. 白细胞减少症：灵芝、糯米各等量，研末，红糖适量，开水送服。
4. 高血压、冠心病、高血脂症：灵芝9g，水煎服。
5. 肺癌：灵芝、紫草、铁包金、穿破石各9g，水煎服。

臭椿

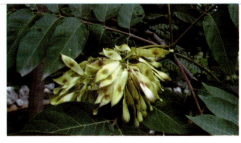

基　源　为苦木科植物。

原植物　落叶乔木,高达 20 米。树皮灰褐色,光滑,有纵裂纹,幼枝有细毛。单数羽状复叶,互生,小叶 13~21,小叶柄短;小叶卵状披针形,长 7~12 厘米,宽 2~5 厘米,先端渐尖,基部偏斜,一边圆形,另一边楔形,近基部处常有 1~2 对粗齿,齿端有 1 圆形腺体,全缘,有时稍皱缩或反卷,搓碎有臭味。圆锥花序顶生,花小,杂性;萼片 5~6,三角状卵形,边缘有细毛;花瓣 5~6,绿白色;雄花有雄蕊 10,着生于花盘基部;两性花雄蕊较短,且少于 10 枚;雌蕊有 5~6 心皮,基部多少连合,柱头 5 裂。翅果扁平,长椭圆形,淡黄绿色或淡红褐色,每个翅果中部有 1 种子。种子卵圆形或近圆形,扁平,淡褐色,光滑。花期 6~7 月。果期 8~9 月。

生境分布　生于山坡、林中。分布于全国各地。

采收加工　春季剥取根皮或干皮,刮去或不刮去外面粗皮,晒干。

性味功能　椿皮为不整齐的片状或卷片状,长宽不一,厚 0.3~1cm。外表面灰黄色或黄褐色,粗糙,有多数突起的纵向皮孔及不规则纵、横裂纹,除去粗皮者显黄白色;内表面淡黄色,较平坦,密布梭形小孔或小点。质硬而脆,断面外层颗粒性,内层纤维性。气微,味苦。

炮　制　椿皮:除去杂质,洗净,润透,切丝或段,干燥。

麸炒椿皮:取麸皮,撒在热锅中,加热至冒烟时,加入净椿皮丝,迅速翻动,炒至微黄色时,取出,筛去麸皮,放凉。

性味功能　味苦、涩,性寒。有清热燥湿,涩肠,止血的功能。

主治用法　用于慢性痢疾,肠炎,腹泻,胃及十二指肠溃疡,便血,遗精,白带。用量 6~9g,水煎服。

楮

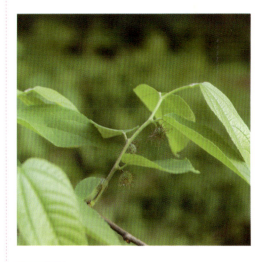

基　源　为桑科植物楮的根皮、树皮及叶。

原植物　别名:小构树、谷皮树、谷树、楮。灌木,直立或蔓生,植株有乳汁。老茎赤褐色,具黄赤色小凸点,小枝带紫红色。叶互生,卵形至窄卵形,完整不裂或偶有深裂,先端渐尖或急尖,基部圆形或心形,边缘有锯齿,上面粗糙,下面具短毛。花单性,雌雄同株,雄花序荑,雄花花被 4,雄蕊 4;雌花序圆头状,花被稍管状,3~4 裂,子房长圆形。复果圆球形,肉质,红色。

生境分布　生于村边,路旁,灌木丛中。分布于华中、华南等省区。

采收加工　春秋二季可采根,剥皮,切段晒干;树皮春季可采。

性味功能　味甘、淡,性平。根、根皮有散瘀止痛的功能;叶、树皮有解毒,杀虫的功能。

炮　制　去杂质,晒干。

主治用法　根、根皮用于跌打损伤,腰痛,用量 30~60g。叶、树皮用于神经性皮炎,顽癣,外用适量,涂敷患处。

✱ 应用

1. 跌打损伤,腰痛:楮根皮 30g。水煎服。
2. 神经性皮炎,顽癣:鲜楮树皮、叶,捣烂取汁,涂敷患处。

川贝母

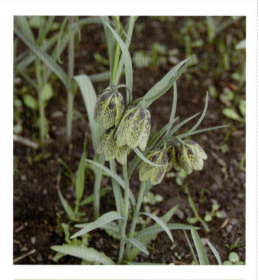

基　　源　为百合科植物川贝母的鳞茎。

原 植 物　多年生草本。鳞茎圆形或近球形。顶端稍尖或钝圆，淡黄白色，光滑。单叶，对生，少数兼有互生，或3叶轮生，披针形或条形，先端钝尖，不卷曲或稍卷曲。花单生于茎顶，钟状，下垂，紫红色，有明显的方格状斑纹，花瓣6，二轮。蒴果长圆形，有6棱，有窄翅。种子薄扁平，半圆形，黄色。花期5~7月。果期8~10月。

生境分布　生于林中、灌丛下、草地、河滩及山谷湿地。分布于四川、云南、西藏等省区。

采收加工　苗枯萎时采挖，去净泥土，曝晒至半干，撞去外皮，再晒干，亦有用矾水或盐水淘洗，晒干或烘干。

性味功能　味甘、苦，性微寒。有清热润肺，化痰止咳，软坚散结的功能。

炮　　制　拣去杂质，用水稍泡，捞出，闷润，剥去心，晒干。

主治用法　用于虚劳咳嗽，肺燥咳嗽，肺虚久咳，吐痰咯血，心胸郁结，肺痿、肺痈、瘿瘤、瘰疬、喉痹、乳痈，急、慢性支气管炎。用量3~9g。反乌头、草乌。

✻ 应用

1. 慢性咳嗽，干咳无痰，慢性支气管炎及肺结核：川贝母2g，研末吞服。
2. 肺燥咳嗽，久咳：川贝母、麦冬、杏仁、款冬、紫菀等。水煎服。

川楝（川楝子）

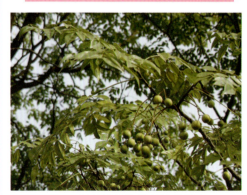

基　　源　川楝子为植物川楝的果实。

原 植 物　高大落叶乔木。2回羽状复叶；小叶5~11，狭卵形或长卵形，先端渐尖，基部圆形，偏斜，全缘或小有疏齿，幼时两面密被黄色星状毛。圆锥花序腋生；花萼5~6；花瓣5~6，紫色或淡紫色。核果椭圆形或近圆形，黄色或黄棕色；内果皮木质坚硬，有棱。种子扁平，长椭圆形，黑色。花期3~4月。果期9~11月。

生境分布　生于平原，丘陵地或栽培。分布于陕西、甘肃、河南、湖北、湖南、贵州、四川、云南等省区。

采收加工　果实成熟呈黄色时采，晒干。

性味功能　味苦，性寒，有小毒。有清肝火，除湿热，止痛，杀虫的功能。

炮　　制　川楝子：拣去杂质，洗净，烘干，轧碎或劈成两半；

　　炒川楝子：将轧碎去核的川楝肉，用麸皮拌炒至深黄色为度，取出放凉。

主治用法　用于热症脘腹胁肋诸痛，虫积腹痛、疝痛、痛经。用量4.5~9g。外敷治秃疮。

✻ 应用

1. 慢性肝炎，尤其肝区疼痛、自觉痛处有热者：川楝子、延胡索各6g，研末，温开水送服。
2. 睾丸鞘膜积液、小肠疝气所致疼痛：川楝子9g，小茴香、吴茱萸各4.5g，木香3g（后下）。水煎服。
3. 头癣：川楝子。烤黄研末，调油成膏，外擦患处。
4. 胆石病：川楝子、木香、枳壳、黄芩各9g，金钱30g，生大黄6g，水煎服。

　　附注：树皮及根皮作苦楝皮药用。有杀虫的功能。用于蛔虫病。

川木香

基　　源　为菊科植物川木香的根。

原 植 物　多年生草本，根粗壮而直。叶成莲座状平铺地面；叶柄被白色茸毛；叶片卵状披针形或长圆状披针形，羽状中裂，具5~7对裂片，稀不分裂，裂片边缘具不规则齿裂，上面被稀疏的腺毛，下面被稀疏的伏毛和蛛丝状毛。头状花序数个集生于枝顶，总苞钟状，苞片4层，披针形，绿色带紫；花全为管状花。紫色。花期夏、秋季。

生境分布　生于山坡草地。分布于四川西部及西藏等地。

采收加工　10月至次年1月间采挖，洗净，晒干，切段，或剖开，干燥后打捆。

性味功能　味辛、苦，性温。有行气止痛，温中和胃的功能。

炮　　制　除去杂质及油头，洗净，润透，切厚片，干燥。

煨川木香：取净川木香片，在铁丝匾中，用一层草纸，一层川木香片，置炉火旁或烘干室内，烘煨，取出，放凉。

主治用法　用于多种肿瘤，胸腹胀痛，呕吐，

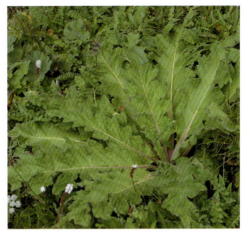

泄泻，下痢里急后重，寒疝，肝胃气痛。用量3~9g。

* 应用

1. 消化不良、食积、脘腹胀痛：川木香、党参、炒白术各9g，陈皮3g。水煎服。
2. 食积泻痢、气滞腹胀：川木香、炒白术各9g，炒枳壳、槟榔各6g。水煎服。

川牛膝

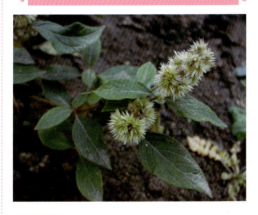

基　　源　为苋科植物川牛膝的根。

原 植 物　别名：甜牛膝、大牛膝、肉牛膝。多年生草本。根头部膨大成疙瘩头状。茎节处稍膨大，疏生糙毛。叶对生，窄椭圆形，先端尖，基部楔形，全缘，密生倒伏糙毛。花绿白色，多个花簇集合成头状花序，数个于枝端排成穗状。能育花居中，花被片5；不育花居两侧，花被片变成钩状芒刺。胞果长倒卵形，种子卵形，赤褐色。花期6~7月。果期8~9月。

生境分布　多为栽培。分布于四川、贵州、云南等省区。

采收加工　9~10月采挖根部，晒至半干时，经发汗后再晒干。

性味功能　味甘，微苦，性平。有祛风湿，活血通经的功能。

炮　　制　川牛膝：除去杂质及芦头，洗净，润透，切薄片，干燥。本品为圆形薄片，厚0.1~0.2cm，直径0.5~3cm。表面灰棕色，切面淡黄色或棕黄色。可见多数黄色点状维管束。

酒川牛膝：取川牛膝片，照酒炙法炒干。

主治用法　用于风湿腰膝疼痛，血淋，尿血，瘀血经闭，症瘕难产，胎衣不下，产后瘀血腹痛。用量4.5~9g。

* 应用

1. 跌打损伤、腰膝疼痛：川牛膝、杜仲、川续断、乳香、没药、宣木瓜、麻黄、马钱子各18g，共研细末，每次3g，温开水送服。
2. 齿龈肿痛：川牛膝、丹皮、当归各6g，生地15g，川连、生甘草各3g。水煎服。

川芎

基　　源　为伞形科植物川芎的根茎。

原植物　别名：芎䓖、小叶川芎。多年生草本，有香气。茎中空，有纵沟纹，叶互生，叶裂片3~5对，未回裂片卵形。复伞形花序顶生，小伞序有花10~24，花瓣5。双悬果卵形，5棱，侧棱有窄翅，背棱棱槽中油管3，侧棱棱槽中油管2~5，合生面5。花期7~9月。果期9~10月。

生境分布　主要栽培于四川；现大部分地区有引种栽培。

采收加工　5~6月或8~9月采挖，晾干，去须根。不宜曝晒。

性味功能　味辛、微苦，性温。有活血行气，祛风止痛的功能。

炮　　制　除去杂质，分开大小，略泡，洗净，润透，切薄片，干燥。

主治用法　用于风寒感冒头痛，胸胁痛，月经不调，经闭腹痛，跌打损伤，疮疡肿毒，风湿痹痛等症。用量3~9g。

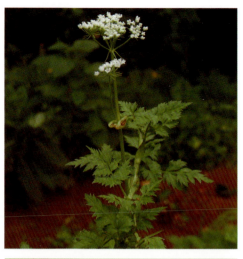

＊ 应用

1. 感冒头痛：川芎、荆芥、甘草、白芷、防风等。水煎服。
2. 偏头痛：川芎、细辛、白芷、羌活、防风、僵蚕、胆南星、天麻。水煎服。
3. 月经不调：川芎、当归、熟地、白芍、红花。水煎服。

川续断（续断）

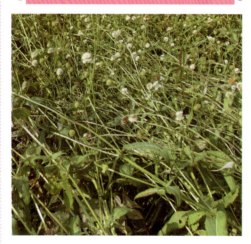

基　　源　续断为川续断科植物川续断的根。

原植物　多年生草本。主根圆柱形。茎具纵棱，棱上生刺毛。基生叶丛生，羽状深裂，有长柄；茎生叶对生，生短毛或刺毛。圆球形头状花序顶生，花萼浅盘状，4齿；花冠白色或淡黄色，4裂，外生刺毛。瘦果长倒卵形柱状，有4棱，淡褐色。花期8~9月。果期9~10月。

生境分布　生于山坡、草地、林缘或栽培。分布于浙江、江西、湖北、湖南及西南各省区。

采收加工　秋季采挖根部，微火烘至半干，堆置"发汗"至内心变绿色，再烘干或阴干。不宜日晒，否则变硬，色白。

性味功能　味苦、辛，性微温。有补肝肾，强筋骨，利关节，行血、止血，安胎的功能。

炮　　制　净制：洗净泥沙，除去残留根头，润透后切片晒干，筛去屑。

　　炒制：取续断片入锅内以文火炒至微焦为度。

　　盐制：取续断片入锅内，加入盐水拌炒至干透为度。

　　酒制：取续断片用酒拌匀吸干，入锅内以文火炒干为度。

主治用法　用于腰背酸痛，足膝无力，关节不利，遗精，崩漏，白带，胎动不安，尿频，痈疽溃疡等。用量9~15g。水煎服。

＊ 应用

1. 先兆性流产，习惯性流产：续断15g。水煎服。
2. 腰背酸软无力：川续断、牛膝、当归、寄生、菟丝子各9g。水煎服。

穿龙薯蓣（穿山龙）

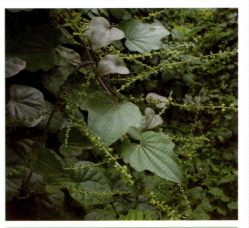

基　　源　穿山龙为薯蓣科植物穿龙薯蓣的干燥根茎。

原植物　多年生缠绕草本。根茎肉质圆柱状，横走，具分枝，外表成薄片状剥落。茎圆柱形，具沟纹。叶具长柄；叶片广卵形或卵心形，掌状3~7浅裂，叶脉隆起，密布细毛，叶基心形。雌雄异株；雄花序穗状，生于叶腋；雄花具短柄，雄蕊6；雌花序下垂，单生于叶腋；花小，黄绿色；花被片6，椭圆形。蒴果，倒卵形至长圆形，具3翅；种子的顶端具长方形翅。花期7~8月，果期8~9月。

生境分布　生于林边或灌木丛中。分布于全国大部分地区。

采收加工　秋季采挖根茎，除去地上部分、须根和晒干。

性味功能　味甘、苦，性温。有活血舒筋，祛风止痛，止咳，祛痰的功能。

炮　　制　采集，去杂质，晒干。

主治用法　用于腰腿疼痛，筋骨麻木，跌打损伤，闪腰岔气，咳嗽喘息。用量9~15g，水煎服。

✱ 应用

1. 风湿痹痛、筋骨麻木：穿山龙9g，水煎服。
2. 风湿性关节炎：穿山龙60g，浸酒一周，饮服。
3. 慢性支气管炎：穿山龙、黄芩、川贝母各等量，制成片剂。
4. 疟疾：穿山龙9g，青蛙七、野棉花各6g，水煎服。

穿心莲

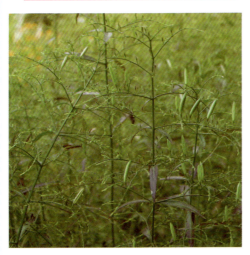

基　　源　为爵床科植物穿心莲的地上部分。

原植物　多年生草本，全株味极苦。茎四棱形，节稍膨大。单叶对生，纸质，披针形至狭披针形，先端渐尖，基部楔形而下延，全缘或浅波状。圆锥形总状花序顶生或腋生；花萼裂片披针形；花冠二唇形，白色，上唇2齿裂，下唇3深裂，中裂片中央有2块紫黑色斑纹。蒴果长椭圆形，熟后2裂。种子黄色或深褐色。花期8~9月。果期9~10月。

生境分布　生于平原或丘陵地区。江西、福建、湖南、广东、广西、四川有栽培。

采收加工　夏秋季茎叶茂盛时采集地上部分，除去杂质，晒干。

性味功能　味苦，性寒。有清热解毒，凉血消肿，消炎的功能。

炮　　制　除去杂质，洗净，切段，干燥。

主治用法　用于感冒发热，扁桃体炎，咽喉炎，支气管炎，肠炎，化脓性中耳炎，尿路感染，痈肿疮疡；外伤感染，烫伤，毒蛇咬伤。用量3~9g，水煎服。外用适量。

✱ 应用

1. 支气管炎、肺炎：穿心莲、十大功劳各15g，陈皮6g。水煎服。
2. 化脓性中耳炎：穿心莲5g，研粉，酒浸后，加甘油制成滴剂，滴耳。
3. 急性扁桃体炎：穿心莲9g水煎，加冰糖服。

垂柳

基　　源　杨柳科植物垂柳的枝、叶、树皮。

原 植 物　落叶乔木。叶互生，线状被针形，先端长渐尖，基部楔形，具细锯齿。花单性，雌雄异珠；雄花序有短梗；苞片外面有毛，边缘有睫毛，雄蕊2；雌花序基部有3~4小叶，轴有毛，苞片披针形，外面有毛，腺体1。蒴果2瓣裂，黄褐色。花期3~4月，果期4~5月。

生境分布　生于水边湿地，分布于长江流域与黄河流域，其他各地均栽培。

采收加工　柳枝，柳叶夏季采；树皮，根皮和须根全年可采。

性味功能　味苦，性寒。有清热解毒，祛风利湿的功能。

主治用法　叶用于慢性气管炎，尿道炎，膀胱炎，膀胱结石，高血压；外用治关节肿痛，痈疽肿毒，皮肤瘙痒，灭蛆等。根及树枝用于风湿骨痛，黄疸，淋浊，乳痈；外用烧烫伤。须根用于风湿拘挛，筋骨疼痛，湿热带下及牙龈肿痛。树皮用于黄水疮。

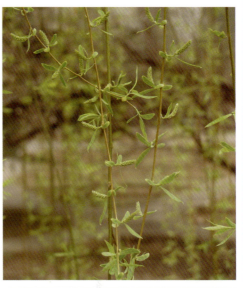

✻ 应用

1. 老年慢性气管炎：鲜垂柳叶、鲜栗叶、鲜侧柏叶各60g，水煎服。

2. 黄水湿疮：树皮烧存性研末，麻油调涂。

垂盆草

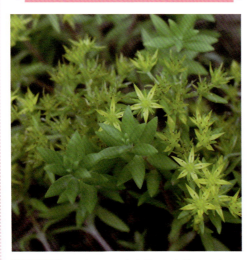

基　　源　为景天科植物垂盆草的干燥全草。

原 植 物　别名：狗牙半支、石指甲。多年生肉质草本。茎匍匐生根。3叶轮生，倒披针形至矩圆形，顶端近急尖，基部有距，全缘。花序聚伞状，有3~5个分枝；花无梗；萼片5，披针形至矩圆形，基部无距，顶端稍钝；花瓣5，淡黄色；果。花期4~5月；果期6~7月。

生境分布　生于山坡岩石及阴湿处；有栽培。分布于东北及河北、河南、山西、陕西、山东、江苏、安徽、浙江、江西、福建、湖北、四川、贵州等省区。

采收加工　春季到秋季采收全株，秋季质量较佳。晒干或鲜用。

性味功能　味甘、淡，性凉。有清热，消肿利湿，解毒，排脓生肌，降低谷丙转氨酶的功能。

炮　　制　除去泥沙杂质，干品切段。

主治用法　用于急性肝炎，迁延性肝炎，慢性肝炎，咽喉肿痛，口腔溃疡，痢疾，烧烫伤，痈肿疮疡，带状疱疹，毒蛇咬伤。用量15~30g，鲜品250g。外用鲜品适量。

✻ 应用

1. 肝炎：垂盆草30g，当归9g，红枣10个。水煎服，每日1剂。或垂盆草125g，紫金牛32g，分别煎煮两次，合并，浓缩，加入蔗糖30g，制成糖浆，每日分服。

2. 咽喉肿痛、口腔溃疡：鲜垂盆草捣烂绞汁1杯，含嗽5~10分钟，每日3~4次。

刺儿菜（小蓟）

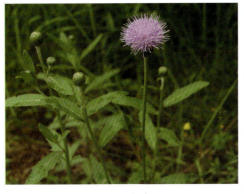

基　　源　　小蓟为菊科植物刺儿菜的地上部分。

原 植 物　　多年生草本。茎被蛛丝状绵毛。基生叶花时凋落，长椭圆形或长圆状披针形；茎生叶椭圆形或椭圆状披针形，先端短尖或钝，基部窄或钝圆，近全缘或有疏锯齿，边缘有小刺，两面有白色蛛丝状毛。头状花序顶生，雌雄异株；总苞钟状，苞片5裂，总苞片6层，顶端长尖，具刺；花冠紫红色，细管状。瘦果长椭圆形或卵形，冠毛羽状。花期5~6月，果期5~7月。

生境分布　　生于荒地，田间和路旁。分布于全国各地。

采收加工　　夏秋割取地上部分，晒干。

性味功能　　味甘，性凉。有凉血，止血，祛瘀消肿的功能。

炮　　制　　小蓟：拣净杂质，去根，水洗润透，切段，晒干。小蓟炭：取净小蓟，置锅内用武火炒至七成变黑色，但须存性，过铁丝筛，喷洒清水，取出，晒干。

主治用法　　用于吐血，衄血，尿血，崩漏，急性传染性肝炎，痈肿疮毒。用量4.5~9g，水煎服。外用捣烂敷患处。

※应用

1. 传染性肝炎：鲜小蓟根状茎60g，水煎服。
2. 吐血，衄血，尿血：鲜小蓟60g，捣烂绞汁，冲蜜或冰糖炖服。
3. 高血压：鲜小蓟60g，榨汁，冰糖，炖服。
4. 肠炎、腹泻：小蓟、番石榴叶，水煎服。

刺梨

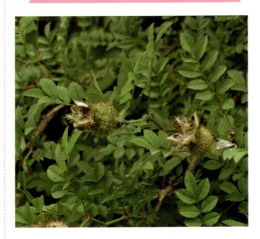

基　　源　　蔷薇科植物刺梨的根及果实入药。

原 植 物　　落叶灌木，全株疏生小刺。单数羽状复叶互生，小叶9~15，椭圆形，基部宽楔形，边缘有细锐锯齿。花单生或2~3朵生于短枝顶端，萼片先端渐尖，有羽状裂片，内密被绒毛，外密被针刺；花冠淡红色，花瓣重瓣至半重瓣，倒卵形。果扁球形，绿红色，外密生针刺，萼片宿存。花期5~7月，果期8~10月。

生境分布　　生于山坡及灌丛中。分布于陕西、江苏、湖北、广东、广西、贵州、四川、云南等省区。

采收加工　　夏季采果，秋季挖根，晒干或鲜用。

性味功能　　味酸、涩，性平。根有消食健脾，收敛止泻的功能。果有解暑，消食的功能。

炮　　制　　刺梨酒：鲜刺梨适量，蒸熟，晒干，浸制成酒剂服。刺梨蜜膏：刺梨适量，加水煎汤，浓缩成膏，或加蜂蜜等量。

主治用法　　根用于食积腹胀，痢疾，肠炎，自汗盗汗，遗精，白带，月经过多，痔疮出血。果实用于红崩白带，小儿积食，维生素C缺乏病，并用于作防癌抗衰老药。用量，根15~30g。果实3~5枚。

※应用

1. 痢疾：刺梨根，仙鹤草，马兰各500g，加水煎成1500ml，每服50~100ml，每日2次。

刺桐（海桐皮）

基　　源　海桐皮为蝶形花科植物刺桐的干燥树皮或根皮。

原 植 物　高大乔木。枝上有叶痕及皮刺。复叶互生，密集枝端，基部有一对膨大密槽；小叶3，菱状肾形，顶端尖，基部圆，稍偏斜，基出脉3条。总状花序顶生，密生黄色星状柔毛；花萼佛焰苞状，萼齿3~5；花冠蝶形鲜红色，旗瓣倒卵状披针形，翼瓣与龙骨瓣近等长。荚果串珠状，木质，肥厚，长达30cm。种子圆肾形，红褐色。花期3~9月，果期4~10月。

生境分布　生于山地、村旁、山坡林中，也有栽培。分布于浙江、福建、湖南、湖北、广东、广西、贵州及云南等省区。

采收加工　全年可砍枝或挖根，剥下树皮或根皮后晒干。

性味功能　有祛风湿，通经络，止痒的功能。

主治用法　用于风湿痹痛，腰膝疼痛。外用于疥癣，湿疹。用量6~12g；外用适量。

※ 应用

　1. 跌打肿痛，风湿性腰腿痛：海桐皮9g，酒浸二周，外揉患处研粉。
　2. 小儿疳积、蛔虫病：海桐皮3g，冲服。
　3. 中恶霍乱：海桐皮，煮汁服。
4. 产后关节风痛：海桐皮9g，五加皮、钻地风适量，水煎服。

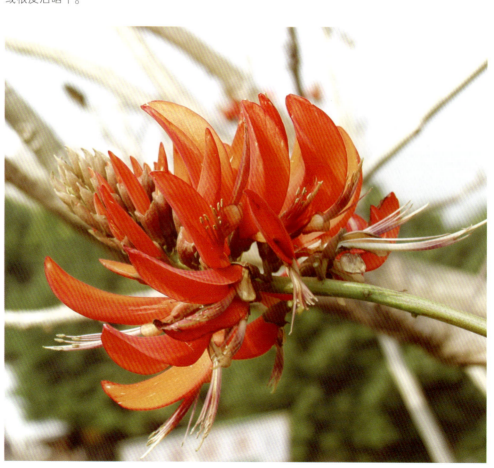

刺五加

基　源　为五加科植物刺五加的根及根状茎。

原植物　灌木；密生直而细长针状刺。掌状复叶互生，小叶5，稀3，纸质，椭圆状倒卵形或长圆形，先端渐尖，基部阔楔形；边缘有锐利重锯齿。伞形花序单个顶生或2~6个组成稀疏圆锥花序，花多数；总花梗长5~7cm，无毛；花紫黄色；花瓣5，卵形；雄蕊5；子房5室，花柱全部合生成柱状。果实球形或卵球形，5棱，黑色。花期6~7月。果期8~10月。

生境分布　生于森林或灌丛中。分布东北及河北和山西等省。

采收加工　春、秋二季刨取根部，晒干。

性味功能　味辛，微苦，性温。有益气健脾，补肾安神的功能。

炮　制　取原药材，除去杂质，洗净，润透，切薄片，干燥。

主治用法　用于脾肾阳虚，腰膝酸软，体虚乏力，失眠，多梦，食欲不振。跌打损伤，水肿。用量9~15g。

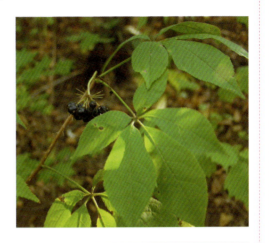

＊应用

1. 腰痛：刺五加、杜仲（炒）。研末，酒糊丸，温酒送服。
2. 骨节皮肤肿湿疼痛：五加皮、远志各200g，以酒糊丸，温酒送服。
3. 神经衰弱、失眠、心悸、健忘、乏力：刺五加20g。水煎服。
4. 高血压、高血脂：刺五加适量。水煎服。

粗茎秦艽（秦艽）

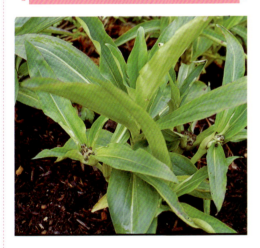

基　源　秦艽为龙胆科植物粗茎秦艽的根。

原植物　别名：粗茎龙胆、萝卜艽、牛尾艽。多年生草本。根粗壮，黑褐色，颈部密被纤维状枯存叶柄。聚伞花序簇生茎顶呈头状，花萼一侧开裂萼齿1~5，顶部茎生叶2对，卵形，形成总苞状围绕花序。花冠上部蓝色或暗蓝色，下部黄白色，壶形，先端钝，褶偏斜三角形，蒴果椭圆形，种子扁长圆形，具细网纹。花期6~9月。果期9~10月。

生境分布　生于山坡草地、草甸、林缘、林下，海拔3300~4300m。分布于四川、云南、西藏等省区。

采收加工　春秋二季均可采挖，去掉茎叶，晒干。

性味功能　味苦、辛，性平。有祛风湿，退虚热，舒筋止痛的功能。

炮　制　堆置发汗至表面呈红黄色或灰黄色时，摊开晒干，或不经发汗直接晒干；

主治用法　用于风湿性关节痛，结核病潮热，小儿疳积、黄疸，小便不利等症。用量5~10g。

＊应用

1. 风湿腰腿关节痛，神经痛：秦艽白芷注射液，肌肉注射。
2. 小儿麻痹症：秦艽9g，红花、牛膝、茄根、龟甲各6g，木瓜、地龙、川断各3g。水煎服。
3. 黄疸：秦艽25g。牛乳煎服。

大豆（大豆黄卷）

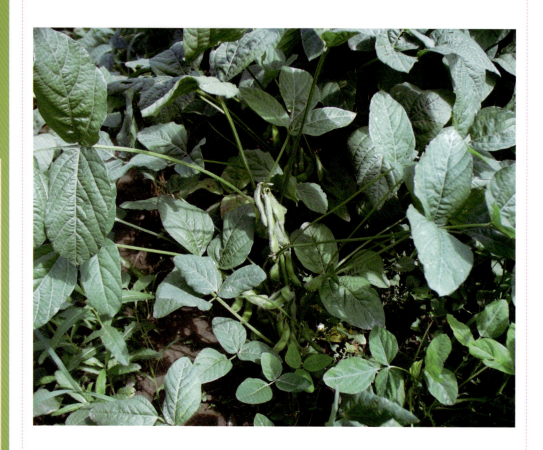

基源 大豆黄卷为蝶形花科植物大豆的种子经发芽干燥而成。

原植物 一年生草本，全株密被黄褐色长硬毛。三出复叶，卵形、长卵形，先端钝或急尖，基圆形、宽楔形或截形，全缘。总状花序腋生，花2~10朵；花萼绿色，钟状，5齿裂；花冠蝶形，白色、淡红色或紫色；雄蕊10，9枚联合1枚离生。荚带状矩形，具短柄，下垂，黄绿色或黄褐色，密生长硬毛。种子卵圆形或近球形，种皮黄色、绿色褐色、黑色等。花期6~7月，果期7~9月。

生境分布 全国各地均有栽培。以东北、华北栽培面积最广。

采收加工 春秋二季取籽粒饱满的大豆，用水浸泡至膨胀，将水放出，用湿布覆盖，每日用清水冲洗一次，等芽长至0.5~1cm时，摊开，晒干。

性味功能 味甘，性平。有清热、利湿、解表的功能。

主治用法 用于暑湿发热，胸闷不舒，肢体疼痛，水肿胀满。用量9~15g。

* 应用

1. 高血脂、高血压、动脉硬化：大豆黄卷，水煎服。

2. 水肿胀满，大小便涩：大豆黄卷（醋拌炒干）、大黄、橘皮，水煎服。

3. 头风湿痹，暑湿发热：大豆黄卷，温水服。

4. 感冒发痛，头痛：大豆黄卷、葱白各9g，生姜4.5g，水煎服。

大花红景天（红景天）

基　　源　红景天为景天科植物大花红景天的干燥根及根茎。

原 植 物　别名：苏罗玛保。多年生肉质草本，根状茎粗短，不分枝，被有宽披针形膜质鳞片。茎丛生，肉质，不分枝，光滑。叶互生，肉质，宽椭圆形，先端钝圆形，全缘或上部边缘具波状齿，无柄，上部排列紧密。伞房花序顶生，雌雄异株；花5数，花瓣长圆形或条形，基部渐狭，紫红色；腺体鳞片状。果条形。花果期7~8月。

生境分布　生于海拔5000米的石堆中和岩石缝中。分布于西藏、四川、云南等省。

采收加工　秋季花茎凋枯后采挖掘根及根茎，除去粗皮，晒干。

性味功能　味甘、苦，性平。有益气活血，通脉平喘的功能。

主治用法　用于肺结核，肺炎，气管炎，气虚血瘀，胸痹心痛，中风偏瘫，倦怠气喘。用量3~6g。

✽ 应用

1. 高血压：红景天。水煎服。
2. 糖尿病：红景天。水煎服。
3. 神经官能症，失眠，健忘：红景天。水煎服。
4. 跌打损伤，烫火伤：红景天，研粉，敷患处。
5. 肺结核，肺炎，气管炎：红景天。水煎服。

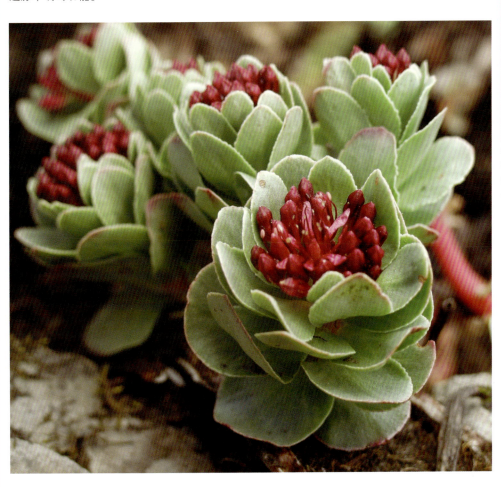

大戟

基　源　大戟为大戟科植物大戟的根。

原植物　别名：红芽大戟，紫大戟，将军草。多年生草本，高30～80cm，全株含乳汁。根细长，圆锥状。茎直立，上部分枝，被白色短柔毛，基部稍紫色。叶互生，近无柄，长圆状披针形或披针形，长3～8cm，宽0.5～1.4cm，先端尖，基部稍狭，全缘，边缘反卷。伞形聚伞花序顶生，常有5伞梗，伞梗顶端着生1杯状聚伞花序，基部有卵形或卵状披针形苞片，5片轮生，较宽大，杯状花序总苞坛形，先端4裂，腺体4，椭圆形；无花瓣状附属物；花小，黄绿色，单性同株，生于杯状总苞中。雄花多数，雄蕊1；花丝细柱形；雌蕊1，子房球形，3室，花柱3，顶端2浅裂，伸出总苞外而下垂。蒴果三棱状球形，有疣状突起。种子卵形，光滑，灰褐色。花期4～5月。果期6～7月。

生境分布　生于山坡、路旁、荒地、草丛、林缘及疏林下。除新疆及西藏外，分布几遍全国。

采收加工　春、秋季挖取根部，洗净，晒干。

炮　制　京大戟：除去杂质，洗净，润透，切厚片，干燥。

醋京大戟：取京大戟加醋浸拌，放锅内与醋同煮，至将醋吸尽，切段，晒干。每京大戟100kg，用醋30～50kg。

性味功能　味苦，性寒，有毒。有泻水逐饮，消肿散结的功能。

主治用法　用于水肿胀满，痰饮积聚，胸膜炎积水，气逆喘咳，二便不利，晚期血吸虫病腹水，肝硬化腹水及精神分裂症；外治疗疮疖肿。用量：醋制品1.5～3g；研粉吞服0.3～1g，外用适量，研末调敷。孕妇忌服，体弱者慎用。不宜与甘草同用。

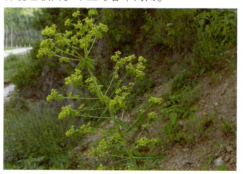

大麻（火麻仁）

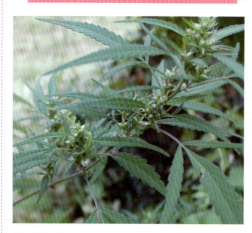

基　源　火麻仁为大麻科植物大麻的干燥成熟果实。

原植物　一年生草本，高1～3m。茎灰绿色，具纵沟，密生柔毛。掌状复叶互生或下部叶对生；裂片3～9，披针形，先端渐尖，基部渐窄；边缘具锯齿；上面被粗毛；下面密生白色毡毛；叶柄细长，被糙毛。花单性，雌雄异株。雄花序疏生圆锥花序。雌花序短，腋生，球形或穗状。瘦果扁卵形，为宿存的黄褐色苞片所包，种子1，果皮坚脆，具细网纹，灰色。花期5～7月，果期8～10月。

生境分布　生长于排水良好的砂质土壤。全国各地均有栽培。

采收加工　秋季果实成熟时采收，除去杂质，晒干。

性味功能　味甘,性平。有润燥,滑肠,通便,补虚的功能。

主治用法　用于血虚津亏，肠燥便秘，大便秘结等。用量9～15g。

✻ 应用

1. 习惯性便秘：火麻仁。捣烂煮糊，加冰糖，搅匀食。
2. 疖肿：火麻仁，捣烂外敷患处。
3. 胃热所致口腔炎：火麻仁、金银花、甘草各9g。水煎服。
4. 产后血虚便秘：火麻仁、当归、柏子仁各9g，生地12g。水煎服。

大蒜

基　　源　为百合科植物大蒜的鳞茎。
原 植 物　多年生草本，有强烈蒜臭味。鳞茎球形或扁球形，由多个肉质瓣状小鳞茎组成，鳞茎外包白色至淡紫色干膜质鳞被。叶基生，条状披针形，扁平，顶端渐尖，基部鞘状。花葶直立，圆柱形，实心；总苞有喙。伞形花序顶生；花小，多数；苞片膜质；花被6，淡红色；雄蕊6；子房上位3。蒴果。种子黑色。花期5~7月。果期9~10月。
生境分布　全国各地广泛栽培。
采收加工　春、夏季采收鳞茎，扎把，挂通风处使外皮干燥。
性味功能　味辛,性温。有健胃,止痢,止咳,抗菌消炎,驱虫,行气,解毒的功能。
炮　　制　除去泥土及须根、阴干备用。
主治用法　用于痢疾，肠炎，阑尾炎，肺结核，疮痈肿痛，滴虫性阴道炎，霉菌感染，疟疾，饮食积滞，百日咳等。用量9~15g，

＊应用

1. 心腹冷痛：大蒜、醋浸二、三月，饭时食。
2. 水肿: 鲜大蒜二个,鲫鱼一条,水煎服。
3. 急性菌痢、肠炎：大蒜2个，大米100g，煮粥。
4. 鼻衄：大蒜，适量捣烂敷健侧脚心。

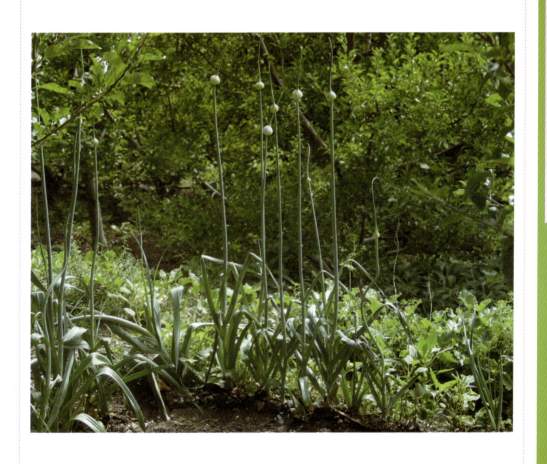

大血藤

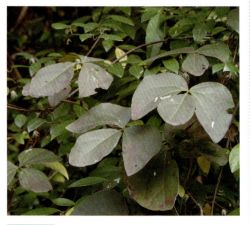

基　　源　为大血藤科植物大血藤的干燥藤茎。

原植物　别名：血藤、血通、红藤。木质藤本，老茎具厚木栓层。叶互生，三出复叶，中央小叶片菱状倒卵形至椭圆形，先端钝尖，基部楔形，全缘；两侧小叶斜卵形，基部甚偏斜。总状花序腋生，下垂；雌雄异株；雄花基部有1苞片，梗上有2小苞片；花萼6，花瓣状，黄绿色；花瓣6，退化呈腺体；雄蕊6，与花瓣对生；雌花与雄花同，浆果卵圆形，蓝黑色。花期3~5月，果期7~9月。

生境分布　生于山野灌木丛及疏林中，或溪边林中。分布于河南、湖北、湖南、四川、贵州、云南、江苏、安徽、浙江、江西、广东、广西、福建等省区。

采收加工　秋、冬季节砍下茎藤，切段或切片，晒干。

性味功能　味苦、涩，性平。有清热解毒、活血、祛风的功能。

炮　　制　除去杂质，洗净，润透，切厚片，干燥。

主治用法　用于经闭腹痛，风湿痹痛，跌扑肿痛。用量9~15g。

❋ 应用

1. 跌打损伤，瘀血肿痛：大血藤、骨碎补各适量。捣烂外敷。
2. 风湿性关节炎：大血藤30g，五加皮、威灵仙藤各15g。水煎服。
3. 急性阑尾炎：大血藤复方。

大叶钩藤（钩藤）

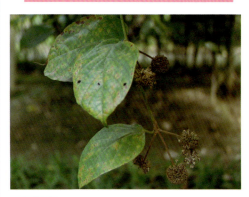

基　　源　钩藤为茜草科植物大叶钩藤的带钩茎枝。

原植物　别名：钩藤、方钩藤。大藤本，幼枝方形至略具棱角，钩与枝密被褐色或锈色粗毛，茎枝方柱形，两侧有较深纵沟，钩粗大，钩端膨大如珠，髓中空。末端膨大成小球。叶大，革质，卵形至阔椭圆形，近光滑，背面被有稀疏或稠密的黄褐色粗毛，托叶深二裂。裂片窄卵形。头状花序横过花萼，单生，无花间小苞片；萼裂片线状披针形，花冠淡黄色，外面被毛。蒴果有长梗，纺锤形，被粗毛。

生境分布　生于潮湿林下或灌丛。分布于广东、广西、云南等省区。

采收加工　9月至翌年4月，剪取带钩的茎段，除去残叶后，晒干。

性味功能　味甘，性凉。有清热平肝，息风定惊的功能。

炮　　制　拣去老梗、杂质，洗净，晒干。

主治用法　用于头痛眩晕，感冒夹凉，惊挛、惊痫抽搐，妊娠子痫，高血压症等。用量3~12g。入煎剂宜后下。

❋ 应用

1. 高血压：钩藤100~125g，水煎10~20分钟，饮服。
2. 全身麻木：钩藤、黑芝麻、紫苏各21g。水煎服。
3. 高血压病，肝阳上升，风热头痛眩晕，面红目赤：钩藤、桑叶、菊花、夏枯草各9g。水煎服。
4. 急惊风发热，痉挛抽搐：钩藤15g，犀角4.5g，天麻10g，金蝎3g，木香5g，甘草3g。水煎服。

丹参

基 源 为唇形科植物丹参的根。

原植物 别名：血生根、血参。多年生草本。根圆柱形，棕红色。茎四棱形，多分枝。单数羽状复叶对生，小叶3~7，卵形或椭圆状卵形，边缘有圆锯点，两面被柔毛。多数轮伞花序组成总状花序顶生或腋生，密生腺毛和长柔毛；花萼钟状，先端二唇形；花冠蓝紫色，二唇形，花冠筒外伸；雄蕊2；子房上位。小坚果4，椭圆形，黑色。花期5~8月。果期8~9月。

生境分布 生于山坡草地、林下或溪旁。分布于全国大部分地区。

采收加工 秋季挖取根部，除去茎叶、须根及泥土，晒干。

性味功能 味苦，性寒。有活血祛瘀，消肿止痛，养血安神的功能。

炮 制 拣净杂质，除去根茎，洗净，捞出，润透后切片，晾干。

炒丹参：取丹参片放入锅内，以文火炒至微有焦斑为度，取出，放凉。

主治用法 用于月经不调，痛经，闭经，症瘕，产后瘀阻，瘀血疼痛，痈肿疮毒，心烦失眠。用量5~20g。反藜芦。

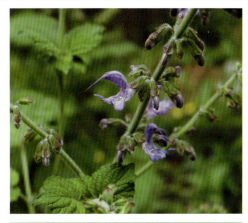

* 应用

1. 心绞痛：丹参30g，檀香、砂仁各3g。水煎服。
2. 高血压：丹参、鸡血藤、磁石等。水煎服。
3. 血栓闭塞性脉管炎：丹参、鸡血藤、元参、甘草各30g，当归18g。水煎服。
4. 气滞血瘀所致痛经、经闭、产后恶露不下：丹参，研末，冲服。

淡竹叶

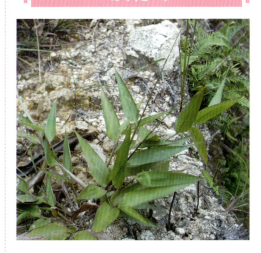

基 源 为禾木科植物淡竹叶的地上部分。

原植物 多年生草本。根状茎粗短，中部可膨大成纺锤形块根。茎丛生，中空，节明显。叶互生，广披针形，先端渐尖，基部窄缩成柄状，全缘。圆锥花序顶生，分枝较少；小穗条状披针形，排列稍偏于穗的一侧，脱节于颖下；不育外稃互相紧包并渐狭小，顶端具短芒成束而似羽冠。颖果深褐色。花期7~9月，果期10月。

生境分布 生于荒地、田间和路旁。分布于长江以南各省区。

采收加工 5~7月拔取全草，切去须根及根茎，晒干或阴干。

性味功能 味甘，性寒。有清热除烦、利尿的功能。

炮 制 除去杂质，切段。

主治用法 用于热病心烦，咽喉炎，口腔炎，牙龈肿痛，尿少色黄，尿道炎等症。用量3~15g，水煎服。

* 应用

1. 发热、心烦、口渴：淡竹叶9~15g，水煎服。
2. 暑热而出现心火症状：淡竹叶、木通各12g，生地18g，甘草梢6g，水煎服。
3. 血尿：淡竹叶50g，生地15g，生藕节50g。水煎服。
4. 衄血：淡竹叶、生栀子、一枝黄花各9g，水煎服。

当归

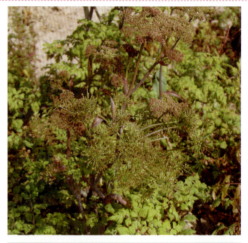

基　　源　为伞形科植物当归的干燥根。

原植物　多年生草本，有特异香气。主根肥大肉质。叶互生，基部膨大鞘状抱茎；2~3回奇数羽状复叶，小叶3对，1~2回分裂。复伞形花序顶生，花5数，白色。双悬果椭圆形，果棱5条，背棱线形隆起，侧棱成翅，翅边缘淡紫色，背部扁平。花期7月，果期8~9月。

生境分布　生于海拔1800~2500m的高寒阴湿地方。栽培于甘肃、四川、云南、湖北、陕西、贵州等省区。

采收加工　秋末采挖根部，待水分稍蒸发后，捆成小把，用烟火慢慢熏干。当归不宜太阳晒。

性味功能　味甘、辛，性温。有补血活血，调经止痛，润肠通便的功能。

炮　　制　当归：除去杂质，洗净，润透，切薄片，晒干或低温干燥。酒当归：取净当归片，照酒炙法炒干。

主治用法　用于血虚萎黄，眩晕心悸，月经不调，经闭痛经，虚寒腹痛，肠燥便秘，风湿痹痛，跌扑损伤，痈疽疮疡。用量4.5~9g，水煎服。

★应用

1. 心悸、健忘、失眠、心神不宁：当归6g，黄芪30g。水煎服。
2. 气血虚弱所致肠燥便秘：当归12g，牛膝6g，咸苁蓉9g，泽泻4.5g，升麻2.4g，枳壳3g。水煎服。
3. 产后腹痛：当归、生姜．加羊肉炖服。
4. 月经不调：当归、熟地、川芎、白芍。水煎服。

党参

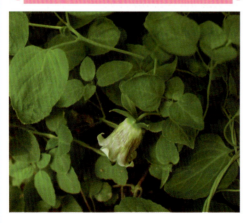

基　　源　为桔梗科植物党参的根。

原植物　别名：西党、东党、潞党。多年生草质缠绕藤本，长1~2m，有白色乳汁。根纺锤状圆柱形，肉质，黄色，顶端膨大有多数疣状突起茎痕及芽，习称"狮子盘头"。卵形或狭卵形，边缘波状钝锯齿，渐狭，叶基圆形或楔形。花单生枝顶，花萼5裂；花冠钟状，黄绿色，内有浅紫色斑点，先端5裂。蒴果圆锥形，种子卵形，较大棕黄色。花期8~9月。果期9~10月。

生境分布　生于林缘、灌丛中。分布于我国北方大部分省区。

采收加工　9~10月采挖栽培三年生以上植株根部，晒干。

性味功能　味甘、性平。有补中益气，健脾益肺，生津的功能。

炮　　制　除去杂质，洗净，润透，切厚片，干燥。

主治用法　用于脾肺虚弱，气短心悸，虚喘咳嗽，四肢无力，血虚头晕心慌等症。用量9~30g。不宜与藜芦同用。

★应用

1. 造血功能障碍贫血：党参9g，大枣10枚。水煎服。
2. 冠心病，急性高山反应：党参、黄芪、黄精各9g。水煎服。
3. 缺铁性、营养不良性贫血：党参12g，鸡血藤30g，当归15g，白芍9g，熟地18g。水煎服。
4. 脾胃虚弱：党参、白术、茯苓各12g，炙甘草6g。水煎服。

刀豆

基　源　为蝶形花科植物刀豆的干燥成熟种子。

原植物　一年生草质藤本。三出复叶，卵形，先端渐尖，基部宽楔形，全缘，侧生小叶基部圆形，偏斜。总状花序腋生，2~3朵簇生花序轴上；萼管上唇2裂，下唇3裂；花冠蝶形，淡红色或淡紫色，旗瓣顶端凹入，基部有耳及宽爪，翼瓣和龙骨瓣具向下的耳。荚果线形，扁而弯曲，先端弯曲或钩状，边缘有隆脊。种子椭圆形，粉红色、红色或褐色。花期6~9月，果期8~11月。

生境分布　栽培于温暖地带。分布于江苏、安徽、浙江、湖北、湖南、广东、广西、陕西、四川等省区。

采收加工　秋季种子成熟时采收荚果，剥取种子，晒干。

性味功能　味甘，性温。有温中下气，益肾补元的功能。

炮　制　除去杂质，用时捣碎。

主治用法　用于虚寒呃逆，呕吐，肾虚腰痛，痰喘。用量4.5~9g。

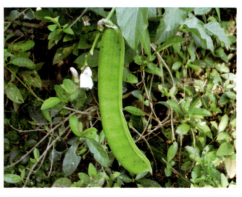

＊应用

1. 小儿疝气：刀豆4.5g，研粉，开水冲服。
2. 气滞呃逆，膈闷不舒：刀豆6g，开水送服。
3. 百日咳：刀豆二粒，甘草3g。加冰糖适量，水煎服。
4. 鼻渊：刀豆9g，文火研干为末，酒服。

附注：刀豆的果壳有通经活血，止泻的功能，用于腰痛，久痢，闭经。根有散瘀止痛的功能，用于跌打损伤，腰痛。用量30~60g。

灯心草

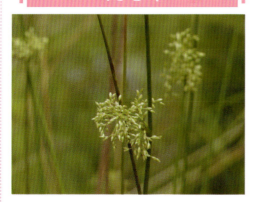

基　源　为灯心草科植物灯心草的茎髓。

原植物　多年生草本。茎丛生，直立，圆柱状，具纵条纹；髓部白色，下部鞘状叶数枚，红褐色或淡黄色，上部的绿色，有光泽；叶退化呈刺芒状。花序聚伞状，假侧生，多花，密集或疏散；花小，淡绿色，具短柄；花被片6，2轮，边缘膜质；雄蕊3；子房上位。蒴果卵状三棱形或椭圆形，3室，顶端钝或微凹。种子多数，卵状长圆形，褐色。花期5~6月，果期6~7月。

生境分布　生于湿地，沼泽边，溪边，田边等潮湿地带。分布于全国各地。

采收加工　夏、秋季采收地上部，晒干，剥出髓心，捆把。

性味功能　味淡，性平。有清心热，利尿，除烦安神的功能。

炮　制　茎秆，顺茎划开皮部，剥出髓心，捆把晒干。

灯心炭：取灯心草置锅内，上覆一口径略小的锅，贴以白纸，两锅交接处，用盐泥封固，不使泄气，煅至白纸呈焦黄色停火，凉透取出。

朱灯心：取剪好的灯心段，用水喷洒，使微湿润，放瓷罐内，加入朱砂细末，反复摇动至朱砂匀布。

主治用法　用于小便灼热、刺痛，失眠，心烦口渴，口舌生疮，疟疾等症。用量0.9~3g，外用适量。

＊应用

1. 小儿因心热而烦燥、夜啼：灯心草，水煎服。
2. 成人因心肾不交而致夜睡不宁或失眠：灯心草，淡竹叶。水煎服。
3. 肾炎水肿：鲜灯心草100g，车前草、地胆草50g，水煎服。
4. 小儿热惊：灯心草6g，车前草9g，水煎服。

地不容

基　　源　为防己科植物地不容的块根。
原植物　别名：山乌龟、金不换、地胆。多年生草质藤本，长达数米。块根肥大，扁圆形，外皮厚而粗糙，暗灰褐色，断面黄白色，粉质。茎有时部分为红色，密布淡绿色细点。叶互生，具长柄，盾状着生；叶片近圆形、扁圆形或三角形，通常宽大于长，先端多钝圆，基部圆或近平截，近缘常带红色，全缘或微波状，掌状叶脉7~9条，下面粉白色。单伞形聚伞花序腋生，雌雄异株；小花暗红色。核果圆形，熟时红色。花期夏季。
生境分布　生于山坡草丛、沟边、岩边等阴湿地方及灌木丛中。分布于四川，云南等省。
采收加工　四季可采，秋季为佳，洗净切片，晒干，或煮2小时，去皮晒干。则皱纹，凹凸不平。商品多为横切或纵切片，一般直径2~7cm，厚0.3~1cm。质坚脆，易折断，断面灰黄色，隐约右见筋脉纹（三生维管束）环状排列，呈同心圆状。气微，味苦。
性味功能　味苦，性寒，有小毒。有清热解毒，利湿，截疟，止痛的功能。
主治用法　用于胃痛，腹痛，急性胃肠炎，风湿性关节炎，疟疾；外用治痈疖肿毒，湿疹。用量3~6g，水煎服或研粉服每次0.6~1.5g。孕妇及体弱者忌服。

* 应用

1. 胃痛，腹胀：地不容1.5g，水煎服。
2. 痈肿初起：地不容研末，与蜂蜜或醋调敷患处。
3. 跌打扭伤：地不容100g，泡250g酒，三天后外搽。

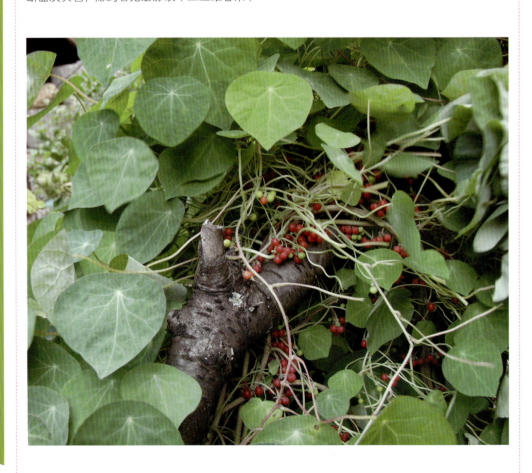

地耳草（田基黄）

基　　源　田基黄为藤黄科植物地耳草的干燥全草。

原 植 物　别名：对月草、七寸金。一年生草本，全株无毛。茎直立或倾斜，具四棱，节明显，生不定根。单叶对生，无叶柄；叶片卵形或卵状长圆形，先端钝，基部近圆形，抱茎，全缘，两面具透明油点。聚伞花序顶生，成叉状分枝；花小，黄色；萼片5，披针形；花瓣5。蒴果长圆形，成熟时开裂成3果瓣。种子多数，淡褐色。花期5~6月，果期6~7月。

生境分布　生于山野、路旁较潮湿的地方。分布于河南、江苏、安徽、浙江、江西、福建、台湾、湖北、湖南、广东、广西、贵州、四川、云南等省区。

采收加工　春、夏二季开花时采挖，晒干。

性味功能　味苦、辛，性平。有清热利湿，消肿解毒，止痛的功能。

炮　　制　除去杂质，洗净，润透，切丝，干燥。

主治用法　用于急慢性肝炎，泄泻，痢疾，疮疖肿痛，跌打损伤，蛇咬伤。用量9~15g，水煎服。外用适量。

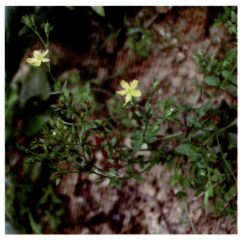

※ 应用

1. 急、慢性传染性肝炎：田基黄100g，水煎服。
2. 伤寒及副伤寒：田基黄15g，切碎，水煎服。
3. 痢疾：田基黄15g，红糖水煎服。
4. 急性结膜炎：田基黄30~60g，水煎熏洗患眼。

地枫皮

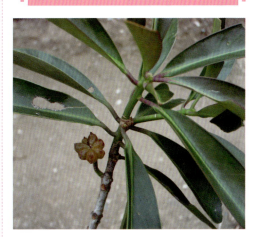

基　　源　为八角科植物地枫皮的树皮或枝皮。

原 植 物　别名：钻地枫、风榔、矮丁香。常绿灌木，高1~3m；全株具芳香气味。树皮灰棕色。叶3~5聚生枝顶或节上；叶厚革质，有光泽，倒披针形至长椭圆形，先端短渐尖，基部楔形，全缘，无毛；密布褐色油点。花红色或紫红色，腋生或近顶生；花被片15~20，宽卵形，下凹，肉质；雄蕊多数；心皮12~13枚。聚合果由9~11果组成，果顶端喙细尖，常内弯。种子扁卵形，黄色，光亮。花期4~5月，果期8~9月。

生境分布　生于石灰岩山的石缝中或疏林下。分布于广西西南部及南部。

采收加工　春、秋二季剥取树皮或枝皮，晒干。

性味功能　味涩、微辛，性温；有小毒。有祛风除湿、行气止痛的功能。

炮　　制　除去杂质，洗净，打碎，晒干。

主治用法　用于风湿性关节痛、腰肌劳损等症。用量6~9g。

※ 应用

1. 小儿急性脓胸：地枫皮复方，加热外敷患处。
2. 蜈蚣咬伤：地枫皮，研粉酒调外涂患处。
3. 风湿性关节痛、腰肌劳损：地枫皮9g，水煎服。

地肤（地肤子）

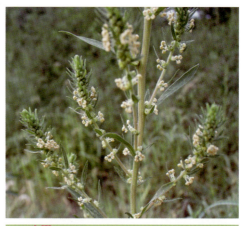

基　源　地肤子为藜科植物地肤的干燥成熟果实。

原植物　别名：扫帚子、扫帚草、扫帚苗。一年生草本。茎直立，多分枝，幼时具白色柔毛，后变光滑，秋天常变为红紫色。叶互生，稠密，无柄，叶狭圆形或长圆状披针形，长2~5cm，宽3~7mm，全缘，无毛或有白色短柔毛；茎上部叶较小，无柄。穗状圆锥花序，花小，黄绿色，无梗，1朵或数朵生于叶腋。胞果扁球形，包于宿存花被内。种子卵形，黑褐色，有光泽。花期6~9月，果期7~10月。

生境分布　生于山野荒地、田野、路旁或庭院栽培，分布几遍全国。

采收加工　秋季果实成熟时采收果实，晒干，除去杂质。

性味功能　味辛、苦，性寒。有清热利湿，祛风止痒的功能。

主治用法　用于小便不利，风疹，湿疹，皮肤瘙痒。用量9~15g。

＊应用

1. 皮肤瘙痒，湿疹，风疹：地肤子15g，白藓皮、苦参、野菊花、赤芍、当归各9g，川草、生地各12g。水煎服。并水煎洗患处。
2. 小便不利，湿热淋症：地肤子、猪苓、蓄各9g，木通6g。水煎服。
3. 热淋，水肿：地肤子、猪苓、通草。水煎服。

地黄

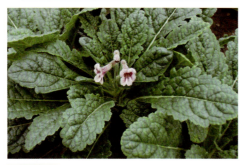

基　源　为玄参科植物地黄的块根。

原植物　别名：蜜蜜罐、野生地。多年生草本，密生灰白色长柔毛及腺毛。根肥厚肉质，圆柱形或纺锤形；叶倒卵状披针形，边缘有钝齿。1~3丛生总状花序；花冠宽筒状，外暗紫色，内带黄色，有紫纹，先端5浅裂，稍二唇状。蒴果球形或卵圆形，宿存花萼。花期4~5月。果期5~6月。

生境分布　生于荒坡、田埂等处。河南、山东、陕西、河北等省有栽培。

采收加工　9~11月采挖根部，鲜用或加工成生地、熟地。

性味功能　味甘、苦，性寒。有清热，滋阴，凉血，生津的功能。

炮　制　干地黄：用水稍泡，洗净泥砂杂质，捞出焖润，切片晒干或烘干。生地黄炭：取洗净的干地黄，置煅锅内装八成满，上面覆盖一锅，两锅接缝处用泥浆封固，上压重物，用文武火煅至贴在盖锅底上的白纸显焦黄色为度，挡住火门，待凉后，取出；或将干地黄置锅内直接炒炭亦可。

鲜地黄：用水洗净泥土，除去杂质，切段。

熟地黄：取净生地黄，照酒炖法（附录ⅡD）炖至酒吸尽，取出，晾晒至外皮黏液稍干时，切厚片或块，干燥，即得。每100kg生地黄，用黄酒30~50kg；取净生地黄，照蒸法（附录ⅡD）蒸至黑润，取出，晒至约八成干时，切厚片或块，干燥，即得。

主治用法　用于热病热盛，烦躁口渴，发斑发疹，吐血，衄血，尿血，咽喉肿痛。用量12~30g。生地：用于热病烦躁，发斑发疹，阴虚低热，消渴，吐血，衄血，尿血，崩漏。用量9~15g。熟地：用于阴虚血少，头昏耳鸣，腰膝酸软，消渴，遗精，经闭，崩漏。用量9~15g。水煎服或入丸服。

＊应用

1. 舌绛、口渴、便秘、失眠：生地、麦冬各24g，玄参30g。水煎服。
2. 吐血、衄血：生地、茅根、芦根。水煎服。
3. 糖尿病：生地、天冬、枸杞子。水煎服。

地锦

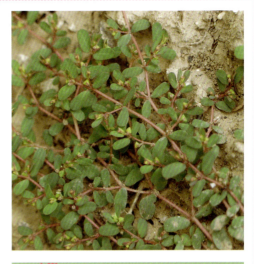

基　　源　为大戟科植物地锦的干燥全草。
原植物　年生草本。茎纤细带红色，多分枝，平卧。叶对生，长圆形，先端钝圆，基部偏斜，叶缘具细齿。杯状聚伞花序，单生叶腋。总苞倒圆锥形，顶端4裂；裂片膜质，裂片间有腺体，腺体扁椭圆形，具花瓣状附属物。蒴果，近球形。种子卵形。花期6~9月，果期7~10月。
生境分布　生于荒地、路旁、田间。分布于全国大部分地区。
采收加工　夏、秋二季采收，除去杂质，晒干。
性味功能　味甘，性温。有清热解毒，凉血止痛止血的功能。
炮　　制　去掉叶片，切段；根部于冬季挖取，洗净，切片，晒干，或鲜用。
主治用法　用于痢疾，肠炎，咳血，尿血，便血，崩漏，疮疖痈肿，湿热黄疸，乳汁不下。用量9~20g。

✽ 应用
1. 痢疾、肠炎及肠道传染病：鲜地锦草100g，水煎服。
2. 慢性支气管炎：地锦草9g，水煎服。
3. 咯血、咳血、吐血、崩漏：地锦草9g，水煎服。
4. 湿热黄疸：地锦草15g，水煎服。

地榆

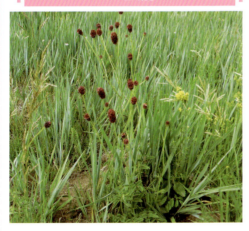

基　　源　为蔷薇科植物地榆的根。
原植物　别名：黄瓜香、马猴枣。多年生草本。根茎粗壮，生多数纺锤形或长圆柱形根。单数羽状复叶，基生叶有长柄，小叶卵圆形或长圆状卵形，边缘粗锯齿，小叶柄基部有小托叶；茎生叶有短柄，小叶长圆形或长圆状披针形，有齿。穗状花序近球形或短圆柱形，花暗紫色。瘦果暗棕色，包于宿存萼内。花果期6~9月。
生境分布　生于山坡、林缘、草原、灌丛或田边。分布于东北、华北、陕西、甘肃、河南、山东、及长江以南各地区。
采收加工　春季返青或秋季枯萎后采挖，除去根茎及须根，洗净，晒干或趁鲜切片，晒干。
性味功能　味苦、酸，性微寒。有凉血止血，清热解毒，生肌敛疮功能。
炮　　制　地榆：除去杂质；未切片者，洗净，除去残茎，润透，切厚片，干燥。
　　地榆炭：取净地榆片，照炒炭法炒至表面焦黑色、内部棕褐色。
主治用法　用于便血，痔疮出血，血痢，尿血，崩漏，水火烫伤，痈肿疮毒。用量9~15g。

✽ 应用
1. 结肠炎，慢性菌痢，便血，血痢：地榆（炒炭）、鲜生地各12g，白芍、丹皮各6g，炒山栀9g，荆芥炭、川连各3g，木香(后下)1.5g，水煎服。
2. 痔疮出血：地榆、槐花、黄芩、火麻仁。水煎服。
3. 烧伤：地榆、漆大姑、黄柏，加油调成糊剂，加热煮沸后，晾凉后敷伤处。
4. 痈肿疮疡，烫伤，皮炎：地榆研末涂敷患处。

垫状卷柏（卷柏）

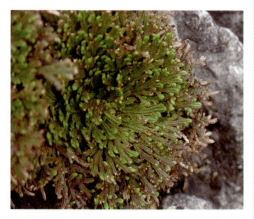

基　源　卷柏为卷柏科植物垫状卷柏的全草。

原植物　多年生草本，莲座状，干后内卷如拳。根散生，不聚生成干。主茎短，分枝多而密，枝放射状丛生，枝上叶二型，排成二平行线，中叶先端直向，形成二平行线，叶缘厚，全缘。孢子囊穗着生枝顶，四棱形，孢子叶卵状三角形；孢子囊圆肾形。

生境分布　生于向阳的干旱岩石缝中。分布于我国大部分地区。

采收加工　秋季采收，剪去须根，去净泥土，晒干。

性味功能　味辛，性平。有活血止血的功能。

炮　制　卷柏：除去残留须根及杂质，洗净，切段，晒干。

卷柏炭：取净卷柏，照炒炭法炒至表面显焦黑色。

主治用法　生用于经闭，症瘕，跌打损伤。炒用于咯血、吐血、便血、尿血、脱肛、经血过多、创伤出血、子宫出血。用量4.5~9g。水煎服。外用适量，捣烂或研末调敷。孕妇忌服。

应用

1. 跌打损伤：卷柏100g，红糖，开水炖服。
2. 肺脓疡：卷柏50g，豆腐一块，水煎炖。
3. 经闭或月经不调：卷柏，炒黑成炭研末，黄酒冲服。
4. 胃痛，腹胀：卷柏100g，黄酒炖服。
5. 便血、内痔出血、子宫出血：卷柏炭、地榆炭、侧柏叶炭、荆芥炭、槐花各9g。水煎服。

丁香

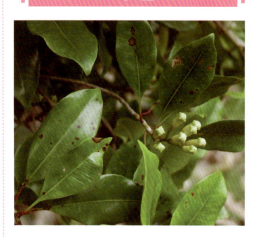

基　源　为桃金娘科植物丁香的花蕾。

原植物　别名：母丁香、公丁香。常绿小乔木。叶对生，革质，长圆状倒卵形，先端尖，基部渐狭至叶柄，全缘。聚伞状圆锥花序顶生，芳香；花萼肥厚，绿色后转淡紫色，长管状，先端4裂；花冠白色，带淡紫色，短管状，4裂。浆果红棕色，长方椭圆形，有光泽，先端宿存花萼，裂片肥厚，有香气。种子长方形，与果皮分离。花期6~7月。果期8~9月。

生境分布　我国广东、海南有栽培。

采收加工　9月至次年3月，花蕾由青转为鲜红时采摘，晒干。

性味功能　味辛，性温。有温中降逆，补肾助阳，止痛的功能。

炮　制　除去杂质，筛去灰屑。用时捣碎。

主治用法　用于脾胃虚寒，呃逆呕吐，食少吐泻，心腹冷痛，肾虚阳痿，小儿吐乳，腰膝酸痛，阴冷等症。用量1~3g。

应用

1. 胃寒呕逆：丁香、柿蒂各3g，生姜6g，党参12g。
2. 急性胃肠炎，消化不良：丁香、砂仁、白术、党参、陈皮、生姜。水煎服。
3. 胃痛：丁香6g，肉桂，木香，乌药各12g。共研细粉，每服2g，每日3次。
4. 头癣、体癣、手癣等：丁香，水煎，涂擦患处。

附注：母丁香为丁香的干燥果实。系在果实近成熟果采摘。

东北杏（苦杏仁）

基　　源　苦杏仁为蔷薇科植物东北杏的干燥成熟种子。

原 植 物　别名：山杏、山杏仁落叶乔木，叶互生，具柄，宽卵形至宽椭圆形，先端尖，基部宽楔形至圆形，有时近心形，边缘具不整齐的细长尖锐重锯齿。花单生，花萼带红褐色，萼筒钟形，花瓣宽倒卵形或近圆形，淡红色或白色；雄蕊多数；子房密被柔毛。核果近球形，被短柔毛，黄色，果肉稍肉质或干燥，味酸或稍苦涩。果核近球形或宽椭圆形，背棱近圆形。花期4月，果期5~7月。

生境分布　生于向阳山坡的灌丛中或疏乔木林中。分布于东北及内蒙古。

采收加工　果实成熟后采摘，除去果肉，打破核壳，取出种子，晒干。不可火烘，易出油。

性味功能　味苦，性温。有小毒。有止咳、平喘、润肠通便的功能。炒苦杏仁增强润肺止咳作用。

炮　　制　杏仁：拣净杂质，置沸水中略煮，皮微皱起捞出，浸凉水中，脱去种皮，晒干，簸净。

炒杏仁：取净杏仁置锅内用文火炒至微黄色，取出放凉。

主治用法　用于咳嗽、气喘、便秘等。用量4.5~9g，内服不宜过量，以免中毒。

＊ 应用

1. 外感风寒引起的燥咳，气喘：苦杏仁、法夏、云苓各9g，紫苏叶、陈皮、枳壳、前胡各6g，桔梗、甘草各3g，加生姜、红枣各3枚。水煎服。

2. 风热咳嗽：苦杏仁、桑叶、山栀皮、梨皮各6g，象贝、淡豆豉、沙参各9g。水煎服。

3. 气虚和肠燥所致的便秘：苦杏仁、火麻仁、柏子仁。水煎服。

4. 实证喘嗽、肺热：苦杏仁、石膏、麻黄。水煎服。

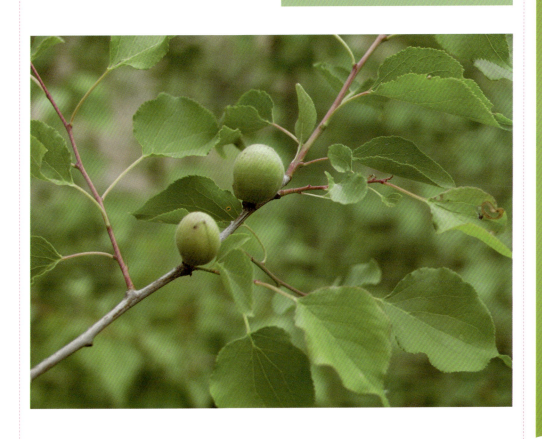

冬虫夏草

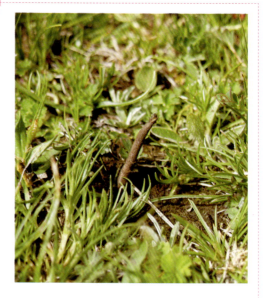

基　　源　冬虫夏草为麦角菌科真菌冬虫夏草寄生在蝙蝠蛾科昆虫的子座及幼虫尸体的复合体。

原植物　冬虫夏草菌菌丝侵入冬季寄生于土中蝙蝠蛾的幼虫体内，吸取其养分，使幼虫体内充满菌丝而死。夏季子囊菌的子实体从寄主幼虫的头部生出土外，常单一，或偶有2~3个，呈细长棍棒状，顶端膨大部分为子座，下面不育柄。子座近圆筒形，灰棕色，幼时内部中间充塞，成熟后中空。柄基部留在土中与幼虫头部相连，幼虫深黄色，细长圆柱状，有20~30节，腹足8对，形似蚕。

生境分布　寄生在生于海拔3000~4200米高山草甸地带鳞翅目的幼虫上。分布于甘肃、青海、四川、贵州、云南、西藏等省区。

采收加工　6~7月间，当子座露出土面，孢子未发散时挖出，刷去泥土及虫体外层粗皮，烘干或晒干。或喷黄酒使虫体变软，整直虫体，7~8条扎成小把，再用微火烘干。

性味功能　味甘，性温。有补肺益肾，止喘咳，补精气，扶正抑癌，提高免疫力的功能。

主治用法　用于癌症晚期出现肾上腺皮质及甲状腺功能低下而呈现脾肾阳虚症患者；用于久咳虚喘，劳嗽咯血，阳痿遗精，腰膝酸痛。用量3~9g，水煎服。阴虚火旺者，不宜单独使用。

独行菜（葶苈子）

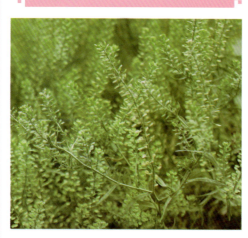

基　　源　葶苈子为十字花科植物独行菜干燥成熟种子，习称北葶苈子。

原植物　二年生草本。基生叶倒披针形，羽状裂。茎生叶披针形，基部宽，耳状抱茎，边缘有疏齿或全缘；上部叶线形，全缘或微有疏齿。顶生总状花序，果期伸长。萼片4；无花瓣或退化成丝状。短角果，宽椭圆形。种子卵形，棕红色，近平滑。花、果期4~6月。

生境分布　生于田野、山坡杂草中。分布于北方大部分省区。

采收加工　夏季果实成熟时采割植株，晒干，搓出种子。

性味功能　味辛、苦，性大寒。有泻肺除痰，平喘止咳，行水消肿的功能。

炮　　制　净制：拣净杂质，筛去灰屑。

　　炒制：取净药材置锅内，用文火炒至微鼓起，并有香气为度。取出，放凉。

主治用法　于痰饮喘咳，面目浮肿，胸胁胀满，小便不利。用量5~10g。

*应用

1. 肺原性心脏病：葶苈子、党参各10g，大枣5枚，桑白皮12g。水煎服。

2. 肺壅咳血，喘嗽：葶苈子75g。水煎服。

3. 寒湿胸痛：葶苈子15g，大枣15枚，茯苓、白术各12g，桂枝、瓜蒌皮、薤白头、姜半夏各9g，甘草、陈皮各4.5g。水煎服。

4. 胸腹水肿，小便不利：葶苈子、防己、大黄各9g。水煎服。

独角莲（白附子）

基　　源　白附子为天南星科植物独角莲的块茎。

原 植 物　别名：禹白附、牛奶白附、红南星多年生草本。块茎卵形、卵状椭圆形，叶基生，叶柄肉质肥大；叶戟状箭形或箭状戟形，长而大，全缘或波状。花序从块茎处生出，有紫色纵条斑纹；肉穗花序顶生，雌雄同株，中间为中性花，浆果卵圆形，红色。花期6~7月。果期8~9月。

生境分布　生于林下或山涧湿处。分布于河南、河北、山西、宁夏、陕西、甘肃、山东、湖南、等省。有栽培。

采收加工　秋季挖取块茎，撞去或用竹刀削去外皮，晒干。

性味功能　味辛、甘，性大温；有大毒。有祛风痰，逐寒湿，镇痉，止痛的功能。

主治用法　用于卒中，口眼歪斜，半身不遂，面神经麻痹，偏头痛，破伤风。用量3~4.5g，一般炮制后用，水煎服。外用于淋巴结结核，痈肿，适量捣烂。

＊应用

1. 脑血管意外后口眼歪斜，半身不遂：制白附子6g，僵蚕4.5g，全蝎3g。水煎服。
2. 偏头痛和感冒所致头痛：白附子、天麻、胆南星、首乌、当归、生姜。水煎服。
3. 三叉神经痛：白附子、僵蚕、全蝎、白蒺藜、白芍。水煎服。

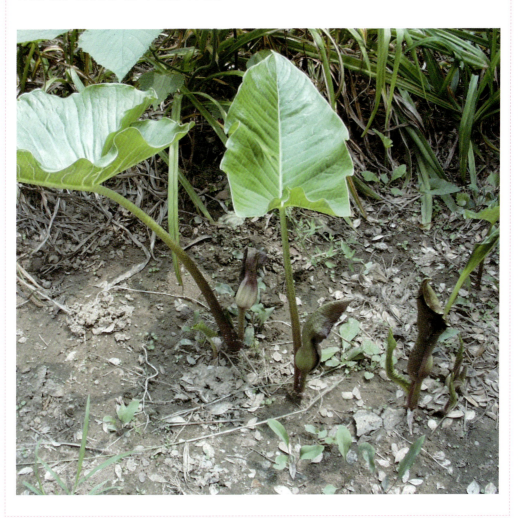

独蒜兰（山慈姑）

基　　源　　山慈姑为兰科植物独蒜兰的干燥假鳞茎。

原植物　　别名：金扣子、一粒珠、扁叶兰。草本。假鳞茎狭卵形或长颈瓶状，顶生一叶，叶落后有一杯状齿环。叶和花同时出现，叶片椭圆状披针形，顶端稍钝或渐尖，基部收缩成柄，抱花亭，花一朵，顶生，苞片矩圆形，花淡紫或粉红色，萼片狭披针形，花瓣几为条形，急尖，唇瓣扩大，基部楔形，不明显3裂。蒴果长圆形。

生境分布　　生于山坡林下阴湿处。分布于甘肃、陕西、山西至长江以南各省区。

采收加工　　夏季挖取其假鳞茎，除去茎叶，抖净泥土、晒干。有的地区在秋季花谢后采挖，洗净泥沙，置沸水锅上蒸至透心，取出摊开晒干或烘干。

性味功能　　味甘微辛，性寒；有小毒。有消肿，散结，化痰，解毒的功能。

炮　　制　　除去地上部分及泥沙，分开大小置沸水锅中蒸煮至透心，干燥，用时捣碎。

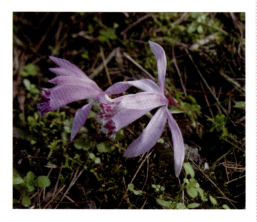

主治用法　　用于痈疽疔肿，瘰疬，喉痹肿痛，蛇虫叮咬，狂犬伤。用量3~6g，水煎服。

✽应用

1. 毒蛇咬伤，痈肿疔毒，疖肿：山慈菇9g。醋研捣烂敷患处。
2. 食道癌：山慈菇、夏枯草、急性子、半枝莲、莪术。水煎服。

杜鹃兰（山慈菇）

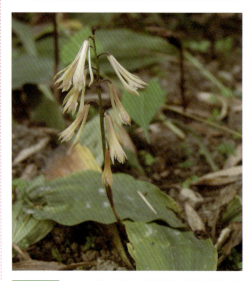

基　　源　　山慈菇为兰科植物杜鹃兰的假球茎。

原植物　　多年生草本。假球茎卵球形，肉质。1~2片叶顶生，叶披针状长椭圆形，先端略尖，基部楔形，全缘。花茎直立，疏生3叶鞘，抱茎。总状花序疏生10~20朵花，花偏向一侧，紫红色；苞片薄膜质；花被片瓣状，顶端略开展，花下垂，绿色至红紫色；萼片及花瓣线状倒披针形，先端锐尖，唇瓣肥厚，基部稍膨大，先端3裂。蒴果长2~2.5cm，下垂。花期6~8月。

生境分布　　生于山沟阴湿处。分布于黄河流域至西南、华南等省区。

采收加工　　5~6月挖取假球茎，除去茎叶、须根，洗净，晒干。

性味功能　　味甘、微辛，性寒；有小毒。有消肿，散结，化痰，解毒的功能。

炮　　制　　除去地上部分及泥沙，分开大小置沸水锅中蒸煮至透心，干燥，用时捣碎

主治用法　　用于痈疽疔肿，瘰疬，喉痹肿痛，蛇虫叮咬，狂犬伤。用量3~6g，水煎服。

✽应用

同独蒜兰。

杜仲

基　　源　为杜仲科植物杜仲的干燥树皮。

原植物　落叶乔木。树皮折断后有银白色橡胶丝。小枝具片状髓心。单叶互生，卵状椭圆形，先端锐尖，基部宽楔形或圆形，边缘有锯齿，背面脉上有长柔毛。雌雄异株，无花被。小坚果具翅，扁平。花期4~5月，果期9~10月。

生境分布　生于山地林中或栽培。分布于陕西、甘肃、河南、湖北、湖南、四川、云南、贵州、浙江等。

采收加工　4~6月剥取树皮堆置"发汗"，经5~7天，至内皮层紫褐色时取出，晒干，再刮去粗皮。

性味功能　味甘、微辛，性温。有补肝肾，强筋骨，安胎，降血压的功能。

炮　　制　杜仲：除去粗皮，洗净，润透，切成方块或丝条，晒干。

盐杜仲：先用食盐加适量开水溶化，取杜仲块或丝条，使与盐水充分拌透吸收，然后置锅内，用文火炒至微有焦斑为度，取出晾干。

杜仲炭：取杜仲块，置锅内用武火炒至黑色并断丝，但须存性，用盐水喷洒，取出，防止复燃，晾干即得，或取杜仲块，先用盐水拌匀吸尽后置锅中，用武火炒至黑色并断丝存性，用水喷灭火星，取出晾干。

主治用法　用于肾虚腰痛，筋骨痿弱，阳痿，梦遗，胎动不安，妊娠漏血，小便余沥，高血压等。用量6~10g。

＊ 应用

1. 肾虚腰痛、足膝痿软、头晕耳鸣：杜仲、续断、菟丝子、肉苁蓉。水煎服。
2. 先兆性流产：杜仲、续断、桑寄生各9g，菟丝子6g。水煎服。
3. 强壮、安胎：杜仲、当归、白术、泽泻。水煎服。
4. 肾虚型高血压：杜仲、黄芩、夏枯草、桑寄生、牛膝。水煎服。

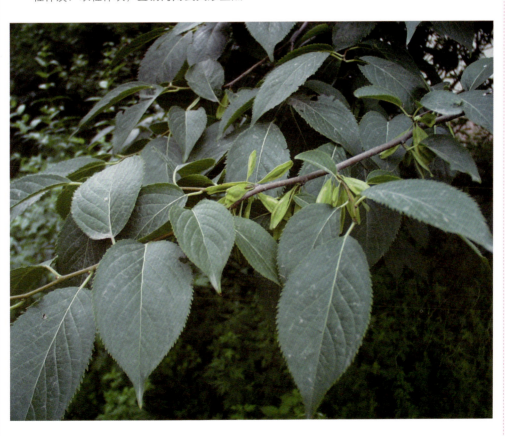

多花黄精（黄精）

基　　源　黄精为百合科植物多花黄精的根茎。

原植物　别名：姜形黄精、南黄精多年生草本。根茎横生，肉质肥厚，稍结节状或连珠状，黄棕色或暗棕色，有皱纹及疣状根痕。叶互生，无柄，椭圆形或长圆状披针形，先端渐尖，基部宽楔形，全缘，两面无毛。花腋生，常2~7朵集成伞形花丛，总花梗长达6cm；花被筒状，淡黄绿色或绿白色，裂片6；雄蕊6，着生于花被筒中部以上，花丝具乳头状突起。子房近球形。浆果球形，紫黑色。花期4~6月。果期6~10月。

生境分布　生于林缘、灌木丛中或沟谷两旁阴湿处。分布于陕西、河南及长江以南各地区。

采收加工　春、秋季采挖根茎，蒸10~20分钟后，晒干。

性味功能　味甘，性微温。有补脾润肺，养阴生津，益气的功能。

炮　　制　黄精：洗净泥土，略润，切片，晒干。

　　酒黄精：取拣净的黄精，洗净，用酒拌匀，装入容器内，密闭，坐水锅中，隔水炖到酒吸尽，取出，切段，晾干。

主治用法　用于体虚乏力，心悸气短，肺燥干咳，糖尿病，高血压，久病伤津口干。用量9~12g。

✻ 应用

1. 肺结核：黄精熬膏，口服。
2. 肾虚精亏，病后体虚，慢性病消耗性营养不良：黄精、党参、枸杞子、白术、黄芪各9g。水煎服。
3. 足癣：黄精提取液，局部涂敷。
4. 糖尿病：黄精、枸杞子、玉竹、西洋参。水煎服。

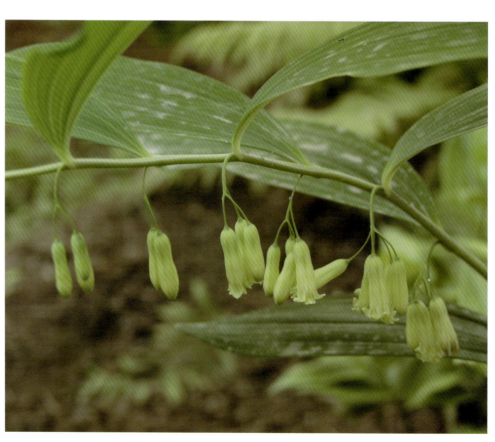

多序岩黄芪（红芪）

基　源　红芪为蝶形花科植物多序岩黄芪的干燥根。

原植物　多年生草本。主根粗壮，暗红褐色。奇数羽状复叶互生，小叶3~12对，卵状长圆形，先端具小尖头，基部圆钝，下面被贴伏柔毛。总状花序腋生，花多数，花萼斜宽钟状；花冠淡黄色，旗瓣倒长卵形，微凹，翼瓣线形，龙骨瓣长于旗瓣。荚果3~5荚节，被短柔毛，节荚近圆形具网纹和狭翅。花期6~8月，果期7~9月。

生境分布　生于阳坡或灌丛。分布宁夏、甘肃南部和四川西部等。

采收加工　10月中旬深挖根部，堆起发热，晒至柔软时，用手揉搓理顺根条，扎成小把，晾晒至干透即可。

性味功能　味甘，性微温。有补气升阳，固表止汗，利水消肿，托毒排脓，生肌的功能。

主治用法　用于气短心悸，乏力，虚脱，自汗，盗汗，体虚浮肿，慢性肾炎，久泻，脱肛，子宫脱垂，痈疽难溃，疮口久不愈合。用量9~30g。补气宜炙用，止汗、利尿、托毒排脓、生肌宜生用。

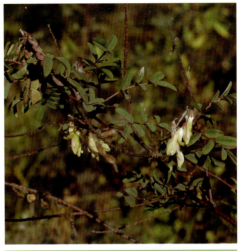

✻ 应用

1. 脱肛、子宫脱垂，崩漏：红芪、炙甘草各6g，党参12g，白术4.5g，当归、陈皮、升麻、柴胡各3g，水煎服。

2. 糖尿病：红芪、淮山药、生地、天花粉、五味子，水煎服。

3. 急、慢性肾炎：红芪、防己、白术、甘草，水煎服。

儿茶

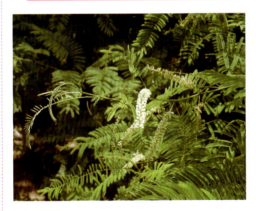

基　源　为含羞草科植物儿茶的心材水煎干膏。

原植物　乔木。树皮棕色。二回偶数羽状复叶，互生，叶轴上被灰色柔毛，着生羽片10~20对，小叶片20~50对，小叶线形，两面被疏毛。总状花序腋生，萼先端5裂，花瓣5，黄色或白色。雄蕊多数，雌蕊子房上位。荚果扁而薄，紫褐色，有光泽。花期8~9月，果期10~11月。

生境分布　多生于路边。分布于云南西双版纳傣族自治区，广东、广西有栽培。

采收加工　冬季采收枝、干，除去外皮，砍成大块，加水煎煮，浓缩成糖浆状，稍冷，置于特制的模型中，阴干。

性味功能　味苦，涩，性微寒。有清热，生津，化痰的功能。外用有收涩，敛疮，止血的功能。

炮　制　除去杂质，用时打碎。

主治用法　用于痰热咳嗽，咯血，腹泻，小儿消化不良。外用于溃疡久不收口、湿疹口疮，痔疮，外伤出血。用量3g。

✻ 应用

1. 口腔炎：儿茶6g，银花、连翘各9g。水煎含漱。

2. 鼻衄：儿茶，研末，浸水，棉花浸药水作鼻孔压迫止血。

3. 痔疮出血：儿茶7.5g，桂皮1.5g，研末，沸水浸半小时后外洗痔疮。

4. 皮肤湿疹、溃疡：儿茶9g，冰片0.6g，轻粉6g，花骨9g，炉甘石，研末水调外敷。

5. 肺结核咯血：儿茶30g，明矾24g，共研细末，水调服。

番红花

基　　源　为鸢尾科植物番红花的干燥柱头。

原植物　别名：藏红花、西红花。多年生宿根草本。地下茎球形，有褐色膜质鳞叶。叶基生，7~15片，线形，先端尖，叶缘反卷，基部由4~5片膜质鳞片包围。1~2朵花生于鳞茎顶端，花被6片，淡紫色，喉部有毛；雄蕊3，花药黄色；雌蕊3，子房下位。蒴果长圆形，有3钝棱。种子多数，圆球形。花期10~11月。果期11~12月。

生境分布　山东、江苏、浙江、江西、北京有引种栽培。

采收加工　10~11月开花时，日出时采集花柱头，晒干或烘干。

性味功能　味甘，性平。有活血化瘀，凉血解毒，解郁安神的功能。

主治用法　用于痛经，经闭，产后淤阻，温毒发斑，忧郁痞闷，惊悸发狂，跌打肿痛等。用量1.5~3g。月经过多及孕妇忌用。

✻ 应用

1. 砸伤，扭伤，跌打肿痛：西红花，酒精浸，敷患处。

2. 褥疮：红花，文火水煎，纱布浸液，贴患处。

3. 冠心病：红花15g，郁金18g，丹参18g，瓜蒌50g，煎熬成流浸膏，压成片剂，内服。

4. 女子痛经、闭经：西红花、苏枋木、当归，水煎服。

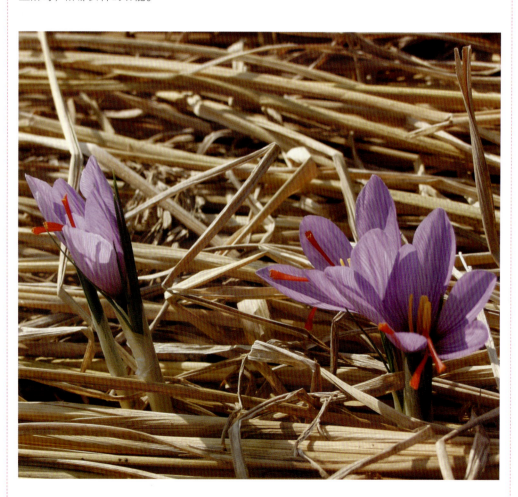

翻白草

基　源　为蔷薇科植物翻白草的干燥全草。

原植物　多年生草本。根粗壮，木质化。茎直立，细弱，密生白色绒毛。羽状复叶。基生叶小叶7~9，密生绒毛，长圆状椭圆形，先端微尖或钝，基部楔形，边缘有粗锯齿；上面绿色，疏生灰白色绒毛；下面密被白色绒毛。茎生叶3小叶，叶柄短。顶生聚伞花序。花梗短。副萼片线形，比萼片短；萼片卵状三角形，有白色绒毛；花瓣色。瘦果，近肾形或卵形。花期5~7月，果期6~9月。

生境分布　生于山坡、路旁或草地。全国绝大部分地区均有分布。

采收加工　夏、秋两季开花前采收全草，晒干。

性味功能　味甘、微苦，性平。有清热解毒，凉血止血，止痢止泻的功能。

炮　制　除去杂质，洗净，稍润，切段，干燥。

主治用法　用于肠炎，细菌性痢疾，阿米巴痢疾，吐血，便血，崩漏，疟疾，疔疮，无名肿痛，瘰疬结核，痈。用量9~15g。

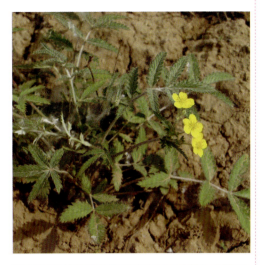

应用

1. 细菌性痢疾、阿米巴痢疾，肠炎：翻白草30g。水煎服。
2. 创伤：翻白草，研粉，撒敷伤口。
3. 颈淋巴结结核：翻白草，黄酒浸泡，煎炖，红糖调服。
4. 疟疾：翻白草，煎酒服。

防风

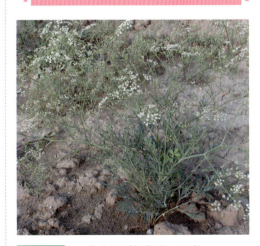

基　源　为伞形科植物防风的根。

原植物　别名：关防风。多年生草本。根粗壮，颈处密纤维状叶残基。茎单生，两歧分枝，有细棱。基生叶簇生，基部鞘状稍抱茎，2~3回羽状深裂；茎生叶较小，有较宽叶鞘。复伞形花序成聚伞状圆锥花序，伞辐5~7；花瓣5，白色；雄蕊5；子房下位。双悬果卵形，光滑。花期8~9月。果期9~10月。

生境分布　生于草原、丘陵、多石砾的山坡。分布于东北及河北、山东、山西、内蒙古、陕西、宁夏等省区。

采收加工　春秋季采挖未抽花茎植株的根，晒干。

性味功能　味甘、辛，性温。有发表，祛风，除湿的功能。

炮　制　除去杂质，洗净，润透，切厚片，干燥。

主治用法　用于感冒，头痛，发热，无汗，风湿痹痛，四肢拘挛，皮肤瘙痒，破伤风等。用量4.5~9g。

应用

1. 外感寒邪，伤湿感冒，恶寒无汗：防风、苍术各6g，葱白、生姜各9g，炙甘草3g。水煎服。
2. 感冒头痛：防风、白芷、川芎、荆芥。水煎服。
3. 风湿性关节炎：防风、茜草、苍术、老鹳草各15g，白酒浸服。
4. 风热头痛，胸腹痞闷：防风、荆芥、连翘、炙大黄、石膏、桔梗、甘草。共研细末，温开水送服。

榧树（榧子）

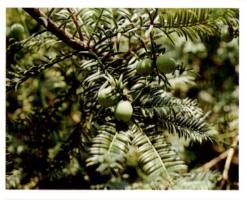

基　源　榧子为红豆杉科植物榧树的干燥成熟种子。

原植物　乔木。叶条形，两列。花单性，雌雄异株，雄球花单生于叶腋，雄蕊多数，4~8轮；雌球花成对着生叶腋，只1花发育。种子核果状，椭圆形、倒卵圆形，假种皮淡紫褐色，有白粉，顶端微凸，基部具宿存苞片。花期4月，种子翌年10月成熟。

生境分布　生于向阳凉爽山坡、旷地、路旁或屋边，常有栽培。分布于安徽、浙江、江西、福建、湖南及贵州等地。

采收加工　10~11月采摘种子，除去假种皮，洗净，晒干。

性味功能　味甘，性平。有杀虫消积，润燥的功能。

炮　制　榧子：拣净杂质，或去壳取仁，用时捣碎；

炒榧子：将净仁微炒至外表褐黑，内仁黄黑，发出焦香味为度。或用砂拌炒至熟透，内呈黄色，外具焦斑，取出，筛去砂，放冷。

主治用法　用于虫积腹痛，小儿疳积，燥咳，便秘，痔疮等症。用量15~30g。

＊应用

1. 丝虫病：榧子肉250g，血余炭50g，研末，调蜜搓成丸，口服。
2. 钩虫病：榧子150~250g，炒食；或榧子、使君子肉、大蒜，水煎服。
3. 大便秘结，小儿疳积：榧子，研末，水冲服。或炒食。
4. 蛔虫病、蛲虫病：榧子、使君子、大蒜，水煎服。
5. 绦虫病：榧子去皮，槟榔，南瓜子。共炒食。

粉防己（防己）

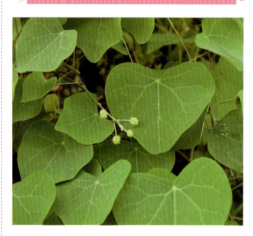

基　源　防己为防己科植物粉防己的块根。

原植物　别名：石蟾蜍、汉防己、金丝吊鳖。多年生缠绕藤本。根圆柱形，外皮具横行纹理。茎柔弱，有扭曲的细长纵条纹。叶互生，叶柄盾状着生，叶片薄纸质，三角宽卵形，先端钝，具细小突尖，基部截形，上面绿色，下面灰绿色至粉白色，两面均被短柔毛，面较密，全缘，掌状脉5条。雌雄异株，雄花聚集成头状聚伞花序，呈总状排列；雌花成缩短的聚伞花序，核果球形，熟时红色。花期5~6月，果期7~9月。

生境分布　生于山坡、草丛及灌木林。分布于南方大部分省区。

采收加工　秋季采挖，洗净，除去粗皮，晒至半干，切段，个大者再纵切，干燥。

性味功能　味苦、辛，性寒。有利水消肿、祛风止痛的功能。

炮　制　除去粗皮，晒至半干，切段或纵剖，干燥；炒防己。取防己片，置锅内用文火加热，炒至微焦表面微黄色，取出放凉。

主治用法　用于水肿、小便不利、风湿痹痛、下肢湿热。用量4.5~9g。

＊应用

1. 四肢浮肿，脚气：粉防己、黄芪各12g，白术9g，甘草梢4.5等。水煎服。
2. 关节痛，麻木：防己、威灵仙12g，蚕砂9g，鸡血藤15g。水煎服。

风龙（青风藤）

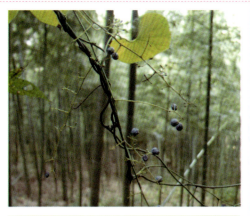

基　源　青风藤为防己科植物风龙的干燥茎。

原植物　别名：青藤、大风藤、青防己、黑防己。多年生缠绕藤本。根块状。茎圆柱状，灰褐色，内面黄褐色，有放射状髓部，有纵纹。叶互生，厚纸质或革质，心状圆形至阔卵形，先端尖，基部稍心形，有时近截平或微圆，全缘或至3~7角状浅裂，裂片尖或钝圆，嫩叶被绒毛。花序圆锥状，单性，雌雄异株，花瓣6，淡绿色。核果扁球形，熟时蓝黑色，种子半月形。花期6~8月。果期9~11月。

生境分布　生于山地灌木丛中。分布于河南、陕西、江西、湖北、湖南和四川等省。

采收加工　春夏季收取藤茎，切段，晒干。

性味功能　味苦、辛，性温。有祛风湿，通经络的功能。

主治用法　用于风湿关节痛，关节肿痛，肌肤麻木，搔痒。

✻ 应用

1. 急性风湿性关节炎，关节红肿：青风藤15g，汉防己9g。水煎服。
2. 跌打瘀肿：青风藤9g，水煎服；或水煎，外敷。
3. 骨节风气痛：青风藤适量，水煎，常洗痛处。
4. 皮肤搔痒：青风藤适量，水煎，外敷患处。

枫香树（路路通）

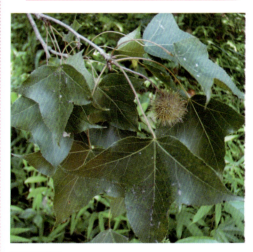

基　源　路路通为金缕梅科植物枫香树的干燥成熟果序。

原植物　落叶乔木。叶互生，掌状3裂，先端渐尖，基部心形，边缘有锯齿。花单性，雌雄同株；雄花为荑花序，无花被，雄蕊多数；雌花为球形头状花序，花序梗细长；萼齿5，钻形；无花瓣。蒴果，长椭圆形，下半部藏于花序轴内，顶孔开裂。花期3~4月，果期9~10月。

生境分布　生于平原及丘陵山区。分布于全国大部分省区。

采收加工　10~12月采摘果序，除去杂质、晒干。

性味功能　味微苦，性平。有通络，利水的功能。

炮　制　洗净，去粗皮，晒干。

主治用法　用于关节疼痛，水肿胀痛，小便不利，经闭。用量3~9g。

✻ 应用

1. 荨麻疹、风疹：路路通、生地、当归、赤芍、蝉蜕、白藓皮各9g，川芎3g。水煎服。
2. 过敏性鼻炎：路路通12g，苍耳子、防风、辛夷、白芷各9g。水煎服。
3. 风湿、类风湿性关节炎：路路通、独活、羌活、豆豉姜、鸡血藤、石楠藤、当归。水煎服。
4. 跌打损伤：路路通、赤芍、丹参、泽兰、苏木。水煎服；并外洗敷患处。

凤仙花（急性子）

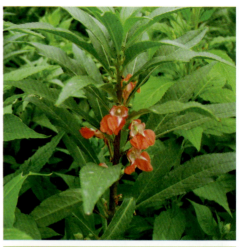

基　　源　急性子为凤仙花科植物凤仙花的干燥成熟种子。

原植物　别名：指甲花。一年生草本。茎肉质，节部带紫红色。叶互生，披针形，先端渐尖，基部楔形，边缘有尖锐锯齿。花腋生，基部有长距，花瓣5，红色、粉红色、白色或紫红色。蒴果椭圆形，有白色短绒毛，果皮有弹力，果熟时开裂，弹出种子。种子多数，稍扁球形，赤褐色或棕色，粗糙而有短条纹。花期7~9月。果期9~10月。

生境分布　多栽培观赏。全国各地均有栽培。

采收加工　9~10月果实成熟前采收未开裂的果实，晒干，打出种子。

性味功能　味微苦，性温；有小毒。有软坚消积，活血通经的功能。

炮　　制　将原药除去杂质，筛去灰屑。

主治用法　用于经闭，难产，腹部肿块，骨硬咽喉，噎膈。用量6~9g。孕妇忌服。

＊应用

1. 催产：急性子1.5g。研末，温开水冲服。
2. 丝虫病，淋巴管炎：急性子1.5g，蜈蚣、苍术各1.2g，蛇蜕3g。研末，温开水送服。
3. 消化道癌：急性子、石风穿、半枝莲各30g，红枣10枚。水煎服。
4. 经闭，痛经：急性子3g。研末，制蜜丸，当归9g，水煎服。

佛手

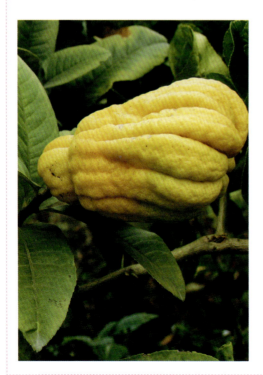

基　　源　为芸香科植物佛手的果实。

原植物　常绿小乔木。枝有短硬刺。叶互生，革质，有透明油点，长椭圆形或倒卵状长圆形，先端钝或凹缺，基部近圆形或楔形，叶缘有浅波状钝锯齿。花单生，簇生或为短总状花序；花瓣5，内面白色，外面紫色。柑果卵形、长圆形或矩圆形，分裂如拳状或指状，橙黄色，粗糙，果肉淡黄色。花期4~5月。果熟期10~12月。

生境分布　生于热带、亚热带，栽培。分布于浙江、江西、福建、广东、云南、四川等。

采收加工　秋季果实尚未变黄或变黄时采收，纵切成薄片，干燥。

性味功能　味辛、苦、酸，性温。有舒肝和胃，行气止痛，消食化痰的功能。

炮　　制　纵切成薄片，晒干或低温干燥。

主治用法　用于胸闷气滞，胸胁胀痛，食欲不振，胃脘疼痛，呕吐，痰饮咳喘等症。用量3~9g。

＊应用

1. 消化不良：佛手、枳壳、生姜各3g，黄连0.9g，水煎服。
2. 痰气咳嗽：佛手9g。水煎服。

茯苓

基　源　为多孔菌科真菌茯苓的菌核。

原植物　菌核有特殊臭味，球形或不规则形，大小不等。新鲜时较软，干后坚硬。外为淡灰棕色或深褐色，有瘤状皱缩皮壳；内部由多数菌丝体组成，粉粒状，外层淡粉红色，内部白色；子实体平卧于菌核表面，白色，干燥后，变浅褐色，管孔多角形或不规则形，孔壁薄，孔缘渐变为齿状。

生境分布　生于向阳、温暖的山坡，多寄生于松属植物较老的根部。全国大部分省区有培育。

采收加工　于7~9月采挖，洗净，擦干，"发汗"5~8天，反复数次，至变褐色，阴干切片或切块。

性味功能　味甘、淡，性平。有利水渗湿，健脾宁心的功能。

炮　制　茯苓：用水浸泡，洗净，捞出，闷透后，切片，晒干；
　　朱茯苓：取茯苓块以清水喷淋，稍闷润，加朱砂细粉撒布均匀，反复翻动，使其外表粘满朱砂粉末，然后晾干。

主治用法　用于水肿，尿少，痰饮眩悸，脾虚食少，便溏泄泻，心宁不安，惊悸失眠。用量9~15g。水煎服或入丸散。

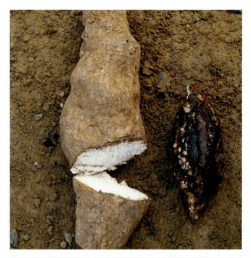

✽ 应用

1. 脾胃虚弱，食少便溏，肢软无力：茯苓、党参、炒白术各9g，炙甘草3g，研末吞服。
2. 水肿，小便不利：茯苓、猪苓、泽泻、白术各9g，水煎服。
3. 脾虚咳嗽多痰：茯苓9g，陈皮4.5g，姜半夏9g，甘草3g，水煎服。

甘草

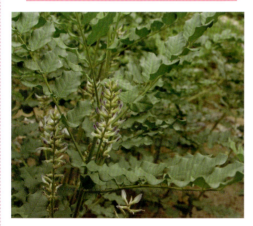

基　源　为蝶形花科植物甘草的根及根状茎。

原植物　别名：乌拉尔甘草、甜草、生甘草。多年生草本。根粗壮，味甜，外皮红棕色或暗棕色。茎直立，被白色短毛和刺毛状腺体。单数羽状复叶互生；小叶卵状椭圆形，先端钝圆，基部浑圆，两面被腺体及短毛。总状花序腋生；花萼钟状，被短毛和刺毛状腺体；蝶形花冠淡红紫色。荚果条状，呈镰状以至环状弯曲，密被棕色刺毛状腺体。花期6~7月，果期7~8月。

生境分布　生于草原及山坡。分布于东北、华北、西北等地区。

采收加工　秋季采挖，分等打成小捆，于通风处风干。

性味功能　味甜，性平。有补脾益气，止咳化痰，清热解毒，缓急定痛，调和药性的功能。

炮　制　除去杂质，洗净，润透，切厚片，干燥。

主治用法　用于脾胃虚弱，中气不足，咳嗽气短，痈疽疮毒，缓和药物烈性，解药毒。用量1.5~9g。清热应生用，补中宜炙用。反大戟、芫花、甘遂、海藻。

✽ 应用

1. 传染性肝炎：甘草9g，大枣9枚，水煎服。
2. 血小板减少性紫癜：甘草50g，水煎服。
3. 烫火灼疮：甘草，水煎，调蜜涂患处。
4. 胃及十二指肠溃疡：甘草、乌贼骨、瓦楞子、陈皮、蜂蜜，水煎服。

甘葛藤（葛根）

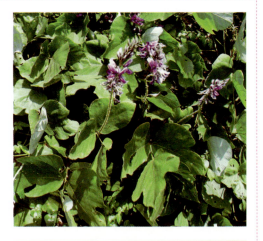

基　　源　葛根为蝶形花科植物甘葛藤的根。

原植物　别名：粉葛。藤本，被黄褐色短毛或杂有长硬毛。根肥大，粉性大。3出复叶，具长柄；托叶盾状；小叶片常3裂，总状花序形；花萼钟状，萼齿5，披针形，较萼筒长，被黄色长硬毛；花冠紫色，长2cm以。荚果长扁平，密被黄褐色长硬毛。种子肾形或圆形。花期6~9月，果期8~10月。

生境分布　生于山野灌木丛中或疏林中。有栽培。分布于广东、广西、四川、云南等省区。

采收加工　秋后至第二年春末挖根，刮去外皮，纵切厚段，晒干或微火烘干。

性味功能　味甘、辛，性平。有解表退热，生津止渴，止泻的功能。

炮　　制　除去杂质，洗净，润透，切厚片，晒干。

主治用法　用于表症发热，无汗，口渴，头痛项强，麻疹不透，泄泻，痢疾。用量5~10g。退热生用，止泻煨用。

＊应用

1. 高血压，心绞痛，心肌梗塞，心律失常：葛根9g，水煎服。
2. 饮酒过度，头痛，烦渴，胃胀，呕吐：葛根、葛花，水煎服。
3. 荨麻疹：葛根，水煎服。
4. 糖尿病：葛根、山药、党参、黄芪、黄精，水煎服。

甘松

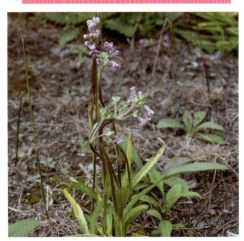

基　　源　为败酱科植物甘松的根及根茎。

原植物　别名：宽叶甘松香。多年生草本。根茎短，顶端常分枝，下面有主根，顶端密被叶鞘纤维，有强烈松脂臭。叶丛生，长匙形或倒披针形，长5~15cm，宽1~2cm，顶端钝渐尖，中部以下渐窄成叶柄状，基部稍扩展成鞘。花茎高达40cm，聚伞花序近圆头状，花序基部有4~6片披针形总苞，花淡粉色，小苞片2，较小；花萼5齿裂；花冠漏斗状，长7~8mm，里面有白毛，上部5裂；雄蕊4；子房下位，瘦果长倒卵形，被毛，顶端圆，宿萼不等大，3裂片较大。

生境分布　生于高山草原地带或疏林中。分布a于甘肃、青海、四川、云南、西藏等省区。

采收加工　春秋二季采挖，除净泥沙，晒干或阴干。

性味功能　味甘，性温。有理气止痛，开郁醒脾的功能。

炮　　制　除净杂质，抢水速洗，捞出，切段，晾干。

主治用法　用于脘腹胀痛、呕吐、食欲不振；外治牙痛、脚肿。用量2.5~4.5g；外用适量，泡汤漱口或研末敷患处或煎汤洗脚。

＊应用

1. 胃腹胀痛，食欲不振：甘松、香附、乌药、陈皮各9g，肉桂3g，麦芽15g。水煎服。
2. 肠胃疼痛：甘松、木香、厚朴。水煎服。
3. 湿脚气，收湿拔毒：甘松、荷叶心、蒿本。水煎，洗患处。

甘遂

基　　源　为大戟科植物甘遂的根。

原 植 物　别名：猫儿眼、胜于花。多年生草本，全体含乳汁。根部分呈连珠状或棒状，棕褐色。叶互生，狭披针形，先端钝，基部阔楔形，全缘。杯状聚伞花序成聚伞状排列，5~9枚簇生于茎端，基部苞片轮生叶状，从茎上部叶腋抽出1花枝，先端再生出1~2回聚伞式3分枝，萼状总苞先端4裂，腺体4枚，新月形；花单性，雄花仅有雄蕊1，雌花位于花序中央，雌蕊1。蒴果圆形。花期6~9月。

生境分布　生于山荒。分布于河北、陕西、山西、甘肃等省区。

采收加工　春季或秋末，采挖根部，除去外皮，晒干。

性味功能　味苦、甘，性寒；有毒。有泻水饮，破积聚，通二便的功能。

炮　　制　醋甘遂：取净甘遂，用醋拌匀，炒至微干，晾凉。

主治用法　用于水肿满，留饮，结胸，癫痫，噎隔，症瘕，积聚，二便不通等症。甘遂有大毒。加工及使用应慎重。

✳ 应用

1. 腹水胀满，二便不通：甘遂1g，牵牛子4.5g，红枣5个。水煎服。
2. 胸腔积水：甘遂、红大戟各1g。研细粉，大枣10枚煎汤送服。

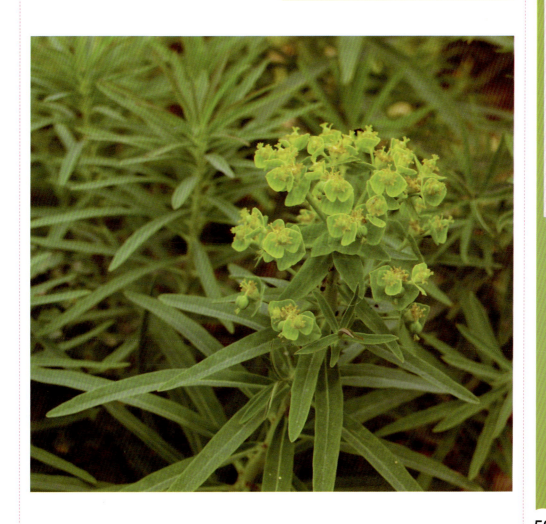

橄榄（青果）

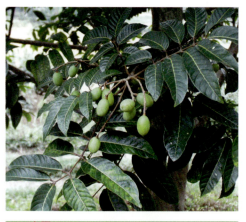

基　源　　青果为橄榄科植物橄榄的果实。

原植物　　常绿乔木。树干有胶粘性芳香树脂。单数羽状复叶互生，小叶9~15对生，革质，椭圆状披针形，先端渐尖，基部偏斜，全缘。圆锥花序顶生或腋生；花小，两性或杂性；花萼杯状，3~5裂；花瓣3~5，白色或绿白色，花盘明显。核果卵状纺锤形，青绿色或黄绿色，光滑；果核坚硬，纺锤形，有棱及槽。花期5~7月。果期8~11月。

生境分布　　栽培于杂木林中或山坡上。分布于福建、台湾、广东、广西、海南、四川及云南等省区。

采收加工　　秋季果实成熟时采摘，生用或晒干或阴干。

性味功能　　味甘、酸，性平。有清热解毒，利咽，生津的功能。

炮　制　　洗净，鲜用或用微火烘干。

主治用法　　用于咽喉肿痛，暑热烦咳，肠炎腹泻，预防脑膜炎；用量3~9g。鲜果汁用于河豚、鱼、蟹中毒，用量不限。

＊应用

1. 细菌性痢疾：鲜橄榄100g，水煎服。
2. 唇裂生疮：橄榄。炒黄，研末，油调涂患处。
3. 咽喉肿痛：鲜橄榄、鲜莱菔子，水煎服。
4. 湿疹皮炎，女阴溃疡，渗出性红斑：橄榄捣烂，文火煎煮，用滤液湿敷患处。

附注：根味淡，性平。有舒筋活络，祛风除湿的功能。用于风湿腰腿酸痛，产后风瘫，手脚麻木。用量9~15g。

岗松

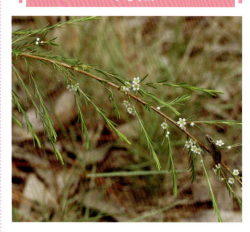

基　源　　岗松为桃金娘科植物岗松的叶及嫩枝，根。

原植物　　灌木。多分枝，茎皮褐色，片状剥落，枝圆柱形。叶对生，线形或线状锥形，先端急尖，基部渐狭，全缘，有油点。花单生于叶腋；萼管与子房贴生，萼片5，三角形，膜质，宿存；花瓣5，黄白色，倒卵圆形；雄蕊10或有时8，成对地与花瓣互生。蒴果细小半圆形，上部开裂。花期6~8月。果期9~11月。

生境分布　　生于丘陵地区或荒坡地。分布于江西、福建、台湾、广东、广西、海南等省区。

采收加工　　夏秋季采收带花果的嫩枝叶，阴干或鲜用。

性味功能　　味辛、苦，性寒。有清利湿热，杀虫止痒的功能。根有祛风除湿，解毒利尿的功能。

炮　制　　洗净，晒干。

主治用法　　嫩枝、叶用于急性肠胃炎，细菌性痢疾，肝炎。外用于滴虫性阴道炎，皮肤湿疹，毒蛇咬伤，烧、烫伤；根用于感冒发热，黄疸型肝炎，胃痛，肠炎，风湿性关节痛，脚气，膀胱炎，小便不利。

＊应用

1. 烧、烫伤：岗松叶研末调茶油涂患处。
2. 毒蛇咬伤：岗松鲜叶捣烂，敷伤口周围。
3. 风湿性关节痛，胃痛，腹泻：岗松根25~50g。水煎服。
4. 皮肤湿疹、皮炎、滴虫性阴道炎：鲜岗梅叶捣烂敷患处。或煎水洗。

杠板归

基　　源　为蓼科植物杠板归的干燥地上部分。

原 植 物　多年生蔓生草本。茎具倒生钩刺。叶互生,盾状着生,三角形,下面生钩刺,先端略尖,基部截形或近心形,花序穗状;花白色或淡红色;花被5深裂,裂片果时增大,肉质,变为深蓝色。瘦果球形,包在蓝色多汁的花被内。花期6~8月,果期9~10月。

生境分布　生于阴湿草地,路边,河岸的草丛或灌丛中。分布于全国各地。

采收加工　夏、秋二季采集地上部分,晒干或鲜用。

性味功能　味酸,性微寒。有消肿,清热解毒,止咳的功能。

炮　　制　除去杂质,略洗,切段,干燥。

主治用法　用于肾炎水肿,上呼吸道感染,百日咳,泻痢、湿疹,毒蛇咬伤。用量15~30g。

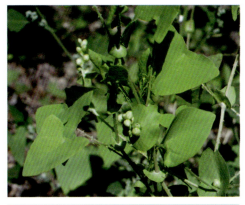

应用

1. 上呼吸道感染:杠板归、一枝黄花、大蓟、火炭母各30g,桔梗18g,水煎服,小儿酌减。

2. 百日咳:杠板归30g,炒后加糖适量,水煎代茶饮。

3. 带状疱疹,湿疹:杠板归适量,食盐少许,捣烂外敷或绞汁涂搽患处。

4. 慢性气管炎:杠板归15g,车前子、陈皮各9g,薄荷1.5g,鲜小叶榕树叶30g。水煎服。

杠柳(香加皮)

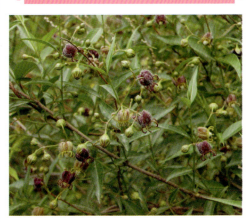

基　　源　香加皮为萝科植物杠柳的根皮。

原 植 物　别名:香加皮、北五加皮、羊奶藤。落叶蔓生灌木,有乳汁。叶对生,革质,披针形,先端渐尖,基部楔形,全缘。聚伞花序腋生,花冠黄绿色,5深裂,裂片内部有一白色毡毛,内面紫红色。果对生,细长圆柱形,先端长渐尖,弯曲,沿内侧纵裂。种子多数,长圆形,黑褐色,先端丛生白色长毛。花期5~6月。果期7~9月。

生境分布　生于山坡,沟边及平原砂质地。分布于东北、华北及陕西、甘肃、宁夏、河南、山东、江苏、江西、贵州、四川等省区。

采收加工　春、秋二季采挖根部,剥下根皮,除去木心,晾干。

性味功能　味辛、苦,性温。有祛风湿,壮筋骨,利小便的功能。

炮　　制　洗净泥土,趁鲜用木棒敲打,剥取根皮,阴干或晒干,切段备用。

主治用法　用于风湿筋骨疼痛,腰膝酸软,用量3~6g。本品有毒,服用不可过量。

应用

1. 慢性风湿性关节炎、尿少:香五加、黄芪、当归、川芎、牛膝、续断、海桐皮、千年健。浸酒,饮酒。

2. 水肿,小便不利:香五加12g,茯苓15g,大腹皮9g,生姜皮、陈皮各6g。水煎服。

3. 风湿性关节炎,关节拘挛疼痛:香五加、穿山龙、白鲜皮各15g,用白酒泡24小时,每天服20ml。

高良姜

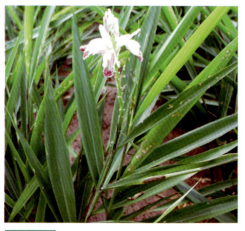

基　源　为姜科植物高良姜的根茎。

原植物　别名：良姜、小良姜。多年生草本。根茎圆柱形，有分枝块状节，节上有膜质鳞片，节上生根。叶2列，无柄，叶鞘抱茎，边缘及叶舌膜质，渐尖。叶线状披针形，先端尖，基部渐狭，全缘或有疏锯齿。圆锥总状花序顶生，花稠密，有柔毛，花序轴红棕色；花萼筒状，3浅裂；花冠白色或淡红色；花冠管漏斗状，3裂，长圆形；唇瓣淡红色，有紫红色条纹；侧生退化雄蕊1，生在花冠管喉部上方，花丝线形；子房下位，柱头2唇状，有缘毛。蒴果不开裂，球形，被绒毛，橘红色，种子有假种皮，具钝棱角，棕色。花期4~10月。果期9~11月。

生境分布　生于山坡草地或灌丛。分布于广西、广东、云南等地。

采收加工　夏末、秋初挖取生长4~6年的根茎，切成小段，晒干。

性味功能　味辛，性热。有温胃、散寒，行气止痛的功能。

炮　制　拣净杂质，水洗，稍浸，捞出，润透，切片，晾干。

主治用法　用于脘腹冷痛，胃寒呕吐，消积食滞，消化不良，噎膈反胃，急性肠胃炎。用量3~6g。外用适量。

＊应用

1. 胃、十二指肠溃疡，慢性胃等胃部疼痛：高良姜、香附。水煎服。
2. 胃寒呃逆：高良姜、荜澄茄、党参、茯苓等。水煎服。

狗脊蕨（狗脊贯众）

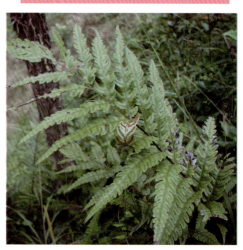

基　源　狗脊贯众为乌毛蕨科植物狗脊蕨带叶柄基的根茎。

原植物　多年生草本。根茎粗大，倾斜，密有棕褐色膜质披针形鳞片及黑色细根。叶卵状长圆形，近革质或厚纸质，叶轴顶部无芽孢，2回羽状深裂，基部不对称，羽裂较浅约1/2；裂片三角状卵形或长圆状三角形，先端有软骨质尖锯齿。孢子囊群着生在近主脉两侧的一行网脉上，囊群盖长肾形，褐色，成熟时向内开裂。

生境分布　生于疏林下。分布于浙江、江西、福建、湖北、湖南、广东、广西、四川、贵州、云南等省区。

采收加工　春、秋采挖，削去叶柄、须根，除净泥土，晒干。

性味功能　味甘，性温；有小毒。有除风湿，强腰膝的功能。

主治用法　用于风寒骨痛，腰肌劳损。用量4.5~9g，水煎服。

＊应用

1. 风寒骨痛，半身不遂，腰肌劳损：狗脊贯众15g。水煎服。
2. 类风湿性脊椎炎：狗脊贯众、牛膝、续继、杜仲、当归身各9g。水煎服。
3. 外伤出血，创口不愈引起的溃疡：狗脊贯众，研末，涂敷患处。
4. 风湿性关节炎：狗脊贯众，研末，酒调敷患处。

枸骨（枸骨叶）

基　　源　枸骨叶为冬青科植物枸骨的干燥叶。

原 植 物　别名：功劳叶、八角刺、苦丁茶、鸟不宿。常绿灌木或小乔木。单叶互生，硬革质，四角状长方形，先端宽，有2~3个硬尖刺齿，中央的刺向下反卷，两侧各有1~2个硬刺，基部平截。大树上叶有短柄；叶圆形或长圆形，全缘，边缘无刺尖。伞形花序腋生。花小，黄绿色，杂性，雄花与两性花同株；花瓣4。核果球形，鲜红色。花期4~5月。

生境分布　生于山坡、溪间、路旁的杂木林或灌丛中。多有栽培。分布于甘肃、河南、江苏、安徽、浙江、江西、湖南、湖北、广东、广西、四川等省区。

采收加工　冬、春两季剪取叶，去净枝梗，晒干。

性味功能　味苦，性微寒。有滋阴清热，益肾，止咳化痰的功能。

主治用法　用于虚劳发热咳嗽，劳伤失血，腰膝痿弱，风湿痹痛，跌打损伤，风湿性关节炎，头晕耳鸣，高血压，白癜风等症。用量9~15g。

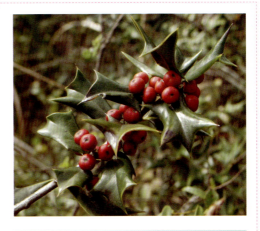

＊ 应用

1. 头痛：枸骨叶制成茶。泡饮。
2. 风湿性关节炎：鲜枸骨叶120g，浸酒饮。
3. 肺痨：枸骨嫩叶50g。烘干，开水泡，当茶饮。
4. 小儿急性扁桃体炎：枸骨叶、朱砂根、岗梅根、栀子、淡竹叶、木通、射干、甘草各9g，生石膏12g。

构树（楮实子）

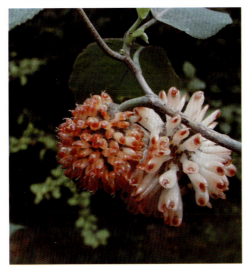

基　　源　楮实子为桑科植物构树的干燥成熟果实。

原 植 物　别名：野杨梅子（江苏）。落叶乔木。叶宽卵形或长圆状卵形，不裂或3~5深裂，叶缘具粗锯齿，两面被毛。花单性，雌雄异株。雄花成荑花序，腋生。雌花成球形头状花序。聚花果球形，肉质，桔红色。花期5~6月，果期9~10月。

生境分布　生于山地或平原，常为栽培。分布于全国大部分地区。

采收加工　秋季果实成熟时采收，晒干，除去宿萼及杂质。

性味功能　味甘，性寒。有补肾清肝，明目，健脾利水的功能。

主治用法　用于腰膝酸软，耳鸣，眼花，视力减退，目生翳膜，水肿尿少。用量6~12g。

＊ 应用

1. 慢性活动性肝炎：楮实子、熟地、山药、杭菊、茯苓、当归、泽泻、丹皮、山茱萸、柴胡、水煎服。
2. 肥大性腰椎炎：楮实子、鹿角霜、鹿蹄草、肉苁蓉、熟地等。水煎服。
3. 变性近视：楮实子、沙苑子、茺蔚子、菟丝子。水煎服。
4. 水肿：楮实子、茯苓、冬瓜、莱菔。水煎服。

谷精草

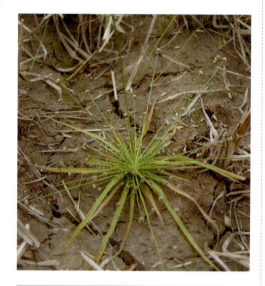

基　　源　为谷精草植物谷精草带花茎的头状花序。

原 植 物　别名：文星草、移星草、谷精珠。一年生小草本。叶基部簇生，长披针状线形，无毛。花茎多数，鞘筒状。头状花序近半球形，草黄色；苞片膜质，背面的上部及边缘密生白色短毛。雄花生于花托中央，外轮花被片合生成佛焰苞状，3浅裂；内轮花被片合生成筒状；雌花生于花序周围，几无花梗，外轮花被片合生成椭圆形佛焰苞状，先端3小裂，蒴果3裂。花期6~8月，果期8~11月。

生境分布　生于湖沼地、溪沟、田边潮湿处。分布于我国南方大部分省区。

采收加工　秋季开花时采收，将花序连同花茎拔出，洗净晒干，扎成小把。

性味功能　味辛、甘，性凉。有散风、明目，退翳功用。

炮　　制　原药拣去杂草及叶鞘，干切成1cm的段片晒干，筛去灰屑。除去杂质，切段。

主治用法　用于风热目赤，急性结膜炎，角膜云翳，眼干燥症、夜盲症等。用量4.5~9g。

※ 应用

1. 风热头痛，目肿刺痛：谷精草、生地黄、赤芍各9g，红花4.5g，龙胆草3g。水煎服。
2. 夜盲症，角膜云翳：谷精草30g，羊肝1个。同煮，食肝喝汤。

瓜子金

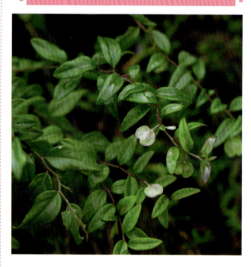

外面3片小，内面2片大，花瓣状；花瓣3，紫色，偶白色，中间龙骨瓣有鸡冠状附属物。蒴果圆而扁，顶端凹。花期4~5月。

生境分布　生于平原、山坡荒野等处。分布于全国大部分省区。

采收加工　春、夏、秋季采全株，晒干或鲜用。

性味功能　味辛、苦，性平。有祛痰止咳，活血消肿，解毒止痛，安神的功能。

炮　　制　除去泥沙，晒干。

主治用法　用于咳嗽痰多，心悸失眠，跌打损伤，疔疮疖肿，毒蛇咬伤。用量15~30g，水煎服。

基　　源　为远志科植物瓜子金的全草。

原 植 物　别名：小金不换（广西）、小金盆（四川）多年生草本。叶互生，卵形至卵状披针形，先端短尖，基部圆形或楔形，全缘，叶脉和叶缘均被细柔毛；叶柄短，有柔毛。总状花序腋生；苞片小；萼片5，有细毛；

※ 应用

1. 小儿疳积：瓜子金30g，猪肝60g。加水蒸熟，去药渣吃肝喝汤，连服3剂。
2. 泌尿系结石：鲜瓜子金60，鲜水田七30g。水煎服。
3. 毒蛇咬伤：瓜子金、半边莲、梨头草干粉各等量，水泛为丸，每服15g，1日3次。

挂金灯（锦灯笼）

基　　源　锦灯笼为茄科植物挂金灯的宿萼。

原 植 物　别名：酸浆、红姑娘、挂金灯。多年生草本，有节稍膨大，下部带紫色。茎下部叶互生或对生，广卵形或卵形，先端尖，基部圆或广楔形下延至叶柄上部，边缘波状或缺刻。单花腋生，花萼钟状；花冠白色，5裂。浆果包于宿萼囊中，球形，橙红色或朱红色；宿萼阔卵形囊状。种子多数，黄色。花期6~10月。果期7~11月。

生境分布　生于旷野，山坡，林缘等地。分布于全国大部分地区。

采收加工　秋季，宿萼由绿变红时，采摘带宿萼浆果晒干。

性味功能　味苦、酸，性寒。有清热解毒，利咽化痰的功能。

炮　　制　去掉果实或连同果实一起晒干。

主治用法　用于咽喉肿痛，肺热咳嗽，感冒发热，湿热黄疸，风湿关节炎，天疱疮，湿疹等。孕妇忌服。浆果可作水果。用量4.5~9g。水煎服或蒸蛋。外用水煎洗，研末调敷或捣烂外敷。

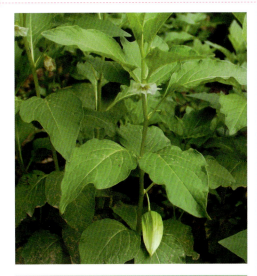

＊应用

1. 急性咽喉炎：锦灯笼50g，铺地锦15g，共捣烂冲蜜服。
2. 尿血：鲜锦灯笼、大蓟各50g，水煎服。
3. 咽喉肿痛：锦灯笼15g，甘草6g。水煎服。
4. 天疱疮、湿疹：酸浆适量，捣烂外敷。

贯叶连翘

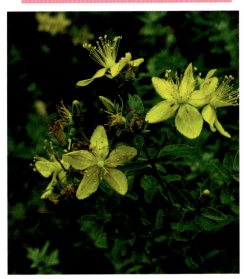

基　　源　为藤黄科植物贯叶连翘的干燥全草。

原 植 物　别名：贯叶金丝桃、千层楼、赶山鞭。一年生草本，具黑色腺点。叶对生，椭圆形至线形，先端钝，基部抱茎，全缘。花生于枝端或顶生聚伞花序；花大，黄色；萼片5；花瓣5；雄蕊多数，花药有黑色腺点，基部连成3束；子房上位，花柱3，分离，顶端5裂。蒴果具背生的腺条及侧生的囊状腺体，顶端开裂；种子多数。花期6~7月，果期10月。

生境分布　生于山野，平原，路旁及树林草丛中。分布于河北、河南、山东、江苏、江西、湖北、湖南、四川、贵州、陕西、甘肃、新疆等省区。

采收加工　7~8月间连根拔或割取地上部分，晒干，捆成把。

性味功能　味苦涩，性平。有清热解毒，收敛止血，利湿的功能。

主治用法　用于风湿骨痛，口鼻生疮，肿毒，咯血，吐血，肠风下血，烫伤出血，头晕目赤，尿路感染，月经不调等。用量3~9g，水煎服。外用适量。

＊应用

1. 吐血：贯叶连翘、仙鹤草各9g，水煎服。
2. 黄疸型肝炎：贯叶连翘100g，水煎服。
3. 创伤出血，痈疖肿毒：鲜贯叶连翘捣烂或干品研末敷患处。

广东金钱草（广金钱草）

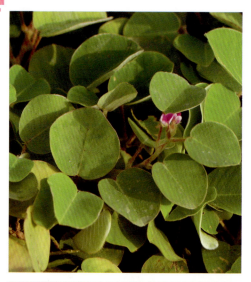

基　源　广金钱草为蝶形花科植物广东金钱草的干燥全草。

原植物　别名：金钱草、落地金钱、铜钱草。半灌木状草本。茎基部木质，枝与叶柄密被黄色短柔毛。叶互生，小叶1~3，中间小叶大，圆形，侧生小叶长圆形，较小，先端微凹，基部浅心形或近平截，全缘，上面无毛，下面密被银白色丝毛，侧脉羽状，平行，约为10对，小托叶钻形。总状花序腋生或顶生，苞片卵状三角形，每个苞片内有花2朵，花小；花萼被粗毛，萼齿披针形；花冠蝶形，紫色。荚果线状长圆形，被短柔毛和钩状毛。花期6~9月，果期7~10月。

生境分布　生于山坡草地或丘陵灌丛中。分布于福建、湖南、广西和广东等省区。

采收加工　夏、秋两季割取地上部分，切段，晒干或鲜用。

性味功能　味甘、淡，性微寒。有清热、利尿、排石功能。

炮　制　除去杂质，切段，晒干。

主治用法　用于泌尿系感染，泌尿系结石，胆石症，急性黄疸型肝炎。用量15~60g。孕妇忌服。

✽ 应用

1. 泌尿系感染：广金钱草24g，车前草、金银花、海金沙各15g。水煎服。
2. 黄疸型肝炎，湿热黄疸：广金钱草、茵陈蒿、栀子，各9g水煎服。

广防风

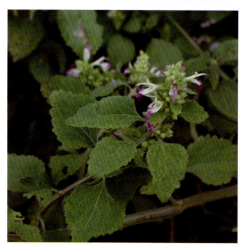

毛及腺点，5裂，具睫毛；花冠管长筒状，裂片较浅，略呈二唇形；雄蕊4；花柱单一。小坚果近圆形，平滑光亮。花期9~10月。

生境分布　生于村边，路旁，山坡湿地。分布于浙江、福建、台湾、江西、湖南、广东、广西、四川、贵州等省区。

采收加工　夏秋采收全草，鲜用或晒干。

性味功能　味辛、苦，性温。有祛风解表，理气止痛的功能。

炮　制　除去杂质及毛须，洗净，润透，切厚片，干燥。

主治用法　用于感冒发热，风湿关节痛，胃痛，胃肠炎；外用于皮肤湿疹，神经性皮炎，虫蛇咬伤，痈肿疮疡。

基　源　为唇形科植物广防风的全草。

原植物　别名：防风草、落马衣、秽草、土藿香。一年生高大草本。茎分枝，被白色短柔毛。叶对生，阔卵形，先端渐尖，基部宽楔形或近圆形，边缘有不规则的钝齿。轮伞花序在茎枝上部排成一顶生、稠密或间断假穗状花序，淡紫色；花萼钟状，外被长柔

✽ 应用

1. 神经性皮炎：广防风、生半夏、生南星各9g，薄荷脑1g。酒浸一周，取液搽敷患处。
2. 感冒发热：广防风15g。水煎服。
3. 胃痛，胃肠炎：广防风15g。水煎服。
4. 皮肤湿疹，虫蛇咬伤，痈肿疮疡：广防风适量，水煎洗患处；并研末撒敷患处。

广藿香

基　　源　为唇形科植物广藿香的全草。

原 植 物　别名：枝香。一年生草本，全株有柔毛。茎直立，老茎木栓化。叶对生，揉之有特异香气；叶卵圆形或长椭圆形，边缘有不整齐粗锯齿，轮伞花序密呈穗状花序式，基部有时间断，花萼筒状，萼齿5，急尖；花冠淡红紫色，冠檐近二唇形，上唇3裂，下唇全缘。小坚果近球形，稍扁。花期4月。

生境分布　广东、海南、广西有栽培。

采收加工　生长旺盛时采收，日晒夜堆2~3天，再晒干。

性味功能　味辛，性微温。有散邪化湿，和中止呕，理气开胃的功能。

炮　　制　除去残根及杂质，叶另放；茎洗净，润透，切段，晒干，再与叶混匀

主治用法　用于夏伤暑湿，寒热头痛，胸脘满闷，呕吐泄泻，腹痛纳杂，感冒夹湿。用量3~9g；水煎服。

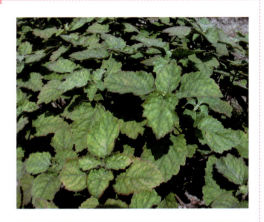

※ 应用

1. 夏季感冒而兼有头痛、腹痛、呕吐、腹泻：广藿香、法半夏、苏叶、白芷、大腹皮、茯苓、白术、陈皮、厚朴、桔梗、甘草。水煎服。
2. 急性胃炎：广藿香、厚朴、陈皮各6g，苍术、清半夏各6g，甘草3g。水煎服。
3. 中暑而有发热、烦渴、恶心呕吐：广藿香、连翘、制半夏各6g，陈皮3g。水煎服。

广寄生（寄生）

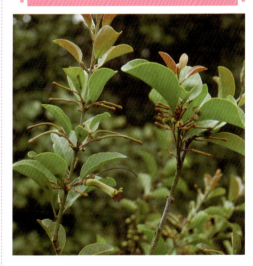

基　　源　桑寄生为桑寄生科植物广寄生的带叶茎枝。

原 植 物　别名：寄生。常绿寄生小灌木。老枝无毛，茎黄绿色或绿色，常2~3叉状分枝，节部膨大，节间圆柱形，具灰黄色皮孔。叶对生或近对生，卵形或卵圆形，顶端钝或圆，基部圆形或阔楔形，全缘。花1~3朵排列成聚伞花序，1~2个生于叶腋，被红褐色星状毛，总花梗长4~5mm，苞片小，鳞片状；花萼近球形，花冠狭管状，柔弱，稍弯曲，紫红色，顶端卵圆形，裂片4，外展。果椭圆形，具小瘤体及疏毛。花期4~10月。

生境分布　寄生于多种树上。分布于福建、台湾、广东、广西省区。

采收加工　在夏季砍下枝条，晒干，扎成捆。

性味功能　味苦，性平。有祛风湿，补肝肾，强筋骨，降血压，安胎下乳的功能。

主治用法　用于风湿痹痛，腰膝酸软，高血压，胎动不安，产后乳少等症。用量9~15g。

※ 应用

1. 妊娠胎动不安：寄生150g，艾叶25g，阿胶50g，水煎服。
2. 高血压：桑寄生9g。水煎服。
3. 风湿关节疼痛，腰膝酸软：桑寄生、独活、续断、当归各9g。水煎服。

广西莪术（郁金，莪术）

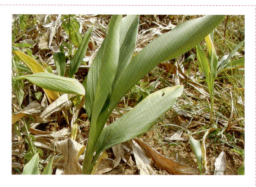

基　　源　郁金为姜科植物广西莪术的块根；莪术为其干燥根茎。

原植物　别名：桂莪术、毛莪术、莪苓。多年生草本。块根纺锤形。根茎卵圆形或卵形。叶二列，有短柔毛，叶舌边缘有长柔毛；叶椭圆状披针形或长椭圆形，先端渐尖，基部下延，两面密生柔毛。穗状花序从根状茎或叶鞘中抽出，先叶或与叶同时开放；花序下部苞片阔卵形，上部苞片长圆形，淡红色；花萼白色，有3齿，花冠管长约2cm，喇叭状，喉部密生柔毛，粉红色；侧生退化雄蕊长圆形，淡黄色；子房有长柔毛。花期5~6月。

生境分布　生于山坡草地、林缘或灌丛中。分布于广西、云南、四川等省、自治区，有栽培。

采收加工　冬末春初茎叶枯萎后采挖，除去须根、鳞叶，块根蒸至透心，干燥为郁金；根茎至透心，干燥为莪术。

性味功能　郁金味辛、苦，性寒。有解郁、行气化瘀，止痛，化痰，凉血清血，利胆退黄的功能。

炮　　制　取原药材，除去杂质，大小个分开，洗净，润透或置笼屉内蒸软后切薄片，干燥。
　　醋制：取净莪术置锅中，加米醋与适量水浸没，煮至醋液被吸尽，切开无白心时，取出稍晾，切厚片，干燥。
　　酒制：取净莪术片，置锅内，用微火加热，炒热后，均匀喷入酒，继续炒干，取出晾凉。

主治用法　用于胸胁胀痛，胸脘痞闷，痛经，月经不调，产后瘀阻腹痛，吐血、衄血，黄胆，热病神昏。用量3~9g。

* 应用

1. 胸胁胀痛：郁金、香附、柴胡、白芍、甘草6g。
2. 吐血、衄血：郁金、生地黄、牡丹皮、栀子各9g。
3. 胆石症：郁金、茵陈各15g，金钱草30g，枳壳、木香各9g，生大黄6g。水煎服。

广州相思子（鸡骨草）

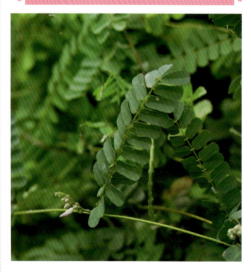

基　　源　鸡骨草为蝶形花科植物广州相思子的全草。

原植物　小灌木，有浅棕黄色短粗毛。双数羽状复叶互生，托叶线状披针形；小叶8~12对，小叶柄短，小托叶刺毛状；小叶膜质，长圆形或倒卵形，先端平截，有小尖头，基部宽楔形或圆形，上面被疏毛，下面有紧贴粗毛，小脉两面凸起。总状花序腋生，3~5花聚生于花序总轴短枝上，花萼杯状，黄绿色；花冠淡紫红色，旗瓣宽椭圆形，翼瓣狭，龙骨瓣弓形。荚果扁长圆形，有黄色短毛，先端有喙。花期7~8月，果期8~9月。

生境分布　生于旱坡地区性灌丛边或草丛中。分布于广东、广西等省区。

采收加工　全年均可采挖，除去泥沙及荚果，晒干。

性味功能　味微甘，性凉。有清热利湿，舒肝止痛，活血散瘀的功能。

炮　　制　除去杂质及荚果，切段。

主治用法　用于慢性肝炎，肝硬化腹水，胃痛，小便刺痛，风湿骨痛，跌打损伤，毒蛇咬伤，乳腺炎。用量30~60g。

* 应用

1. 急性黄疸型传染性肝炎：鸡骨草（去果荚及种子）、茵陈、地耳草各30g，山栀子15g，水煎服。
2. 胆囊炎，肝硬化腹水，黄疸，胃痛：鸡骨草（去果荚及种子），水煎服。

过路黄（金钱草）

基　　源　金钱草为报春花科植物过路黄的全草。

原植物　别名：大金钱草、对座草、路边黄。多年生草本。茎柔弱，匍匐地面。叶对生，叶柄与叶片约等长；叶片心形或宽卵形，先端钝尖或钝形，基部心形或近圆形，全缘，两面均有黑色腺条，主脉1，于叶背面隆起。花成对腋生；花冠5裂，黄色。有黑色短腺条。蒴果球形。花期5~7月，果期6~8月。

生境分布　生长于路边、沟边及山坡、疏林、草丛阴湿处。分布于黄河流域及以南省区。

采收加工　4~6月采收，拔取全草，切段，晒干或鲜用。

性味功能　味苦、酸，性凉。有清热解毒，利尿排石，活血散瘀功能。

主治用法　用于胆结石，胆囊炎，黄疸型肝炎，泌尿系结石，跌打损伤，毒蛇咬伤，毒蕈及药物中毒。用量15~60g。

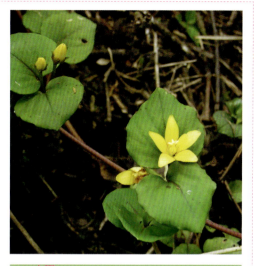

✽ 应用

1. 胆结石，泌尿系统结石：金钱草60~120g。水煎服。
2. 胆囊炎：金钱草45g，虎杖根15g。水煎服，如有疼痛加郁金15g。
3. 黄疸型肝炎：金钱草、蒲公英、板蓝根各15g。水煎服。

孩儿参（太子参）

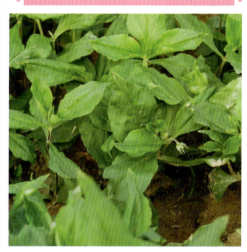

基　　源　太子参为石竹科植物孩儿参的干燥块根。

原植物　多年生草本。块根肉质，纺锤形。茎节略膨大。叶4~5对对生，近无柄，倒披针形；茎顶端有4片大形叶状总苞，花2型：普通花1~3朵顶生，白色，萼片5，花瓣状，2齿裂；闭锁花腋生，萼片4，无花瓣。蒴果卵形，下垂。种子褐色，有疣状突起。花期5~6月，果期7~8月。

生境分布　生于山坡林下和岩石缝中。分布于东北及河北、河南、山东、山西、江苏、安徽、浙江、江西、湖北、陕西等省区。

采收加工　7~8月茎叶枯萎时采挖，沸水中略烫后阴干或晒干。

性味功能　味甘、苦，性平。有益气，健脾，生津的功能。

炮　　制　将原药用清水淘去杂质，即捞起，润软，轧成片状，晒干。

主治用法　用于脾虚体倦，食欲不振，病后虚弱，心悸口干。用量6~12g。

✽ 应用

1. 急、慢性肝炎：太子参、玉米须各30g。水煎服。
2. 自汗：太子参9g，浮小麦15g。水煎服。
3. 顽固性原发性血小板减少性紫癜及苯中毒贫血：太子参复方。
4. 糖尿病：太子参。水煎服。

海金沙

基　源　为海金沙科植物海金沙的干燥成熟孢子。

原植物　多年生草本。茎细弱。1~2回羽状复叶，纸质，被柔毛；能育羽片卵状三角形，小叶卵状披针形，边缘有锯齿。不育羽片尖三角形，小叶阔线形或基部分裂成不规则的小片。孢子囊生于能育羽片背面，在二回小叶的齿及裂片顶端成穗状排列，孢子囊盖鳞片状，卵形，孢子囊卵形。孢子成熟期8~9月。

生境分布　生于山坡草丛中，攀援他物生长。分布于长江以南各地及陕西、甘肃南部。

采收加工　8~9月孢子成熟时，割取植株，置筐内，于避风处暴晒，干时叶背之孢子脱落，再用细筛筛去残叶，晒干。

性味功能　味甘、淡，性寒。有清利湿热，通淋止痛的功能。

炮　制　净制簸净杂质。

主治用法　用于热淋，砂淋，石淋，血淋，尿道涩痛。用量6~15g。

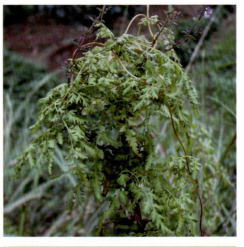

＊ 应用

1. 膀胱湿热，小便短赤：海金沙15g。水煎服。
2. 砂淋、血淋，尿道涩痛：海金沙、滑石、甘草、麦冬各9g。水煎服。
3. 泌尿系结石：海金沙15g，冬葵子、王不留行、牛膝、泽泻、陈皮、石韦各9g，枳壳6g，车前子12g。水煎服。

杭白芷（白芷）

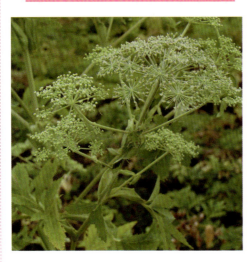

基　源　白芷为伞形科植物杭白芷的干燥根。

原植物　与白芷很相近，但植株矮小，通常高不超过2m，根圆锥形，长10~20cm，直径2~25cm，上部近方形，灰棕色，有多数较大皮孔样突起，排列成近四纵行，有4条棱脊。茎及叶鞘多为黄绿色；茎上部近方形，灰棕色，皮孔样突起大而突出。小总苞片长约5mm；花黄绿色。花瓣窄卵形。

生境分布　浙江、福建、台湾、湖北、湖南、四川等省有栽培。

采收加工　夏、秋间叶黄时，采挖根部，除去地上部、须根，洗净泥沙，晒干或低温干燥。

性味功能　味辛，性温。有祛风，祛寒，燥湿，通窍止痛，消肿排脓的功能。

炮　制　除净残茎、须根及泥土（不用水洗），晒干或微火烘干。

主治用法　用于风寒感冒头痛，眉棱骨痛，鼻塞，鼻渊，牙痛，白带，疮疡肿痛。用量3~9g。水煎服。

＊ 应用

1. 感冒头痛：白芷、羌活、防风。水煎服。
2. 鼻窦炎：白芷、辛夷、苍耳子。水煎服。
3. 烧伤、皮肤发痒、毒蛇咬伤，疮疖肿疼痛：白芷、紫草、忍冬藤各30g，虫白蜡21g。冰片，香油调涂，外敷。
4. 感冒风热，眉棱骨痛：白芷、黄芩（酒炒）。水煎服。

诃子

基　　源　为使君子科植物诃子的果实。

原 植 物　别名：诃黎勒、藏青果。落叶乔木，叶有锈色短柔毛，顶端处有2腺体；叶卵形、椭圆形或长椭圆形，先端短尖，基部钝圆或楔形。穗状花序组成圆锥花序；淡黄色；花萼杯状，5齿裂，无花瓣；雄蕊10；子房下位。核果卵形或椭圆形，粗糙，灰黄色或黄褐色，有5~6条纵棱及纵皱纹，基部有圆形果柄痕。果核易剥离，长纺锤形，浅黄色，粗糙，种子1，白色。花期4~5月。果期7~9月。

生境分布　生于林缘。分布于广东、海南、广西、云南等地。

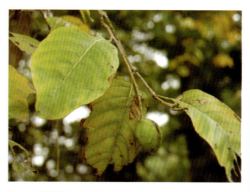

采收加工　秋冬季果实成熟时采摘，烫5分钟，晒干或烘干。

性味功能　味苦、酸、涩，性温。有涩肠，止血，化痰的功能。

炮　　制　诃子：除去杂质，洗净，干燥。用时打碎。

诃子肉：取净诃子，稍浸，闷润，去核，干燥。

主治用法　用于久泻，久痢，脱肛，便血，白带，慢性气管炎，哮喘，慢性喉炎，溃疡病，久咳失音等症。用量3~5g。

✻ 应用

1. 久痢脓血：诃子，五倍子，乌梅，樗根白皮。

2. 肺结核之干咳、痰血：诃子，海浮石，瓜蒌皮。

3. 慢性咽喉炎久咳失音：诃子4个，桔梗、甘草各30g。共研末，每次6g，水煎服。

4. 慢性支气管炎合并肺气肿之久咳：诃子3g，五味子9g，猪肺。同煮极烂，食肺喝汤。

合欢（合欢皮）

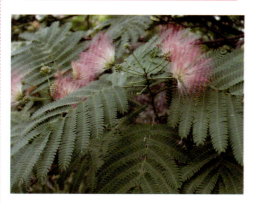

基　　源　合欢皮为含羞草科植物合欢的干燥树皮。

原 植 物　别名：绒花树、芙蓉花落叶乔木。2回羽状复叶互生；羽片5~15对；每羽片小叶10~30对，镰刀状长圆形，全缘，有短柔毛。头状花序腋生或顶生伞房状；花淡红色。荚果扁平，黄褐色。扁种子椭圆形，褐色，光滑。花期6~8月。果期8~10月。

生境分布　生于山谷、林缘，栽培。分布于辽宁、河北、甘肃、宁夏、陕西、山东、河南及长江以南各省区。

采收加工　夏、秋二季采收，剥取树皮，晒干。

性味功能　味甘，性平。有解郁安神，活血消肿的功能。

炮　　制　除去杂质，洗净，润透，切丝或块，干燥。

主治用法　用于心神不安，忧郁失眠，健忘，肺脓疡，咯脓痰，痈肿，心胃气痛，风火眼疾，咽痛，瘰疬，跌扑伤痛。

✻ 应用

1. 神经衰弱，失眠，抑郁：合欢皮30g，丹参、夜交藤各15g，柏子仁9g，水煎服。

2. 关节肌肉慢性劳损性疼痛：合欢皮、乳香、没药、木瓜、赤芍、红枣等，水煎服。

3. 骨伤：合欢皮、白蔹各9g，研末，酒调外敷患处。

4. 筋骨损伤：合欢皮、芥菜子，炒后研细末，酒调，临卧服酒，药渣敷患处。

附注：合欢花为其干燥花序。味甘，性平。有解郁安神的功能。用于心神不安，忧郁失眠。用量4.5~9g。

何首乌（何首乌，首乌藤）

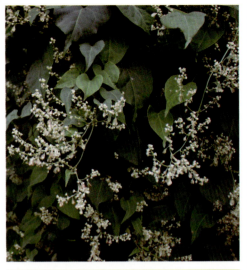

基　　源　为蓼科植物何首乌的干燥块根；首乌藤为其干燥藤茎。
原植物　多年生藤本。块根肥大。茎缠绕，中空。叶卵状心形，全缘。圆锥花序顶生或腋生，白色，小花2~4朵；花被5深裂。瘦果3棱形，黑色。花期6~9月，果期8~10月。
生境分布　生于山坡、石缝、林下。分布于河北、河南、山东以及长江以南各省。
采收加工　秋、冬季采挖，切块，干燥。
性味功能　生首乌：味微苦，性平。有润肠通便，解疮毒的功能。制首乌：味甘、涩，性微温。有补肝肾，养血安神，益精血的功能。
炮　　制　除去杂质，洗净，稍浸，润透，切厚片或块，干燥。
主治用法　生首乌：用于瘰疬疮痈，阴血不足引起的大便秘结，高脂血症。制首乌：用于阴虚血少，眩晕，失眠多梦，头发早白，腰膝酸软，风湿痹痛等。用量：6~15g。

❋ 应用
1. 高血压、动脉硬化、冠心病：何首乌、银杏叶、钩藤。水煎服。
2. 降低血胆固醇：何首乌。水煎服。
3. 血虚发白：何首乌、熟地黄各15g。水煎服。

黑三棱

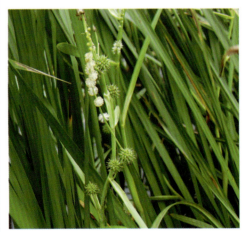

基　　源　为黑三棱科植物黑三棱的干燥块茎。
原植物　多年生草本，根茎横走，块茎圆锥形。茎单一，直立。叶丛生，2列，质地松软稍呈海绵质，长条形，先端渐尖，背面具纵棱，基部抱茎。花茎单一，上端分枝；花单性，雌雄同株，花序头状，总苞片叶状。雄花序生于上部；雌花序位于下部。聚花果直径2cm，核果倒卵状圆锥形，先端呈半球形突起，有棱角。花期6~7月，果期7~8月。
生境分布　生于水湿低洼处及沼泽等地。分布于全国大部分省区。
采收加工　春秋两季采挖，削去外皮，晒干。为三棱片，加醋拌匀，稍闷，置锅内炒至黄色，晒干。
性味功能　味苦，性平。有破血行气，消积止痛的功能。
炮　　制　除去根茎及须根，洗净，或削去外皮晒干；
　　　　　　醋三棱：取净三棱片，照醋炙法炒至色变深。
主治用法　用于血瘀气滞，腹部结块，肝脾肿大，经闭腹痛，食积胀痛。用量4.5~9g。月经过多，孕妇忌用。

❋ 应用
1. 血瘀经闭，小腹痛不可按：黑三棱、当归各9g，红花6g，地黄12g，水煎服。
2. 食积痰滞，胸腹胀痛：黑三棱、丹皮、川牛膝各9g，延胡索6g，川芎4.5g。水煎服。

红豆杉

基　源　为红豆杉科植物红豆杉的全株。
原植物　常绿乔木。树皮红褐色，条裂，小枝互生。叶螺旋状着生，基部排成二列，无柄，线形，常微弯，先端渐尖或稍急尖，基部微圆形，边缘向下微弯，下面沿中脉两侧有2条宽灰绿色或黄绿色气孔带，绿色边窄，中脉带上有密生均匀微小乳头点。雌雄异株，球花单生于叶腋；雌球花的胚珠单生于花轴上部侧生短轴顶端，基部有圆盘状假种皮。种子扁卵圆形，生于红色肉质、杯状假种皮中，先端稍有2脊，种脐卵圆形。
生境分布　生于山地、沟谷疏林中。分布于全国大部分地区。
采收加工　春、夏、秋季采集，晒干。
性味功能　味苦、辛，性微寒。有抗菌，抗癌，利尿消肿，驱虫的功能。
主治用法　种子用于食积，蛔虫病；其所含的紫杉醇对黑色素瘤和卵巢癌有较好的疗效。对胃癌、白血病、肺癌也有一定作用。用量种子9~18g。炒热，水煎服。紫杉醇静脉滴注。

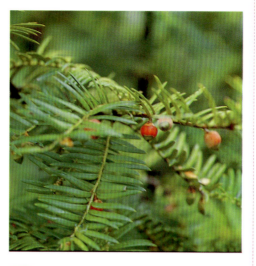

＊ 应用

恶性黑色素瘤：紫杉醇275mg，加1%葡萄糖150ml，静脉滴注，2周1次，共2次；或加卡铂100mg，再加10%葡萄糖150ml，静滴，每日1次，连用5日。

红花

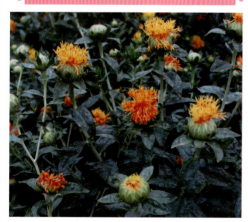

基　源　为菊科植物红花的干燥花。
原植物　别名：草红花、刺红花。一年生草本。叶互生，稍抱茎，卵状披针形，先端尖，基部渐狭，齿端有尖刺。上部叶边缘不分裂，成苞片状包围头状花序，边缘有针刺；总苞近球形，外2~3轮，边缘有针刺；内层数轮，透明膜质。花多数，全为管状花，线形，初开时黄色，渐变桔红色，成熟时变为深红色。瘦果椭圆形，4棱，白色。花期5~8月。果期7~9月。
生境分布　生于排水良好砂质壤土。我国大部分地区有栽培。
采收加工　夏季当花冠由黄变红时采摘管状花，阴干、烘干。
性味功能　味辛，性温。有活血通经，散瘀止痛，抗癌的功能。
炮　制　拣净杂质，除去茎叶、蒂头，晒干。
主治用法　用于经闭，痛经，难产，死胎，产后恶露不行，症瘕痞块，跌扑损伤，疮疡肿痛。用量3~6g。孕妇慎服。

＊ 应用

1. 产后恶露未尽：红花、桃仁、赤芍、归尾各9g，肉桂、川芎各4.5g，延胡、丹皮各6g。水煎服。
2. 冠心病心绞痛：红花、川芎各15g，银杏叶。水煎服。
3. 跌打扭折，瘀血：红花、桃仁、赤芍、苏木、枳壳、当归、赤芍、乳香、木香、没药。水煎服。
4. 急性结膜炎、麦粒肿：红花、大黄、连翘、紫草、当归、生地、赤芍、甘草。水煎洗。

红蓼（水红花子）

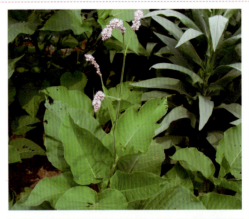

基　　源　水红花子为蓼科植物红蓼的干燥成熟果实。

原 植 物　别名：蓼子实。一年生草本。单叶互生，宽椭圆形或卵形，先端长尖，基部近圆形或心形，全缘或浅波状。总状花序顶生或腋生，单一或数个花序集成圆锥状，花淡红色或白色。瘦果近圆形，扁平，黑棕色，有光泽。花期7~8月。果期8~10月。

生境分布　生于田间、村边或水边。多栽培。分布于全国各地。

采收加工　10~11月间果实，揉搓宿存的苞片，晒干。

性味功能　味咸，性微寒。有散血消肿，化痞散结，清热止痛，健脾利湿的功能。

炮　　制　净制：取原药材，去除杂质及灰屑。
　　炒制：取净水红花子置锅内，用文火加热，炒至爆裂，有香气逸出为度，取出，放凉。

主治用法　用于瘀痞块，肝脾肿大，食积不消，胃脘胀痛，颈淋巴结核。用量15~30g。

* 应用

1. 痞块腹胀：水红花子30g。水煎服。
2. 慢性肝炎，肝硬化腹水：水红花子15g，大腹皮12g，黑丑9g。水煎服。
3. 风湿疼痛：水红花子30g。水煎服。

附注：茺草为其地上部分。味辛，性温；有小毒。有祛风利湿，活血止痛的功能。用于风湿性关节炎，用量15~30g。

厚朴（厚朴，厚朴花）

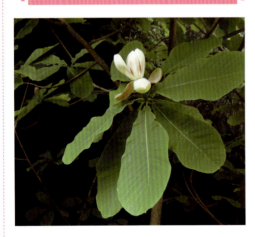

基　　源　厚朴为木兰科植物厚朴的树皮、根皮及枝皮。厚朴花为厚朴的干燥花。

原 植 物　别名：川朴。乔木。单叶互生；革质，倒卵形或倒卵状椭圆形，先端圆，有短尖，基部楔形。花与叶同时开放，花大，杯状，白色，芳香；花被片9~12，或更多，厚肉质，外轮3片，淡绿色，内两轮乳白色，倒卵状匙形。聚合果长椭圆状卵形，外皮鲜红色，内皮黑色。花期5~6月。果期8~9月。

生境分布　生于温暖、湿润的山坡。全国大部分地区有栽培。

采收加工　厚朴：5~6月剥取树皮；堆放"发汗"后晒干。厚朴花：春末夏初花蕾未开摘下，稍蒸后，晒干或烘干。

性味功能　味苦、辛，性温。厚朴有温中燥湿，下气散满，消积，破滞的功能。

炮　　制　厚朴：刮去粗皮，洗净，润透，切丝，晒干。
　　姜厚朴：取生姜切片煎汤，加净厚朴，煮透，待汤吸尽，取出，及时切片，晾干。

主治用法　厚朴用于胸腹胀满，反胃呕吐，食积不消，肠梗阻，痢疾，喘咳痰多等症。厚朴花用于胸脘痞闷胀满，纳谷不香等症。用量3~9g。

* 应用

1. 阿米巴痢疾：厚朴6g。水煎服。
2. 腹满痛大便闭者：厚朴、大黄、枳实。水煎服。
3. 虫积腹痛：厚朴、槟榔各6g，乌梅2个。水煎服。

胡椒（白胡椒，黑胡椒）

基　　源　黑胡椒与白胡椒为胡椒科植物胡椒的果实。

原 植 物　攀援状藤本。叶互生，革质，阔卵形、卵状长圆形或椭圆形，全缘。花杂性，无花被，雌雄同株，排成与叶对生穗状花序；雄蕊2；子房上位。浆果球形，无柄，果穗圆柱状，熟时红黄色。花期4~10月。果期10至次年4月。

生境分布　生于荫蔽处的树林中。分布于东南亚，海南、广西、福建、台湾、云南等省、自治区有引种栽培。

采收加工　黑胡椒：果实近成熟果穗基部的果实变红时，晒干。

白胡椒：全部成熟时采收，擦去果肉，洗净晒干。

性味功能　味辛，性热。有温中散寒，健胃止痛，消解毒的功能。

炮　　制　果穗先晒，后去皮，充分晒干。

主治用法　用于胃寒呕吐，腹痛泄泻，食欲不振，癫痫痰多。外用于受寒腹痛，疟疾，冻伤，湿疹等症。用量0.6~1.5g。

✱ 应用

1. 小儿消化不良性腹泻：白胡椒粉、葡萄糖粉，水冲服。
2. 牛皮癣，湿疹：白胡椒，研末，水煎外洗敷。
3. 疟疾：白胡椒0.9g，研末，撒于膏药上，于发作前2小时，在第三胸椎或大椎穴处针刺几下，贴上膏药。

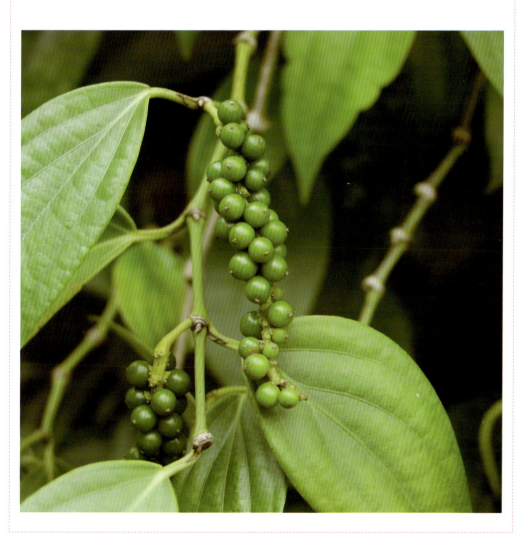

胡桃（核桃仁）

基　源　核桃仁为胡桃科植物胡桃的成熟核仁。

原植物　落叶乔木。叶互生，奇数羽状复叶，小叶5~9，长椭圆形，基部圆形，稍偏斜，全缘或具疏锯齿。花单性，雌雄同株；雄花荑花序下垂，花密生；雌花穗状花序生于幼枝顶端。核果近球状，内果皮骨质，有纵棱及浅刻纹。花期4~5月，果期9~10月。

生境分布　生于平地或丘陵地带。我国大部分地区有栽培。

采收加工　秋季果实成熟时采收，除去肉质果皮，晒干，再剥去核壳。

性味功能　味甘，性温。有温补肺肾，定喘，润肠的功能。

主治用法　用于肾虚腰痛，虚寒咳嗽，遗精阳痿，脚软，大便燥结，风肠血痢，痈疽肿毒，中耳炎等症。用量6~9g。

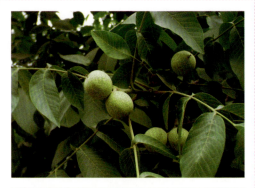

＊应用

1. 尿路结石：核桃仁400g，油炸，冰糖适量，研磨成膏状，口服。
2. 皮炎、湿疹：核桃仁捣烂，研成糊状，敷患处。
3. 外耳道疖肿：核桃仁50g，油炸枯，研出油，纱布浸油，塞入患处。
4. 虚寒喘嗽，腰腿酸痛：核桃仁1kg，补骨脂0.5kg。研末，蜜调如饴服。

附注：青龙衣为其肉质果皮，外用于头癣，牛皮癣，痈肿疮毒。分心木为其果实膜质中隔，用于肾虚遗精。

胡芦巴

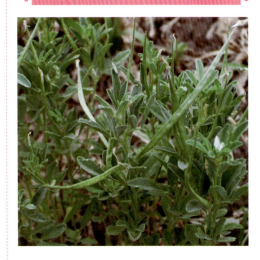

基　源　为蝶形花科植物胡芦巴的种子。

原植物　别名：苦豆、芦巴子、香豆子。一年生草本，全株有香气。叶互生，三出羽状复叶，小叶片长卵形，先端钝圆，基部楔形，上部边缘有锯齿，下部全缘，疏柔毛生。花1~2朵生于叶腋，花萼筒状，有白色柔毛；花冠蝶形，淡黄白色或白色；基部稍带堇色。雄蕊10，9枚合生成束，1枚分离。荚果条状圆筒形，先端成尾状，被疏柔毛，具纵网脉。种子长圆形，黄棕色。花期4~7月，果期7~9月。

生境分布　全国大部分地区有栽培。

采收加工　8~9月种子成熟时，割取全株，晒干、搓下种子。

性味功能　味苦，性温。有温肾阳，逐寒湿，止痛的功能。

炮　制　胡芦巴：除去杂质，洗净，干燥。
　　盐胡芦巴：取净胡芦巴，照盐水炙法炒至鼓起，有香气。用时捣碎。

主治用法　用于肾脏虚冷，小腹冷痛，小肠疝气，寒湿脚气，阳痿等症。用量3~10g。孕妇慎用。

＊应用

1. 膀胱炎：胡芦巴、茴香子、桃仁（麸炒）各等分，以酒糊丸，空心食前服。
2. 肾脏虚冷，腹胁胀满：胡芦巴100g，附子、硫黄各0.9g，酒煮面糊丸，盐汤下。
3. 高山反应：胡芦巴叶晒干研细粉，炼蜜为丸。

槲寄生

基　　源　为槲寄生科植物槲寄生的茎叶。

原 植 物　别名：北寄生、冻青、飞来草。常绿半寄生小灌木。茎枝圆柱状，黄绿色或绿色，稍有肉质，2~3叉状分枝，各分枝处膨大成节，单叶对生，生于枝端节上分枝处，无柄；叶近肉质，椭圆状披针形或倒披针形，先端钝圆，基部楔形，全缘，主脉5出，中间3条显著。雌雄异株，生于枝端或分叉处，雄花3~5朵，米黄色；雌花1~2朵生于粗短的总花梗上。浆果圆球形，半透明，熟时橙红色。花期4~5月。

生境分布　寄生于各种树上。分布于东北及河北、内蒙古、陕西、江苏、湖北、湖南、四川等省区。

采收加工　全年可采，切碎，晒干备用。

性味功能　味甘、苦，性平。有补肝肾，强筋骨，祛风湿，滋阴养血的功能。

炮　　制　除去杂质，略洗，润透，切厚片，干燥。

主治用法　用于风湿关节痛、腰背酸痛，原发性高血压，胎动不安，咳嗽，冻伤等。并用于骨瘤、泌尿系肿瘤等。用量20~30g。

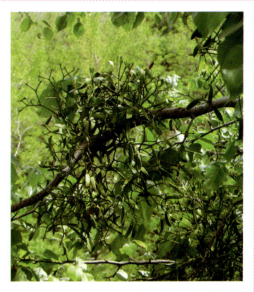

❉ 应用

1. 风湿关节疼痛，腰膝酸软：槲寄生、独活、续断、当归各9g。水煎服。
2. 胎动不安、先兆流产：槲寄生、白芍、当归、续断各3g。水煎服。

槲蕨（骨碎补）

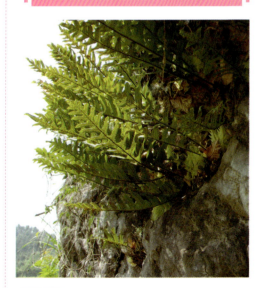

基　　源　骨碎补为槲蕨科植物槲蕨的根茎。

原 植 物　多年生附生草本。根茎粗壮，肉质，横走，密生棕黄色钻状披针形鳞片，有睫毛。叶二型，厚革质，红棕色或灰褐色，无柄，宽卵形，边缘羽状浅裂，叶脉明显。孢子叶绿色，厚纸质，有短柄，柄有翅，叶长圆形或长椭圆形，羽状深裂，裂片互生，先端尖，边缘有不规则浅波状齿；叶脉网状。孢子囊群圆形，黄褐色，沿中脉两侧各排成2~3行，无囊群盖。

生境分布　附生于树干、山林石壁或墙上。分布于浙江、江西、福建、台湾、湖北、湖南、广东、广西、贵州、四川、云南等省、自治区。

采收加工　全年可采根茎，晒干或蒸熟后晒干，或再用火燎毛茸。

性味功能　味苦，性温。有补肾，壮骨，祛风湿，活血止痛的功能。

主治用法　用于肾虚腰痛，久泻，风湿性关节炎，跌打损伤，瘀血作痛，牙痛，耳鸣，阑尾炎；外用于斑秃，鸡眼。用量3~10g。鲜品6~15g。外用适量研末敷或酒浸涂患处。

❉ 应用

1. 退化性骨关节病：骨碎补9g，水煎服。
2. 链霉素中毒性耳鸣、耳聋等急性症状：骨碎补15g，水煎服。或注射液肌注。

虎耳草

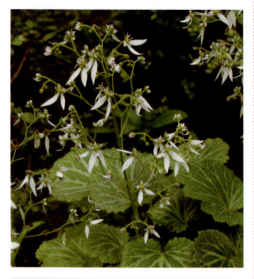

基　　源　为虎耳草科植物虎耳草的全草。
原 植 物　多年生常绿草本。全体被毛。匍匐枝丝状，赤紫色，蔓延地面，枝端可长出幼苗。单叶，基部丛生；具长柄，柄上密生长柔毛；叶片圆形至肾形，肉质，边缘多作浅裂状，具疏生尖锐牙齿，下面紫赤色，无毛，密生小球形的细点。花白色，花葶赤红；花瓣5，3瓣小，卵形，下面2瓣较大，形似虎耳。蒴果卵圆形。花期6~7月。
生境分布　生于阴湿处的石缝间或岩石上。分布于东北、华东及河北、陕西、河南、湖南、台湾、广西、广东以及西南地区。
采收加工　夏季采收，鲜用或晒干。
性味功能　味辛、微苦；有小毒。有清热解毒，凉血消肿的功能。
炮　　制　去杂质，切段备用。
主治用法　用于小儿发热，风疹湿疹，咳嗽气喘；外用于丹毒，中耳炎，耳廓溃烂，疖肿，湿疹。用量9~15g。

❋ 应用

1. 中耳炎：鲜虎耳草，洗净捣烂取汁（或加冰片粉少许）滴耳，每日1~2次。
2. 耳廓溃烂：鲜虎耳草适量，捣烂调茶油涂患处；或加冰片0.3g，枯矾1.5g，共捣烂敷患处。

虎杖

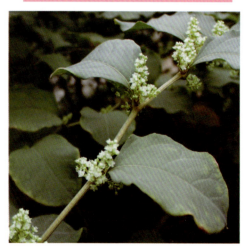

基　　源　为蓼科植物虎杖的干燥根茎和根。
原 植 物　多年生草本或亚灌木。根粗壮，常横生，黄色。茎有紫红色斑点。叶卵形、卵状椭圆形或近圆形，全缘。叶柄紫红色。花单性，雌雄异株，圆锥花序腋生或顶生。花梗细长，近下部具关节，上部具翅。瘦果倒卵形，3棱，红棕色，具光泽，包于翅状宿存花被内。花期7~9月。果期8~10月。
生境分布　生于湿润山坡、溪谷、路旁、灌丛。分布于河北、河南及长江以南各省区。
采收加工　秋季地上部枯萎时采挖，除去须根、洗净、趁鲜切段晒干。
性味功能　味微苦，性微凉。有活血止痛，清利湿热，止咳化痰的功能。
炮　　制　除去杂质，洗净，润透，切厚片，干燥。
主治用法　用于关节疼痛，经闭，湿热黄疸，慢性气管炎，高脂血症。外用于烫火伤，跌扑损伤，痈肿疮毒。用量9~15g。孕妇慎服。

❋ 应用

1. 风湿腰腿痛，四枝麻木：虎杖、川牛膝、五加皮。水煎服。
2. 黄疸肝炎：鲜虎杖、水杨梅、薏米各30g。水煎服。
3. 胆囊结石：虎杖30g。水煎服。
4. 阑尾炎：鲜虎杖100g。水煎服。

花椒

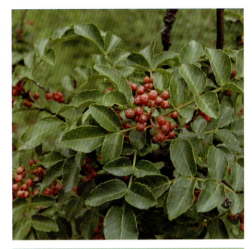

基　　源　为芸香科植物花椒的果皮。

原 植 物　别名：川椒、红椒、蜀椒。小乔木。茎上有皮刺及皮孔。奇数羽状复叶互生，有小叶翼；小叶5~9，对生，纸质，卵形或卵状长圆形。顶生聚伞状圆锥花序，单性异株。果球形，自顶端沿腹背缝线开裂，成基部相连的两瓣状，红色至紫红色，极皱缩，外面密生疣状突起的腺体。种子圆球形，黑色，有光泽。花期3~5月。果期7~10月。

生境分布　生于山坡灌木丛或路旁，栽培于庭园。分布于河北、甘肃、陕西、河南、山东、江西、湖北、湖南、广东、广西及西藏等省治区。

采收加工　秋季果实成熟时采摘，晒干。

性味功能　味辛，性温。有温中助阳，散寒燥湿，止痒，驱虫的功能。

炮　　制　除去杂质，晒干。

主治用法　用于脘腹冷痛，呕吐，腹泻，阳虚痰喘，蛔虫、蛲虫病。外用于皮肤瘙痒、疮疥等。用量3~6g。水煎服。

✻ 应用

1. 脘腹冷痛：花椒、干姜各6g，党参12g，加糖温服。
2. 寒湿泄泻：花椒、苍术、陈皮、木香。水煎服。
3. 虫积腹痛：花椒、生姜、榧子。水煎服。
4. 皮肤湿疹瘙痒：花椒、地肤子、苦参、白矾。煎水熏洗。

华重楼（重楼）

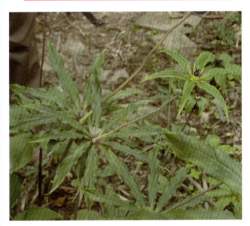

基　　源　重楼为百合科植物华重楼的根茎。

原 植 物　别名：七叶一枝花、草河东七叶莲。多年生草本。根茎肥厚，黄褐色，结节明显，生须根。茎直立，基部带紫红色，有1~3片膜质叶鞘包茎。叶5~8，7枚轮生茎顶，纸质或膜质，长圆状披针形或倒披针形，先端渐尖，基部楔形。花黄绿色，花葶由茎顶抽出。花两性，被片叶状4~6；内轮花被片4~6，细线形，短于外轮花被片。蒴果球形，成熟时瓣裂；种子多数，有鲜红色多汁外种皮。花期5~7月。果期8~9月。

生境分布　生于林下或沟边的草丛阴湿处。分布于长江以南各地区。

采收加工　秋季采挖根茎，洗净泥沙，晒干或切片晒干。

性味功能　味苦，性微寒；有小毒。有清热解毒，消肿止痛，熄风定惊的功能。

炮　　制　除去杂质，洗净，润透，切薄片，晒干。

主治用法　用于疔肿痈肿，咽喉肿痛，毒蛇咬伤，跌打伤痛，惊风抽搐，流行性乙型脑炎，胃痛，阑尾炎，淋巴结结核，扁桃体炎，腮腺炎，乳腺炎等症。用量3~9g。外用适量，研末调敷。

✻ 应用

1. 毒蛇咬伤，外伤出血：鲜重楼3g。研粉或酒醋磨汁敷处。
2. 流行性腮腺炎、疮毒：重楼适量，用醋磨汁，涂患处；另用6~9g，水煎服。

化香树

基　　源　为胡桃科植物化香树的叶和果序。

原植物　灌木或乔木。单数羽状复叶互生，小叶7~23对生，卵状披针形或长椭圆状披针形，先端渐尖，基部宽楔形，稍偏斜，边缘有锯齿。花单性，雌雄同株；穗状花序直立，聚生于新枝顶端或叶腋；四周雄性花序3或4，中间常为1~2个雌性花序或雌花序生于雄花序下部，雄花序轴密生绒毛；雌花序显球状卵形或长圆形。果序球果状椭圆形、圆柱形。花期5~6月。果期9~10月。

生境分布　生于向阳山坡或杂木林中。分布于陕西、甘肃、河南、山东、江苏、安徽、浙江、江西、福建、湖北、湖南、广西、广东、云贵、四川等省区。

采收加工　叶夏季采，晒干或鲜用。果序夏、秋季采，晒干或鲜用。

性味功能　叶：味辣，性热，有毒。有解毒、止痒、杀虫的功能。果：性温，有顺气祛风，消肿止痛，杀虫的功能。

炮　　制　去杂质，晒干。

主治用法　叶：外用于疮疖肿毒，湿疹，顽癣，煎水洗或用鲜叶擦患处。果：用于内

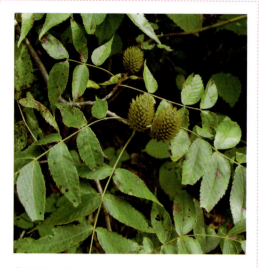

伤胸胀，腹痛，筋骨疼痛，痈肿等症。用量果序9~18g。

＊应用

1. 内伤胸胀：化香树干果序15~18g，加山楂根等量，煎汁，早晚空腹服。
2. 牙痛：化香树果序数枚，水煎含服。

槐（槐花，槐角）

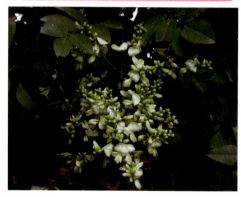

基　　源　槐花为蝶形花科植物槐的干燥花及花蕾，其果实为槐角。

原植物　大落叶乔木。树皮暗灰色或黑褐色，成块状裂。小叶7~15，卵状长圆形或卵状披针形，长宽1.2~3cm，先端急尖，基部圆形或宽楔形，下面有伏毛及白粉；圆锥花序顶生，有柔毛。花黄白色，有短梗。萼长有柔毛。花冠蝶形，旗瓣近圆形，先端凹，基部具短爪，有紫脉纹，翼瓣与龙骨瓣近等长，同形，具2耳。荚果，念珠状，皮肉质不裂有粘性。种子1~6粒，肾形，黑褐色。花期7~8月，果期10月。

生境分布　生于山坡、平原或栽培于庭院，全国各地有种植。

采收加工　槐花：夏季花开放或花蕾形成时采收，干燥。

槐角：冬季采收，除去杂质，干燥。

性味功能　味苦，性寒。有凉血止血，清肝明目的功能。

炮　　制　槐花：除去杂质及灰屑。

炒槐花：取净槐花，照清炒法炒至表面深黄色。

槐花炭：取净槐花，照炒炭法炒至表面焦褐色。

主治用法　用于吐血，衄血，便血，痔疮出血，血痢，崩漏，风热目赤，高血压。用量9~15g。

＊应用

1. 头癣：槐花，炒后研末，油调成膏，涂敷患处。
2. 急性泌尿系感染：槐角浸膏。内服。
3. 高血压病：槐角，旱莲草，桑椹，女贞子。水煎浓缩，烘干制成颗粒，每服3~4片，每日3次。

黄檗

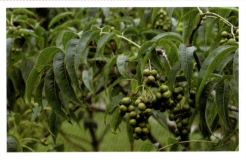

基　　源　关黄柏为芸香科植物黄柏的树皮。

原 植 物　高大落叶乔木。树皮具厚栓皮，有弹性，内层鲜黄色。单数羽状复叶对生；小叶5~13，长圆状披针形、卵状披针形或近卵形，有波状细钝锯齿及缘毛，齿缘有腺点，中脉基部有白色长柔毛。聚伞状圆锥花序顶生，花轴及花枝有毛；花单性，雌雄异株；花瓣5，黄白色。浆果状核果圆球形，紫黑色，有特殊香气。花期5~6月。果期9~10月。

生境分布　生于杂木林或山间河谷有栽培。分布于东北、华北及山东、江苏、浙江等省区。

采收加工　3~6月间剥取树皮，晒至半干，压平，刮净外层栓皮至露出黄色内皮，晒干。

性状鉴别　本品外表面黄绿色或淡棕黄色，较平坦，有不规则的纵裂纹，皮孔痕小而少见，偶有灰白色的粗皮残留。骨表面黄色或黄棕色。体轻，质较硬，断面鲜黄色或黄绿色。

性味功能　味苦，性寒。有清热燥湿，泻火除蒸，解毒疗疮的功能。

炮　　制　黄柏：拣去杂质，用水洗净，捞出，润进，切片成切丝，晒干。

黄柏炭：取黄柏片，用武火炒至表面焦黑色（但须存性），喷淋清水，取出放凉，晒干。

主治用法　用于湿热泻痢，黄疸，带下，热淋，脚气，风湿性关节炎，泌尿系感染，骨蒸劳热，盗汗，遗精。用量3~12g。外用于疮疡肿毒，湿疹，瘙痒，口疮，黄水疮，烧、烫伤。外用适量。

＊应用

1. 热痢：黄柏、白头翁、秦皮。水煎服。
2. 湿热黄疸：黄柏、栀子各6g，甘草3g。水煎服。
3. 皮肤湿疹，泌尿系感染：黄柏、苦参、荆芥、苏叶，水煎服，并水煎洗患处或湿敷。

黄花败酱（败酱根）

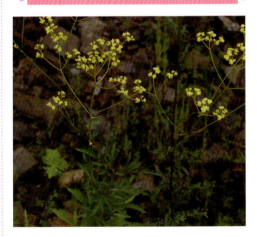

基　　源　败酱根为败酱科植物黄花败酱的根茎及根。

原 植 物　别名：黄花龙芽、野黄花、土龙草。多年生草本，有特殊臭气。基生叶丛生，有长柄，叶片卵形或长卵形，边缘有粗锯齿；茎生叶对生，有短柄或近无柄，叶片羽状深裂或全裂，裂片5~11枚，上部叶较狭小，常仅3裂，顶裂片较大。聚伞圆锥花序；花冠黄色。瘦果长方椭圆形。花期7~9月，果期9~10月。

生境分布　生于山坡、沟谷灌丛边、半湿草地。分布于全国各地。

采收加工　春、秋两季采挖其根茎及根，洗净，晒干。

性味功能　味辛、苦，性微寒。有解毒、消肿、活血、安神的功能。

炮　　制　除去杂质，洗净，闷润，切段，干燥。

主治用法　用于阑尾炎、痢疾、肠炎、肝炎、眼结膜炎、产后瘀血腹痛、痈肿疔疮、神经衰弱失眠。用量9~15g

＊应用

1. 阑尾脓肿：败酱草、金银花、紫花地丁、马齿苋、蒲公英、制大黄各15g，水煎服。
2. 急性化脓性扁桃体炎，急性阑尾炎，胆道感染：黄花败酱草注射液，肌肉注射。
3. 流行性腮腺炎：鲜败酱，加生石膏捣烂，再加鸡蛋清调。

黄花蒿（青蒿）

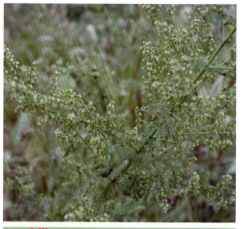

基　源　青蒿为菊科植物黄花蒿的干燥地上部分。

原植物　别名：臭蒿、臭青蒿、草蒿。一年生草本。具浓烈挥发性香气。茎直立，具纵沟棱，无毛，多分枝。下部叶花时常枯萎；中部叶卵形，2~3回羽状全裂，呈栉齿状，小裂片线形，先端锐尖，全缘或具1~2锯齿，密布腺点；上部叶小，常1~2回羽状全裂。头状花序，球形，极多数密集成扩展而呈金字塔形的圆锥状。花管状，黄色。花、果期8~10月。

生境分布　生于旷野、山坡、路边、河岸。分布于全国各地。

采收加工　秋季花盛开时采割，除去老茎，阴干。

性味功能　味苦，性寒。有清热凉血，解暑，除蒸，截疟的功能。

炮　制　除去杂质，喷淋清水，稍润，切段，晒干。

主治用法　用于暑邪发热、痢疾，骨蒸劳热，疟疾寒热，湿热黄疸。用量4.5~9g。

＊应用

1. 血虚发热、潮热盗汗，骨蒸劳热 青蒿、地骨皮各9g，白薇3g，秦艽6g。水煎服。
2. 紫斑：青蒿、升麻、鳖甲、当归、生地。水煎服。
3. 鼻出血：鲜青蒿，捣烂取汁加冷开水冲服。
4. 疟疾，寒热往来：黄花蒿、知母、生地黄各9g，牡丹皮6g。水煎服。

黄连

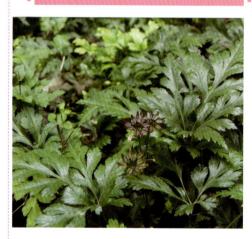

基　源　为毛茛科植物黄连的干燥根茎。

原植物　多年生草本。根茎细长，黄色。叶基生，硬纸质，3全裂；中裂片具长柄，卵状菱形，羽状深裂，边缘具尖锯齿。二歧或多歧聚伞花序，花3~8；萼片5，黄绿色。花瓣线形或披针形；雄蕊多数；心皮离生，具短梗。果具细长梗。花期2~4月，果期5~6月。

生境分布　野生与栽培，生于山地凉湿处。分布于湖北、湖南、陕西、江苏、安徽、浙江、广西、福建、广州、四川、云南、贵州等省区。

采收加工　秋季采挖，除去须根及泥沙，干燥，撞去残留须根。

性味功能　味极苦，性寒。有清热燥湿，泻火解毒，杀虫的功能。

炮　制　黄连 除去杂质，润透后切薄片，晾干，或用时捣碎。

酒黄连：取净黄连，照酒炙法炒干，每100kg黄连，用黄酒12.5kg。

姜黄连：取净黄连，照姜汁炙法炒干，每100kg黄连，用生姜12.5kg。

萸黄连：取吴茱萸加适量水煎煮，煎液与净黄连拌匀，待液吸尽，炒干，每100kg黄连，用吴茱萸10kg。

主治用法　用于湿热痞满，呕吐，泻痢，黄疸，高热神昏，心火亢盛，心烦不寐，牙痛，痈肿疔疮。用量1.5~4.5g。

＊应用

1. 细菌性痢疾：黄连、木香、葛根、黄芩各6g。水煎服。
2. 急性胃炎：黄连、吴茱萸，研细末，制丸服。
3. 口舌生疮，皮肤疮疖：黄连、银花、蒲公英。水煎服。

黄芩

基源 为唇形科植物黄芩的干燥根。

原植物 多年生草本,主根粗壮,圆锥形,外皮片状脱落,断面黄色。叶对生,披针形至线形,全缘,下面有黑色腺点。圆锥花序;花冠二唇形,蓝紫色或紫红色,小坚果4,近圆形,黑褐色。花期6~9月。果期8~10月。

生境分布 生于山坡、草地。分布于我国北方大部分省区。

采收加工 春、秋季采挖,晒至半干,撞去外皮,再晒至全干。

性味功能 味苦,性寒,有清热,燥湿,解毒,止血,安胎的功能。

炮制 净制:除去须根及泥沙,晒后撞去粗皮,晒干。

酒制

(1)酒炒:取黄芩片,加酒拌匀,焖透,置锅内,用文火炒干,取出,放凉。每黄芩100kg,用黄酒10k。

(2)酒润:取黄芩片,加酒润1小时,至酒被吸尽,晒干或晾干。每黄芩500g,黄酒62g。

(3)酒蒸:取黄芩加温水泡1小时,加酒拌匀,蒸至上气时取出,切片,干燥。每黄芩100kg,用酒12.5kg。

(4)酒煮:取黄芩加白酒润透,加水与药面平,用微火煮干,取出,当天切6mm厚的片,晒干。每黄芩100kg,用白酒10kg。

蜜制:将蜜熔化过炉,再加热至起泡,加入黄芩片,炒至微黄色。或再喷水,搅至水干时,再炒至黄色,不粘手为度,取出,晾干。每黄芩100kg,用蜜25kg。

姜制:取黄芩片,加姜汁与水拌匀,用微火熔于水气,取出,干燥。每黄芩100kg,用生姜20kg。

制炭:取黄芩片,置锅内用武火加热,炒至黑褐色时,喷淋清水少许,灭尽火星,取出,晾透。

炒制(1)炒黄:取黄芩片,在热锅(120℃)内炒黄为度。

(2)炒焦:取黄芩片,用武火炒至全焦,或用文火炒至焦黄,边沿微黑色。

主治用法 用于发热烦渴,肺热咳嗽,泻痢热淋,湿热黄疸,肝炎,目赤肿痛,高血压病,头痛,感冒,预防猩红热,胎动不安,痈肿疔疮,烧烫伤。用量6~9g。

※ 应用

1. 上呼吸道感染、急性支气管炎、肺炎所致咳嗽:黄芩、桑白皮、浙贝母、麦冬。水煎服。

2. 菌痢,肠炎:黄芩9g,白芍、甘草各6g,大枣5枚。水煎服。

3. 高血压、动脉硬化,植物神经官能症:黄芩、菊花各9g,夏枯草15g。水煎服。

4. 病毒性眼病,皮肤真菌:黄芩,水煎剂洗敷处。

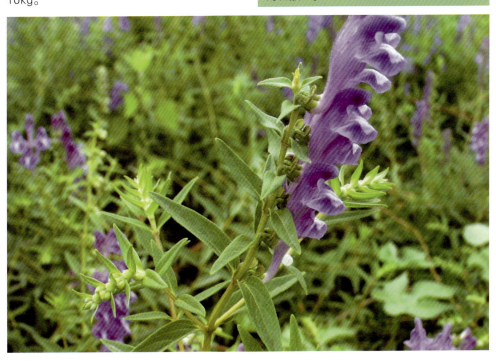

茴香（小茴香）

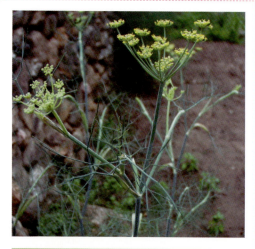

基　　源　　小茴香为伞形科植物茴香的果实。
原植物　　别名：小茴、香丝菜、小香。多年生草本，有强烈香气。叶柄，基部鞘状抱茎，上部叶柄部分或全部成鞘状；叶卵圆形或广三角形，3~4回羽状分裂，末回裂片线状或丝状。复伞形花序顶生或侧生；伞幅8~30；小伞形花序有花14~39，花黄色，有梗；花瓣5，先端内折；雄蕊5；子房下位。双具悬果卵状长圆形，光滑，侧扁；分果有5条凸起纵棱，每棱槽中有油管1，合生面有2。花期6~7月。果期10月。
生境分布　　我国各地区均有栽培。
采收加工　　秋季果实刚熟时采割植株，打下果实，晒干。
性味功能　　味辛，性温。有祛寒止痛，理气和胃的功能。
炮　　制　　茴香：簸去灰屑，拣去果柄、杂质。
　　　　　　盐茴香：取净茴香，用文火炒至表面呈深黄色、有焦香气味时，用盐水乘热喷入，焙干。
主治用法　　用于胃寒胀痛，少腹冷痛，睾丸偏坠，脘腹胀痛，食少吐泻，痛经，疝痛等。用量3~9g。

* 应用

1. 消化不良：小茴香、生姜、厚朴。水煎服。
2. 睾丸鞘膜积液引起疼痛、肿痛：小茴香、木香各3g，川楝子一、白芍各12g，枳壳、黄柏各9g，生苡仁24g，木通6g。水煎服。
3. 前列腺炎小便不通：小茴香、椒目（炒熟，捣碎）各12g，威灵仙9g。水煎服。

活血丹

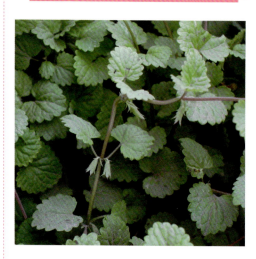

基　　源　　为唇形科植物活血丹的全草。
原植物　　别名：连钱草、金钱草、透骨消、肺风草。多年生匍匐草本。叶对生，肾形、圆心形或，基部心形或近圆形，边缘有粗钝圆齿。轮伞花序腋生，花冠淡红紫色，二唇形，下唇3裂。小坚果长圆形，褐色，细小。花期4~5月。果期5~6月。
生境分布　　生于田野、林缘、路边及沟边。分布于除甘肃、新疆、青海外全国大部分地区。
采收加工　　夏季植株生长茂盛时，采取全株，晒干鲜用。
性味功能　　味辛、微甘，性寒。有清热解毒，利尿通淋，散瘀消肿的功能。
炮　　制　　全草，晒干或鲜用。
主治用法　　用于黄疸型肝炎，腮腺炎，胆囊炎，尿路结石，肝胆结石，疳积，淋症，多发性脓疡，疮疡肿毒，跌打损伤。用量15~60g。

* 应用

1. 跌打扭伤，骨折：鲜活血丹50g，捣烂敷患处。并取汁调白糖内服。
2. 风湿骨痛：活血丹适量，研末，酒调敷患处。
3. 急性肾炎：活血丹、地、海金沙藤、马兰各30g，水煎服。
4. 肾及膀胱结石：鲜活血丹30g，水煎服。

火炭母

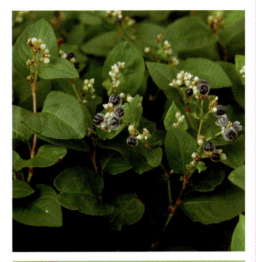

基　　源　为蓼科植物火炭母的干燥全草。
原植物　多年生蔓性草本。茎伏地节处生根，嫩枝紫红色。单叶互生，矩圆状卵形或卵状三角形，先端尖，基部截形、浑圆或近心形，枝上部叶心形，常有紫黑色"V"形斑块，托叶鞘膜质，小花白色或淡红色生于枝顶，头状花序再组成圆锥状或伞房状，花被5深裂，裂片在果时稍增大。瘦果卵形，具三棱，黑色，光亮。花期8~10月。
生境分布　生于向阳草坡、林边、路旁。分布于江西、福建、湖北、湖南、广西、广东、四川及贵州等省区。
采收加工　四季可采，洗净，晒干或鲜用。
性味功能　味酸甘，性凉。有清热解毒，利湿消滞，凉血止痒，明目退翳的功能。
炮　　制　除去杂质，整理洁净，切成长段，干燥。
主治用法　用于痢疾，肠炎，消化不良，肝炎，感冒，扁桃体炎，咽喉炎，白喉，角膜云翳，阴道炎，乳腺炎，疖肿，小儿脓疱疮，湿疹，毒蛇咬伤。用量15~30g；水煎服。

✲ 应用
　1. 赤白痢：火炭母、海金沙各15g，水煎服。
　2. 肠炎，消化不良：火炭母、小凤尾、布渣叶各18g，水煎服。
　3. 疖肿、湿疹：火炭母鲜叶150g，水煎服；另取鲜全草捣烂，敷患处。

鸡蛋花

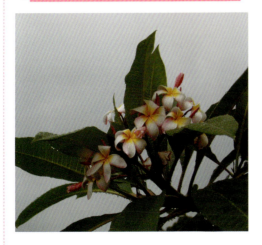

基　　源　为夹竹桃科植物鸡蛋花的花。
原植物　落叶灌木或小乔木。小枝肥厚，带肉质，光滑无毛，折断有白色乳汁流出。叶互生，集生于枝顶，厚纸质，长圆状倒披针形至长椭圆形，先端渐尖，基部狭楔形，全缘或微波状，两面光滑无毛。聚伞花序顶生，芳香；总花梗三歧，肉质，花梗淡红色；花萼裂片小，卵圆形；花冠筒圆筒状，外面白色而稍带淡红色，内面密被柔毛，花冠裂片5，宽倒卵形白色，内面基部黄色；雄蕊5，着生于花冠筒基部，花丝极短。花药果双生，圆筒状。花期5~11月。果期7~12月。
生境分布　原产墨西哥，现广植于亚洲热带和亚热带地区。福建、台湾、广东、海南、广西、云南等省区有栽培。
采收加工　夏季采摘花朵，晒干。
性味功能　味甘、性凉。有清热解暑，利湿消炎，止咳的功能。
炮　　制　采摘后，晒干。
主治用法　用于防暑，肠炎，消化不良，菌痢，传染性肝炎，支气管炎，小儿疳积。用量3~9g。

✲ 应用
　1. 细菌性痢疾：鸡蛋花、木棉花、金银花各9g，水煎服。
　2. 夏季腹泻或痢疾：鸡蛋花干品12~15g，水煎服。

85

鸡冠花

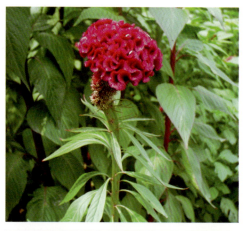

基　　源　为苋科植物鸡冠花的干燥花序。
原植物　一年生草本。植株无毛。茎直立，粗壮。叶卵形或卵状披针形，顶端渐尖，基部渐狭，全缘。花多数，密生成扁平肉质鸡冠状、卷冠状或羽毛状的穗状花序，中部以下多花。苞片、小苞片和花被片红色、紫色、黄色、淡红色，干膜质，宿存。胞果卵形，包于宿存的花被内。花果期7~10月。
生境分布　栽培于全国各地。
采收加工　秋季花盛开时采收，晒干。
性味功能　味甘，性凉。有清热利湿，凉血，收涩止血，止带，止痢的功能。
炮　　制　鸡冠花：除去杂质及残茎，切段。
　　鸡冠花炭：取净鸡冠花，照炒炭法炒至焦黑色。
主治用法　用于吐血，崩漏，便血，痔漏下血，赤白带下，久痢不止。用量6~12g。

＊应用

1. 痔漏下血：鸡冠花、凤眼草各50g。研末，水煎，热洗患处。
2. 赤白下痢：鸡冠花，煎酒服。
3. 下血脱肛：鸡冠花、防风。研末，糊丸，米汤服。
4. 青光眼：鸡冠花、艾根、牡荆根各15g。水煎服。

积雪草

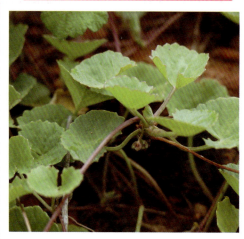

基　　源　为伞形科植物积雪草的干燥全草。
原植物　别名：铜钱草、半边碗、半边钱。多年生匍匐草本。单叶互生，圆形或肾形，边缘有粗锯齿。伞形花序单生或2~5个簇生叶腋；总苞片2，卵形，每个伞形花序有花3朵，花白色，萼齿不显；花瓣5，顶端微向内弯曲；雄蕊5；子房下位。双悬果扁圆形，侧面扁压，幼时有柔毛，成熟时光滑，主棱线形，有网状纹相连。花期5~6月，果期7~8月。
生境分布　生于路旁、田边、山坡等阴湿处。分布于江苏、安徽、浙江、江西、湖南、湖北、福建、台湾、广东、广西、陕西、四川、云南等省区。
采收加工　夏秋二季采收全株，晒干。
性味功能　味甘、微苦、辛，性凉。有清湿解毒，利尿，消肿，凉血的功能。
炮　　制　除去泥沙杂质，洗净，切段，晒干。
主治用法　用于湿热黄疸，肝炎，胸膜炎，咽喉肿痛，痈疮肿毒，跌打损伤，毒蛇咬伤，疔疮溃疡。用量15~30g。

＊应用

1. 黄疸：鲜积雪草100g，天胡荽50g。水煎服。
2. 哮喘：积雪草50g，黄疸草、薜荔藤各15g。水煎服。
3. 痢疾：鲜积雪草、凤尾草、紫花地丁各100g。水煎服。
4. 跌伤肿痛、疔疮肿毒：积雪草30g。水煎服。或鲜积雪草100g，捣烂敷患处。

蒺藜

基　源　为蒺藜科植物蒺藜的干燥成熟果实。

原植物　别名：刺蒺藜、硬蒺藜。一年生草本。茎平卧，被长柔毛或长硬毛，枝长20~60cm，偶数羽状复叶，小叶对生，矩圆形或斜短圆形，先端锐尖或钝，基部稍偏斜，被柔毛，花腋生花黄色；萼片5，宿存；花瓣5；基部有鳞片状腺体，子房5棱，柱头5裂，每室3~4胚珠。果有分果瓣5，无毛或被毛，中部边缘及下部各有锐刺2枚。

生境分布　生于沙地、荒地、山坡等。全国各地均有分布。

采收加工　秋季果实成熟时采割植株，晒干，打下果实。

性味功能　味苦、辛，性温。有平肝解郁，活血祛风，明目，止痒的功能。

炮　制　蒺藜：漂去泥沙，除净残留的硬刺。

盐蒺藜：取去刺的蒺藜，用盐水拌匀，闷透，置锅内用文火炒至微黄色，取出，晒干。

主治用法　用于头痛眩晕，胸胁胀痛，乳汁不下，目赤翳障，皮肤瘙痒，经闭。用量6~9g。孕妇慎用。

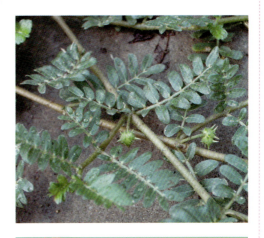

❋ 应用

1. 老年慢性气管炎：蒺藜，制糖浆服。
2. 风疹瘙痒：蒺藜、防风、蝉蜕各9g，白鲜皮、地肤子各12g。水煎服。
3. 急性结膜炎：蒺藜12g，菊花6g，青葙子、木贼、决明子各9g。水煎服。
4. 高血压，目赤多泪：蒺藜15g，菊花12g，决明子30g，甘草6g。水煎服。

蕺菜（鱼腥草）

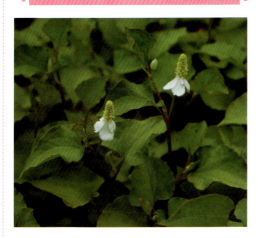

基　源　鱼腥草为三白草科植物蕺菜的地上部分。

原植物　多年生草本。全株有鱼腥臭味，茎下部伏地。托叶膜质，线形；单叶互生，心形或宽卵形，先端短渐尖，基部心形，全缘，上面绿色，下面常紫红色，有多数腺点，叶脉5~7条，脉上有柔毛；下部叶常与叶柄合生成鞘，有缘毛。穗状花序顶生，与叶对生；花白色。蒴果卵形。花期5~7月。果期7~9月。

生境分布　生于水边、林缘及林下阴湿地。分布于陕西、甘肃、河南及长江以南部各省区。

采收加工　夏秋季生长茂盛花穗多时采割，晒干或鲜用。

性味功能　味辛，性凉；有小毒。有清热解毒，利水消肿的功能。

主治用法　用于肺脓疡，痰热咳嗽，肺炎，水肿，脚气，尿道感染，白带过多，痈疖肿毒，化脓性中耳炎，痢疾，乳腺炎，蜂窝组织炎，毒蛇咬伤等。

❋ 应用

1. 肺脓疡，大叶性肺炎：鱼腥草30g，桔梗15g。水煎服。
2. 肾炎水肿，小便不利：鱼腥草、旱莲草各18g，冬葵子、土茯苓各30g，甘草0.5g。水煎服。
3. 急性肠炎、痢疾：鱼腥草。水煎服。
4. 肺痈：鱼腥草、筋骨草各15g。水煎服。
5. 百日咳：鱼腥草、鹅不食草各15g。冰糖水煎服。

蓟（大蓟）

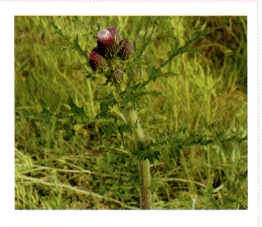

基　　源　　大蓟为菊科植物蓟的地上部分或根。

原 植 物　　别名：将军草、山萝卜、牛口刺。多年生草本。根长纺锤形或长圆锥形，簇生。茎直立，有细纵纹，被白色或黄褐色丝状毛。基生叶有柄，开花时不凋落，叶片倒披针形或倒卵状椭圆形，羽状深裂，裂片5~6对，边缘齿状，齿端具刺，上面疏生丝状毛，下面沿脉有丝状毛；中部叶无柄，基部抱茎，羽状深裂，边缘有刺；上部叶渐小。头状花序单一或数个生于枝端集成圆锥状；总苞钟状，被丝状毛；花两性，全部为管状花，花冠紫红色，瘦果长椭圆形。花期5~8月。果期6~8月。

生境分布　　生于山坡、路边。分布南方大部分地区。

采收加工　　夏、秋季割取地上部分；或秋季挖根，晒干。

性味功能　　味甘、苦，性凉。有凉血止血，散瘀消肿的功能。

炮　　制　　大蓟：拣去杂质，清水洗净，润透，切段，晒干。大蓟炭：取净大蓟置锅内用武火炒至七成变黑色，存性，过铁丝筛，喷洒清水，取出晒干。

主治用法　　用于衄血、吐血、便血、尿血，崩漏，痈肿疮疖，肝癌，膀胱癌。用量9~15g。

✻ 应用

1. 功能性子宫出血，月经过多：大蓟、小蓟、茜草、炒蒲黄各9g，女贞子、旱莲草各12g。水煎服。

2. 吐血、咳血：大蓟、侧柏叶、白茅根、仙鹤草各9~15g。水煎服。

檵木

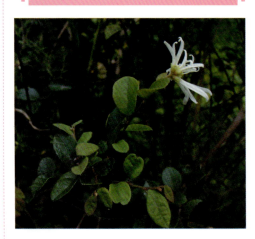

基　　源　　檵木叶为金缕梅科植物木的叶。

原 植 物　　别名：清明花、坚漆。落叶灌木或小乔木。叶互生；革质，卵圆形或椭圆形，先端锐尖，基部钝，不对称，全缘或稍有齿，上面叶深绿色，被疏毛，下面浅绿色，密生星状柔毛。花两性，3~4朵簇生；花瓣4，淡黄色，线形；雄蕊4；子房半下位。蒴果开裂。种子2，长圆形。花期4~5月。果期8~9月。

生境分布　　生于山坡、疏林下或灌木丛中。分布于长江以南各省区。

采收加工　　叶、花夏季采收，鲜用或晒干用。

性味功能　　味苦、涩，性平。有收敛止血，解毒涩肠的功能。

炮　　制　　茎杆挖根，晒干后炕干。

主治用法　　用于吐血、咯血，崩漏下血，泄泻，痢疾，烧烫伤。用量15~30g，水煎服。

✻ 应用

1. 子宫出血：檵木叶、大血藤各30g，水煎服。

2. 急、慢性痢疾、腹泻：檵木叶制成抗泻痢片，每片重0.27g，每日3~4次，每次5片。

3. 外伤出血：檵木花适量，研末敷患处。

附注：其根亦作药用，根全年均可采挖。味苦，性温。有行气祛瘀的功能。用于血瘀经闭，跌打损伤，慢性关节炎，外伤出血。用量9~15g。

荚果蕨(贯众)

基源 贯众为球子蕨科植物荚果蕨带叶柄基的干燥根茎。

原植物 别名：小贯众。多年生草本。根状茎短而直立，鳞片棕色，膜质。叶二型，莲座状。营养叶柄密被鳞片；叶披针形，2回羽状深裂；羽片40~60对，互生，线状披针形至三角状耳形，边缘有波状圆齿或两侧基部全缘；叶脉羽状，分离。孢子叶狭倒披针形，一回羽状，羽片两侧向背面反卷成荚果状，深褐色。叶脉先端突起成囊托。孢子囊群圆形，具膜质盖。

生境分布 生于林下。分布于东北、华北及陕西、四川、西藏等省区。

采收加工 夏、秋采挖，削去叶柄，须根，除净泥土，晒干。

性味功能 味苦，性微寒；有小毒。有清热解毒，止血，凉血，杀虫的功能。

主治用法 用于虫积腹痛，热毒疮疡，痄腮肿痛，蛔虫，崩漏及流感等。用量4.5~9g。孕妇慎服。生用清热解毒，炒炭用止血。

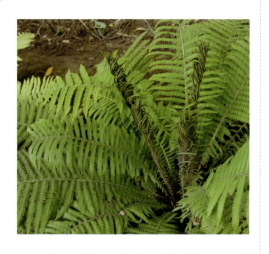

※ 应用

1. 预防感冒：贯众9g。水煎服。
2. 预防流行性脑脊髓膜炎：贯众2g，制成粉剂或片剂，内服。
3. 胆道蛔虫病：贯众、苦楝皮各15g。水煎服。
4. 血痢不止：贯众15g，酒煎服。

假贝母(土贝母)

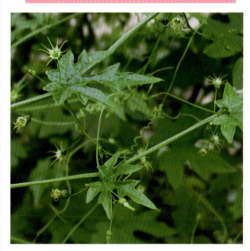

基源 土贝母为葫芦科植物假贝母的干燥块茎。

原植物 别名：大贝母、土贝母。攀援草本。鳞茎肥厚，肉质，白色，扁球形。叶心形或卵形，掌状5深裂，再3~5浅裂，先端尖，基部心形，被短硬毛。花单性，雌雄异株，圆锥花序腋生或有时单生；花冠和花萼相似。蒴果，长圆形，顶端盖裂。种子6，棕黑色，有膜质翅。花期6~7月。果期8~9月。

生境分布 生于阴坡、林下。分布于辽宁、河北、河南、山东、山西、陕西、甘肃、云南等省区。

采收加工 秋季采挖，洗净，掰开，煮至无白心，取出，晒干。

性味功能 味苦，性微寒。有清热解毒，散结消肿的功能。

炮制 除去杂质，洗净，干燥，用时捣碎。

主治用法 用于乳痈，瘰疬，颈淋巴结结核，慢性淋巴结炎，肥厚性鼻炎，疮疡肿毒，外用于外伤出血，蛇虫咬伤。用量4.5~9g。外用适量，研末敷或熬膏外贴。

※ 应用

1. 乳痈初起，红肿热痛：土贝母、白芷各1.5g。研末，陈酒热服。
2. 颈淋巴结核未溃破：土贝母9g，水煎服;同时土贝母30g研粉，醋调外敷患处。
3. 刀伤、箭伤：土贝母，研细末，敷伤处。
4. 毒蛇咬伤，外伤出血：土贝母9g。研末敷患处。

姜（干姜，生姜）

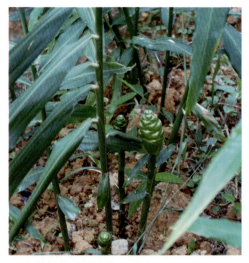

基　　源　　干姜为姜科植物姜的干燥根茎；生姜为姜的新鲜根茎。

原 植 物　　多年生草本。根茎肉质，肥厚，有分歧，芳香辛辣。叶二列，叶鞘抱茎，叶舌膜质，披针形，花葶自根茎抽出；穗状花序椭圆形；苞片淡绿色，药冠黄绿色，3裂片，有紫色条纹和淡黄色斑点，花期7~9月。

生境分布　　我国大部分地区有栽培。

采收加工　　干姜冬至霜降前采挖根茎，干燥为干姜。生姜：埋于沙土中鲜用生姜。

性味功能　　干姜味辛，性热。有温中散寒，回阳通脉，燥湿的功能。生姜味辛，性微温。有发汗解表，温中止呕，解毒的功能。

炮　　制　　净制：除去杂质。

主治用法　　干姜用于脘腹冷痛，肢冷脉微，痰饮喘咳。生姜用于风寒感冒，咳嗽，胃寒呕吐。用量3~9g。

＊ 应用

1. 慢性胃炎、慢性结肠炎、消化不良：干姜9g，党参、白术各12g，炙甘草6g，水煎服。
2. 慢性气管炎：干姜3g，茯苓15g，桂枝4.5g，五味子9g，细辛1.5g。水煎服。
3. 风寒感冒：生姜6g，加红糖。水煎服。

姜黄（郁金，姜黄）

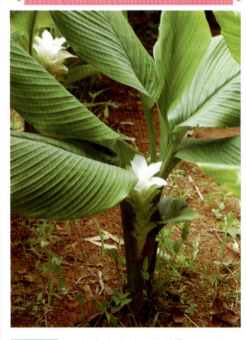

原 植 物　　别名：黄丝郁金、郁金、黄姜。多年生草本。块根纺锤形。根茎肥厚，卵形或圆锥形，侧根茎指状，断面橙黄色。叶二列，叶狭椭圆形，先端渐尖，基部狭，下延至叶柄。叶面无毛，穗状花序于叶鞘中央抽出，冠部苞片粉红色或淡红紫色；花萼绿白色，有3齿；花冠管漏斗形，喉部密生柔毛，淡黄色，先端兜状；侧生退化雄蕊花瓣状，黄色。花期7~8月。

生境分布　　栽培于肥沃田园。分布于陕西、江西、福建、台湾、湖北、广东、海南、广西、四川、云南等省区。

采收加工　　冬末春初采挖，块根蒸至透心，干燥为郁金；根茎蒸至透心，干燥为姜黄。

性味功能　　味辛、苦，性寒。有解郁，行气化瘀，止痛，化痰，凉血清血，利胆退黄的功能。

炮　　制　　姜黄：拣去杂质，用水浸泡，捞起，润透后切片，晒干。
　　　　　　片姜黄：拣去杂质及残留须根，刷洗泥屑，晒干。

主治用法　　郁金用于胸胁胀痛，胸腔痞闷，痛经，月经不调，产后瘀阻腹痛，吐血，衄血，尿血，黄胆，热病神昏，癫痫。用量3~9g。

基　　源　　郁金为姜科植物姜黄的干燥块根，姜黄其干燥根茎。

绞股蓝

基　　源　为葫芦科植物绞股蓝的干燥全草。

原 植 物　多年生草质藤本。茎细长，节部具疏生细毛。叶互生，由3~7小叶组成鸟趾状复叶，小叶卵状长椭圆形或卵形，先端圆钝或短尖，基部楔形，下面脉上有短毛，两侧小叶成对。圆锥花序腋生；花单性，雌雄异株；花萼细小；花冠裂片披针形，先端尾状长尖。浆果圆形，绿黑色，上半部具一横纹。种子长椭圆形，有皱纹。

生境分布　生于山间的阴湿环境。分布于长江以南各省。

采收加工　秋季采集，洗净，晒干。

性味功能　味苦，性寒。有清热解毒，止咳祛痰，抗癌防老，降血脂的功能。

主治用法　用于治疗慢性支气管炎，传染性肝炎，肾盂炎，胃肠炎。绞股蓝总甙治高血脂症。用量0.75~1g。

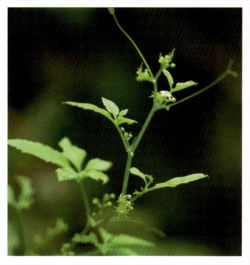

※ 应用

1. 慢性支气管炎：绞股蓝15g，甘草3g。水煎服。
2. 传染性肝炎：绞股蓝15g。水煎代茶饮。
3. 高脂血症：绞股蓝总甙。
4. 高血压：绞股蓝、枸杞子、菊花、甘草，泡水当代饮。

金莲花

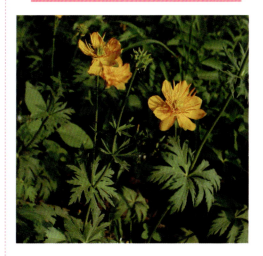

基　　源　为毛茛科植物金莲花的干燥花。

原 植 物　别名：金梅花、金疙瘩。多年生草本。基生叶1~4，五角形，三全裂，边缘具锯齿；侧裂片二深裂近基部。花单生或2~3朵组成聚伞花序，金黄色，3浅裂；花瓣18~21；雄蕊多数。果。种子近倒卵形，黑色，光滑，具4~5棱角。花期6~7月，果期8~9月。

生境分布　生于山地草坡或疏林下。分布于吉林、辽宁、内蒙古、河北、河南、山西等省区。

采收加工　夏季开花时采摘，阴干。

性味功能　味苦，性凉。有清热解毒的功能。

炮　　制　将原药拣去杂质，筛去灰屑。

主治用法　用于上呼吸道感染，扁桃体炎，泌尿系统感染，急性淋巴管炎等。用量3~6g，水煎服。

※ 应用

1. 扁桃体炎、咽炎及上呼吸道感染：金莲花片，每天3次，每次3~4片，小儿酌减。
2. 急性中耳炎、急性鼓膜炎、急性结膜炎、急性淋巴管炎：金莲花、菊花各9g，生甘草3g。水煎服。
3. 急性扁桃体炎：金莲花、鸭跖草各3g，开水沏，常渴并可含漱。
4. 咽喉肿痛：金莲花、菊花、金银花各6g，水泡当茶饮。

金毛狗脊（狗脊）

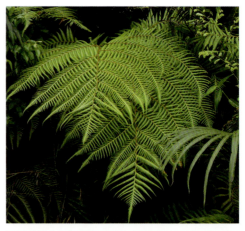

基源　狗脊为蚌壳蕨科植物金毛狗脊的根茎。

原植物　别名：金毛狗、金毛狮子、猴毛头。多年生大型蕨类植物。根茎粗壮，顶端同叶柄基部密生金黄色长柔毛，有光泽。叶片大，三回羽状分裂；末回裂片线形略呈镰刀形。叶革质或厚纸质。孢子囊群生于下部小脉顶端，囊群盖坚硬，棕褐色，横长圆形，两瓣状，成熟时张开如蚌壳。

生境分布　生于沟边及林下阴处。分布于南方大部分省区。

采收加工　全年可采挖根茎，切片晒干，为生狗脊。或蒸后，晒至六七成干时，再切片晒干，为熟狗脊。

性味功能　味苦、甘，性温。有补肝肾，强腰膝，除风湿的功能。

炮制　取砂子置锅内炒至轻松，加入拣净的狗脊，用武火炒至鼓起并显深黄色，取出，筛除砂子，风晾后，撞去或刮净黄绒毛。

主治用法　用于风寒湿痹，腰背强痛，足膝无力，小便失禁，白带过多。用量4.5~9g。肾虚有热，小便不利或短涩黄赤，口苦舌干者忌服。

❋ 应用

1. 外伤出血，创口不愈溃疡：狗脊，研末，撒敷患处。
2. 风寒骨痛，腰肌劳损，半身不遂：狗脊15g，水煎服。或浸酒服。
3. 风湿性关节炎：狗脊15g，石楠藤9g，酒水各半煎服。
4. 腰腿痛：狗脊、何首乌、茜草、牛膝、杜仲、五加皮各9g，水煎服。

金钱松（土荆皮）

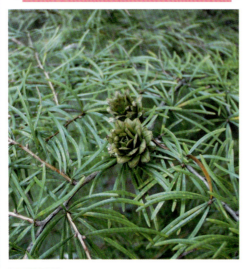

下垂，黄色；雌球花单生短枝顶端，苞鳞大于珠鳞。球果卵圆形，种翅稍厚。花期4~5月。果期10~11月。

生境分布　喜生于向阳处。分布于江苏、浙江、福建、安徽、江西、湖南及湖北、广东等省区。

采收加工　多于5月剥取根皮或近根树皮，晒干。

性味功能　味辛，性温，有毒。有祛湿止痒的功能。

主治用法　外用于手脚癣，神经性皮炎，湿疹，癞痢头。外用适量。浸醋或酒涂擦或研末调敷。

基源　土荆皮为松科植物金钱松的根皮或近根树皮。

原植物　高大落叶乔木。茎干直立，枝轮生，平展；叶在长枝上螺旋状散生，在短枝上15~30片簇生，呈辐射状。叶线形，先端尖，基部渐狭。花单性，雌雄同株；雄花柔荑状，

❋ 应用

1. 头癣：土荆皮30g，地榆末12g，烧酒浸七天，蘸酒搽患处。
2. 阴囊湿疹：土荆皮6g，浸白酒1~2天，外搽患处。
3. 神经性皮炎，湿疹：土荆皮研粉，以醋调敷患处。
4. 癣疥、皮肤真菌：土荆皮酒浸或水煎，洗敷患处。

金荞麦

基源 为蓼科植物金荞麦的根茎。

原植物 别名:野荞麦、金锁银开、荞麦三七。多年生草本。主根粗大,呈结节状,横走,红棕色。茎直立,常微带红色。叶互生,具长柄,托叶鞘筒状,膜质,灰棕色;叶片戟状三角形,先端长渐尖或尾尖状,基部戟状心形。花小,聚伞花序顶生或腋生,花被片5,白色;小坚果卵状三角棱形,平滑,角棱锐利。花期7~9月,果期10~11月。

生境分布 生于荒地、路旁、河边湿地。分布于我国大部分省区。

采收加工 秋季挖其根茎,洗净,阴干。

性味功能 味涩、微辛,性凉。有清热解毒,清肺排痰,排脓消肿,祛风化湿的功能。

炮制 除去杂质,洗净,润透,切厚片,晒干。

主治用法 用于肺脓疡,咽炎,扁桃体炎,痢疾,无名肿毒,跌打损伤,风湿关节炎等。用量15~45g。

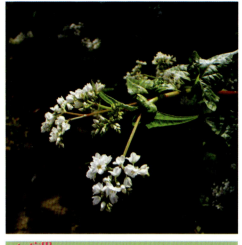

※ 应用

1. 肺脓疡:金荞麦45g。水煎服。
2. 细菌性痢疾,阿米巴痢疾:金荞麦、焦山楂各15g,生甘草6g。水煎服。
3. 白喉,咽炎,扁桃体炎:金荞麦、土牛膝各15g。水煎服。
4. 肺炎,慢性气管炎:金荞麦30g。水煎服。

金樱子

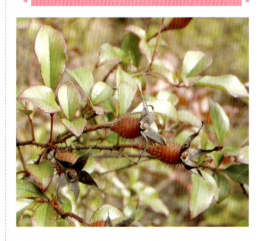

基源 为蔷薇植物金樱子的果实。

原植物 别名:糖罐子(浙江)、刺梨(福建)。攀援灌木。有倒钩状皮刺和刺毛。叶单数羽状互生,小叶3~5,椭圆状卵形或披针状卵形,革质,先端尖,基部宽楔形。花大,单生于侧枝顶端,有直刺;花托膨大,有细刺;萼片5,宿存;花瓣5,白色。蔷薇果梨形或倒卵形,黄红色,外有直刺,顶端有长弯宿萼,瘦果多数。花期3~4月。果期6~12月。

生境分布 生于向阳多石山坡灌木丛中,山谷旁。分布于华东、华中、华南及四川、贵州、云南等地区。

采收加工 10~11月采收成熟果实,晒干后放桶内,搅动,擦去毛刺。

性味功能 味酸、甘、涩,性平。有益肾,涩精,止泻,缩尿,止带的功能。

炮制 金樱子:除去杂质,洗净,干燥。

金樱子肉:取净金樱子,略浸,润透,纵切两瓣,除去毛、核,干燥。

主治用法 用于遗精滑精,遗尿,尿频,崩漏带下,久泻久痢,子宫脱垂等症。用量6~12g。

※ 应用

1. 慢性痢疾:金樱子、莲子、芡实。水煎服。
2. 子宫脱垂:金樱子,浓煎服。
3. 肾虚遗精、尿频:金樱子、芡实各3g,酒糊为丸,米汤或温开水送下。
4. 脾虚泄泻:金樱子、党参、茯苓、莲子、芡实、白术各3g。水煎服。

荆芥

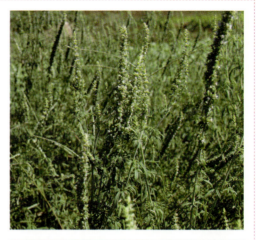

基　　源　为唇形科植物荆芥的干燥全草或花穗。

原植物　别名：香荆芥、四棱杆蒿。一年生草本，有强烈香气，被灰白色短柔毛。茎直立，四棱形，上部多分枝。叶对生，羽状深裂，线形，全缘，背面具凹陷腺点。轮伞花序；花小，浅红紫色，花萼漏斗状，倒圆锥形，有白色柔毛及黄绿色腺点；花冠二唇形，3裂。小坚果，卵形或椭圆形，光滑，棕色。花期6～7月。果期8～9月。

生境分布　生于田边、路旁，我国大部分地区多有栽培。

采收加工　秋季分别采收全草和花穗，晒干。

性味功能　味辛，性微温。生用有解表散风，透疹的功能。炒炭有止血的功能。

炮　　制　去泥屑杂草，切除残根，抢水洗净，取出将穗头朝上竖放，待水沥干，切0.3–0.5cm段片，晒干。

主治用法　用于感冒，发热，头痛，咽喉肿痛，麻疹不透，荨麻疹初期，疮疡初起，瘰疬等。炒炭用于吐血、衄血、便血、崩漏、产后血晕等。用量4.5～9g。

※ 应用

1. 风热感冒，流感早期：荆芥、防风、羌活、独活、柴胡、前胡、枳壳、茯苓、桔梗各6g，川芎、甘草各3g。水煎服。
2. 咽炎、扁桃体炎：荆芥、桔梗、生甘草。水煎服。
3. 大便下血：荆芥炭、槐花炭。水煎服。
4. 荨麻疹、风疹：荆芥、薄荷、防风。水煎洗患处。

桔梗

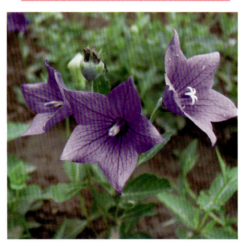

基　　源　为桔梗科植物桔梗的根。

原植物　别名：铃铛花、和尚头花、苦菜根多年生草本，有白色乳汁。根肥大肉质，长圆锥形，顶端根茎部（芦头）有半月形茎痕。茎直立。中下部叶轮生或互生，卵形、披针形，边缘有细锯齿。花1至数朵生于茎和分枝顶端；花萼钟状，有白粉，裂片5，三角状披针形；花冠钟状，蓝色或蓝紫色，5裂；雄蕊5；子房下位。蒴果倒卵形，顶端5瓣裂。种子褐色，3棱。花期7～9月。果期8～9月。

生境分布　生于山地草丛、灌丛中或沟旁。全国各地有栽培。

采收加工　春、秋季采挖，趁鲜用竹制品刮去外皮，晒干或烘干。

性味功能　味苦、辛，性平。有宣肺祛痰，利咽排脓的功能。

炮　　制　除去杂质，洗净，润透，切厚片，干燥。

主治用法　用于咳嗽痰多，胸闷不畅，咽喉肿痛，肺痈吐

※ 应用

1. 感冒咳嗽，肺炎咳嗽：桔梗、金银花、连翘、甘草荆芥穗。水煎服。
2. 急性扁桃体炎、急性咽炎、喉炎，失音：桔梗、荆芥、薄荷、甘草、诃子、木蝴蝶。水煎服。
3. 肺脓肿：桔梗、鱼腥草各15g。水煎服。
4. 猩红热：桔梗。水煎服。

菊（菊花）

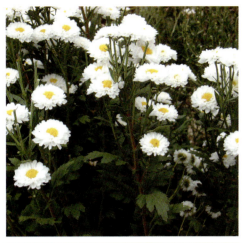

基　　源　菊花为菊科植物菊的花序。

原植物　别名：白菊花、杭菊、滁菊、怀菊、药菊、川菊。多年生草本，全株有白色绒毛。叶互生，卵圆形或卵状披针形，羽状浅裂，边缘有粗大锯齿或深裂。头状花序单生或数个顶生或腋生；总苞片3~4层半球形，外层苞片绿色，线形，中层苞片阔卵形，内层苞片干膜质长随圆形；花托半球形；边缘舌状花雌性，花冠白色、黄色、淡红色或淡紫色；管状花黄色。花果期9~10月。

生境分布　主产于河北、河南、安徽、江苏、浙江等省区。

采收加工　霜降前花盛开时，晴天采收，晒干。

性味功能　味甘、苦，性微寒。有散风清热，平肝明目，降压功能。

炮　　制　晒干用；亦可用鲜品。

主治用法　用于风热感冒，头痛眩晕，耳鸣，目赤肿痛，眼花目昏，疔疮，肿毒，结膜炎，高血压等。用量6~18g。

＊应用

1. 外感风热：菊花、桑叶、薄荷。水煎服。
2. 结膜炎：菊花、白蒺藜、木贼，水煎热气熏眼。
3. 高血压头痛：菊花、夏枯草、钩藤。水煎服。
4. 头晕眼花：菊花、茯苓、泽泻、山萸肉、枸杞子、淮山药、熟地、丹皮各6g。水煎服。

卷丹（百合）

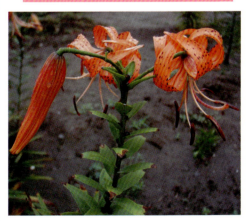

基　　源　百合为百合科植物卷丹的鳞茎。

原植物　多年生草本。鳞茎宽卵状扁球形，白色，鳞片叶宽卵形。茎直立，常带紫色条纹，具白色毛。叶互生，长圆状披针形或披针形，两面近无毛，叶缘具乳头状突起，上部叶腋具珠芽。花3~6朵或更多，苞片叶状，卵状披针形；花下垂，花被片披针形，反卷，橙红色，具紫黑色斑点；雄蕊6，淡红色；子房圆柱形，3裂。蒴果，狭长卵形。花期7~8月，果期8~10月。

生境分布　生于山坡草地、林缘路旁，或有栽培。分布于河北、山西、甘肃、青海、河南、山东及长江以南各省区。

采收加工　7~9月植物枯萎时，挖取鳞茎，除去地上部分，洗净，剥取鳞叶，置沸水中稍烫后，晒干、烘干或硫磺熏后晒干。生用或密炙百合用。

性味功能　味微苦，性平。有养阴润肺，清心安神的功能。

炮　　制　百合：拣去杂质、黑瓣，簸除灰屑。

蜜百合：取净百合，加炼熟的蜂蜜与开水适量，拌匀，稍闷，置锅内用文火炒至黄色不沾手为度，取出，放凉。

主治用法　用于阴虚久咳，痰中带血，虚烦惊悸，失眠多梦，精神恍惚。用量4.5~9g。

＊应用

1. 阴虚久咳，痰中带血：百合、款冬花等分。研末，姜汤咽下。
2. 神经衰弱，心烦失眠：百合仁、酸枣各15g，远志9g。水煎服。
3. 肺病吐血：鲜百合捣汁，和水饮之，亦可煮食。

苦参

基　　源　为蝶形花科植物苦参的干燥根。
原植物　别名：野槐、山槐、地参。草本或亚灌木。根圆柱形，黄色，味苦。茎具纵棱，幼时疏被柔毛，后无毛。奇数羽状复叶，叶轴被细毛；托叶披针状线形，小叶6~12对，线状披针形或窄卵形，互生或近对生，纸质，上面无毛，下面被灰白色短柔毛或近无毛。总状花序顶生，花淡黄白色。荚果圆柱形，种子间稍缢缩，呈不明显串珠状，先端有长喙。种子1~5粒，近球形，棕黄色。花期6~7月，果期8~9月。
生境分布　生于山地、平原。分布于全国大部分地区。
采收加工　春、秋季采挖，趁鲜切片，干燥。
性味功能　味苦，性寒。有清热利尿，燥湿，杀虫的功能。
炮　　制　除去地上部，将根挖出，除去细根，洗净晒干；或趁鲜切片晒干。
主治用法　用于血痢，便血，黄疸，浮肿，小便不利，肠炎；外用于湿疹，湿疮，皮肤瘙痒，滴虫性阴道炎。用量3~10g，水煎服。外用适量，煎水洗患处。

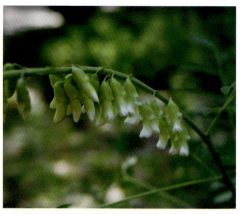

＊ 应用

1. 热毒痢疾：苦参30g，木香、生甘草各3g，水煎服。
2. 黄疸，尿赤：苦参、龙胆草各3g，生栀子9g，水煎服。
3. 外阴瘙痒、急性湿疹：苦参50g，水煎熏洗。
4. 急性菌痢，阿米巴痢疾：苦参9g，水煎服。
5. 荨麻疹：苦参10g，水煎服。

苦木

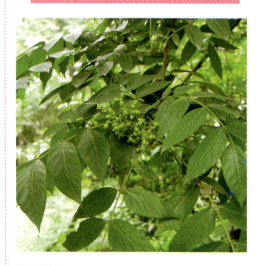

基　　源　为苦木科植物苦木的枝和叶。
原植物　别名：苦皮树、苦胆木、苦皮子。落叶小乔木或灌木。树皮有灰色皮孔和斑纹，单数羽状复叶互生：小叶9~15，对生；卵形或卵状椭圆形，先端锐尖，基部楔形，偏斜，边缘有钝锯齿。聚伞花序腋生，有花6~8朵；花杂性异株，黄绿色，簇生，萼片4~5，花瓣4~5。核果倒卵形，3~4个并生，蓝绿色至红色。花期5~6月。果期8~9月。
生境分布　生于山坡、林缘及路旁。分布于全国大部分地区。
采收加工　夏、秋二季采收，干燥。
性味功能　味苦，性寒；有毒。有清热燥湿，解毒，杀虫的功能。
炮　　制　除去杂质，枝洗净，润透，切片，晒干；叶喷淋清水，稍润，切丝，晒干。
主治用法　用于菌痢，胃肠炎，胆道感染，蛔虫病，急性化脓性感染，疥癣、湿疹，烧伤、毒蛇咬伤等症。用量0.35~1.5g。外用适量，捣烂外敷或煎水洗。

＊ 应用

1. 阿米巴痢疾：苦木1g、石榴皮15g，竹叶椒根9g，水煎，分2次服。
2. 菌痢：苦木61g研粉，分3~4次吞服。
3. 痈疖肿毒，疥癣：苦木适量，煎水外洗患处。
4. 烧伤、毒蛇咬伤：苦木，研末涂敷患处。

款冬（款冬花）

基　　源　款冬花为菊科植物款冬的花蕾。
原 植 物　别名：冬花多年生草本。叶由根茎部生出。叶柄有白色茸毛。叶阔心形或肾形，先端近圆形或钝尖，基部心形，边缘有波状疏锯齿。花先叶开放，黄色；花葶数个，白色茸毛；有鳞片状苞叶 10 多片，椭圆形，有茸毛；雌性花舌状；中央管状花两性，先端 5 裂。瘦果长椭圆形，冠毛淡黄色。花期 2~3 月。果期 4 月。
生境分布　生于河边，沙地。栽培或野生。分布于华北、西北及河南、湖北、湖南、四川、西藏等省、自治区。
采收加工　花未出土时采挖花蕾，阴干。
性味功能　味辛、甘，性温。有润肺止咳，化痰平咳的功能。
炮　　制　款冬花：拣去残梗、沙石、土块。
　　蜜冬花：取拣净的款冬花，同炼蜜加适量开水，拌匀，稍闷，放锅内用文火炒至微黄色、不粘手为度，取出放凉。
主治用法　用于急、慢性支气管炎，肺结核，咳嗽，喘咳痰多，劳嗽咯血等症。用量 10~15g。

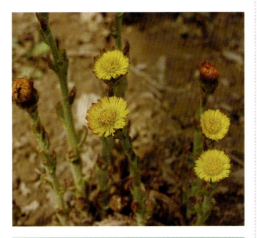

＊应用

1. 伤风感冒、上呼吸道炎而有喘咳：款冬花、五味子各 9g，苦杏仁、浙贝母、知母、桑白皮各 6g，甘草 3g。水煎服。
2. 哮喘：款冬花制成醇浸膏，内服。
3. 支气管炎，咳嗽气喘：款冬花，水煎服。
4. 肺痈咳嗽而胸满胀寒：款冬花 7.5g，炙甘草、薏苡仁各 5g，桔梗 10g。水煎服。

栝楼（天花粉）

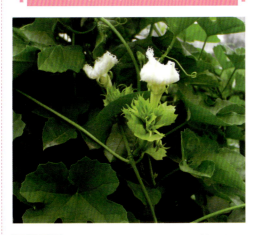

基　　源　天花粉为葫芦科植物栝楼的根。
原 植 物　多年生草质藤本。块根肥厚，圆柱形，淡棕黄色。卷须 2~3 歧。叶互生，宽卵状心形，3~5 裂，常再裂。花单性，雌雄异株；雄花 3~8 朵成总状花序；花冠白色，先端流苏。瓠果椭圆形，橙黄色。种子椭圆形，扁平，有棱线。花期 6~8 月。果期 9~10 月。
生境分布　生于山坡、草丛。分布于华北及陕西、甘肃、河南、山东、江苏、安徽、浙江、江西、湖南、湖北等省。
采收加工　秋末挖取根部，除去须根、外皮，纵剖 2~4 瓣，晒干。
性味功能　味甘、苦，性寒。有宽胸散结，清热化痰，润肺滑肠，消肿通乳的功能。
炮　　制　栝楼子：拣去杂质，簸除干瘪种子，捣扁。
　　炒栝楼子：取净栝楼子置锅内，用文火炒至微鼓起，取出放凉。
　　楼仁霜：取去壳栝楼仁，碾细，用吸油纸包裹，加热微炕，压榨去油后，再碾细，过筛。
主治用法　用于热病口渴，消渴，肺热燥咳，黄疸，乳痈，痔瘘等。用量 9~30g。孕妇忌服。

＊应用

1. 糖尿病：天花粉、天冬、麦冬各 9g，生地、熟地各 12g，西洋参、北五味子、淡竹叶、甘草各 3g，葛根 6g。水煎服。
2. 天疱疮：天花粉、滑石等分，研末，水调搽敷患处。

附注：其果实、果皮及种子作瓜蒌、瓜蒌皮、瓜蒌子使用。

阔叶十大功劳（十大功劳）

基　源　十大功劳为小檗科植物阔叶十大功劳的叶、根、茎。

原植物　常绿灌木。根粗大，黄色；茎粗壮，木材黄色。单数羽状复叶互生，小叶9~15，厚革质，侧生小叶无柄，宽卵形或卵状长圆形，顶生叶较大，具柄，先端渐尖，基部宽楔形或近圆形，边缘反卷，每边有2~8个刺状锐齿，上面蓝绿色，下面黄绿色。花褐黄色，芳香，总状花序顶生，6~9个簇生，花密聚萼片9；花瓣6；雄蕊6；子房上位。浆果卵形，暗蓝色，被白粉。花期7~8月。果熟期11至翌年3月。

生境分布　生于山坡林下及灌木丛中。分布于陕西、河南、安徽、浙江、江西、福建、湖南、湖北、四川、广东、广西等省区。

采收加工　秋、冬季砍茎杆挖根，晒干或烘干。叶全年可采，晒干。

性味功能　味苦，性寒。有清热解毒，消肿止痛，止血，健胃止泻的功能。

炮　制　取叶洗净，阴干备用。

主治用法　用于目赤肿痛，牙痛，肺结核，

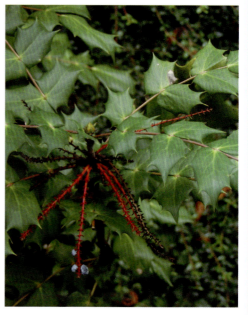

肝炎，肠炎，痢疾，湿疹，疮毒，烫火伤，风湿骨痛，跌打损伤等症。用量6~9g。

辣椒

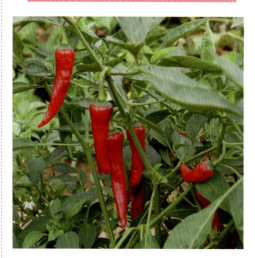

基　源　为茄科植物辣椒的果实，其根茎枝也入药。

原植物　别名：辣子、红海椒、牛角椒。单叶互生；叶片卵状披针形，全缘，先端尖，基部渐窄而下延至柄。花白色或淡黄绿色，1~3朵腋生，花梗俯垂；花萼杯状，有5~7浅裂；花冠幅状，片5~7；雄蕊5个，子房上位，2室。浆果俯垂，长指状，顶端尖而稍弯，少汁液，果皮和胎座间有空隙，熟后红色。

生境分布　我国各地广有栽培。

采收加工　6~7月果红熟时采收，晒干或鲜用。

性味功能　果：味辛，性热。有温中散寒，健胃消食的功能。根：有活血消肿的功能。

炮　制　晒干或献用。

主治用法　果：用于胃寒疼痛，胃肠胀气，消化不良；外用于冻疮，风湿痛，腰肌痛。根：外用于冻疮。外用适量，煎水患处。对胃及十二指肠溃疡、急性胃炎、肺结核及痔疮患者忌用。

> **＊ 应用**
> 1. 胃寒疼痛、气滞腹胀：辣椒粉拌菜吃。
> 2. 风湿性关节炎：辣椒20个，花椒50g，先将花椒煎水，数沸后放入辣椒煮软，取出撕开，贴患处，再用水热敷。
> 3. 冻疮：辣椒根煎水洗患处。

了哥王

基　　源　为瑞香科植物了哥王的根。

原 植 物　别名：南岭荛花、山络麻、红灯笼半。常绿小灌木。茎皮多长韧纤维。单叶对生，薄革质，倒卵形或长椭圆形，先端钝圆或短尖，基部楔形，全缘，侧脉多数，极纤细，干时褐色。花绿黄色，数朵簇生于枝端；无苞片，花被管状，先端4裂；雄蕊8，成上下二轮着生于花被管内，花丝短，花药椭圆形；花盘2深裂或成4个鳞片；子房倒卵形，1室，柱头圆头状。浆果状核果卵形或椭圆形，红色。花期5~9月，果期6~12月。

生境分布　生于山坡草地、灌木丛中。分布于长江流域以南各地及西南地区。

采收加工　全年采挖，洗净晒干或剥取皮部晒干。

性味功能　味苦、辛，性寒。有清热解毒，消肿散结、止痛的功能。

炮　　制　蒸叶可捣烂外敷或挤汁外涂。根可蒸熟，切片、晒干。蒸叶洗净，阴干，切段，备用。

主治用法　用于瘰疬，痈肿，风湿痛，肺炎，气管炎，跌打损伤等。用量3~9g。外用适量。

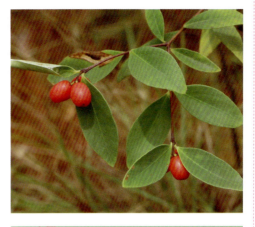

✻ 应用

1. 跌打损伤：了哥王根皮9g，研粉制成蜜丸。

2. 肺炎，气管炎：了哥王根皮注射液肌注，每次2ml。

3. 子宫颈炎：了哥王适量，水煎冲洗阴道，并宫颈湿敷。

4. 外伤出血：了哥王、断肠草各等量，水煎浓缩成浸膏，贴敷伤口，包扎。

雷公藤

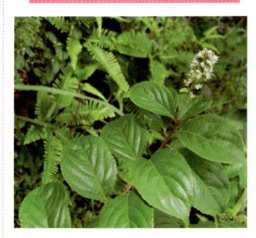

聚伞圆锥花序顶生或腋生，被锈毛；花白绿色，杂性，5数；子房三角形，柱头6浅裂。蒴果具3片膜质翅，翅上有脉5条斜生。种子1，细柱状，黑色。花期夏季。

生境分布　生于山地林缘阴湿处。分布于长江流域以南各地及西南地区。

采收加工　根秋季采，叶夏季采，花、果夏秋采收，晒干。

性味功能　味苦、辛、性凉。有大毒。有祛风，解毒，杀虫功能。

主治用法　外用于风湿性关节炎，皮肤发痒，杀蛆虫，孑孓，灭钉螺，毒鼠。不可内服。

基　　源　为卫矛科植物雷公藤的根；叶、花及果实也入药。

原 植 物　落叶蔓性灌木，长达3m。根内皮橙黄色。小枝棕红色，有4~6棱，密被瘤状皮孔及锈色短毛。单叶互生，椭圆形或宽卵形，先端短尖，基部近圆形或阔楔形，边缘具细锯齿，上面光滑，下面淡绿色，主、侧脉在上面均稍凸出，脉上疏生锈褐色柔毛。

✻ 应用

1. 头癣：雷公藤根皮研粉，调凡士林，涂患处。

2. 灭钉螺：雷公藤根皮，拌粘土、草木灰、烟草粉，撒入钉螺区。

附注：本品因有剧毒，内服必须在医师指导下进行，而且根皮必须除去，木质部用文火煎煮2小时以上方可。外用适量，捣烂敷患处，或捣汁搽患处，敷药时间不可超过半小时，否则起泡。

犁头尖

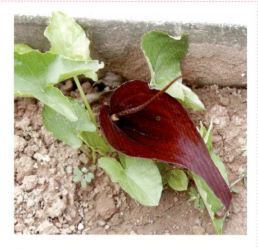

基　　源　为天南星科植物犁头尖的全草。

原 植 物　多年生草本。块茎近球形,具须根。叶基生,心状戟形至心状箭形,先端渐尖,基部裂片卵状披针形至矩圆形,全缘或近三裂。佛焰苞长15~20cm,下部管状,上部扩大成卵状披针形,苞片深紫色,上部极窄,扭卷成鞭状;肉穗花序深紫色,下部为雌花,上部分为雄花,中间不育花。浆果倒卵形。花期5~7月,果期7~9月。

生境分布　生于空旷湿地或林下、草丛中。分布于长江以南大部分省区。

采收加工　秋季采收,晒干。

性味功能　味辛,性温,有毒。有解毒,消肿,散瘀,止血的功能。

主治用法　用于毒蛇咬伤,跌打损伤,创伤出血,乳痈,疔疮,疥癣,血管瘤,腮腺炎等症。不作内服,外用适量,捣烂敷患处。

❋ 应用

1. 跌打损伤,毒蛇咬伤,创伤出血:犁头尖适量,捣烂敷患处。
2. 带状疱疹、甲沟炎:犁头尖捣烂取汁调雄黄末,擦搽患处。
3. 疔疮,疥癣、皮癣:犁头尖适量,捣烂敷患处。

鳢肠（墨旱莲）

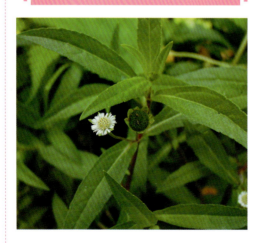

基　　源　墨旱莲为菊科植物鳢肠的地上部分。

原 植 物　别名:旱莲草一年生草本,全株被白色茸毛。茎圆柱形,有纵棱及分枝。茎叶折断后,即变蓝黑色。叶对生,几无柄,披针形或条状披针形,全缘或有细锯齿。头状花序腋生或顶生,花梗细长;总苞2层,绿色;花杂性,外围为舌状花2层,白色,雌性,发育;中央为管状花,黄绿色,两性,全育。管状花的瘦果较短粗,三棱形,舌状花的瘦果扁四棱形,黄黑色。花期7~9月,果期9~10月。

生境分布　生于路旁、田间等较阴湿处。分布于全国大部分地区。

采收加工　夏、秋季枝叶生长茂盛时割取全草,洗净晒干或鲜用。

性味功能　味甘、酸,性微寒。有补益肝肾,凉血止血的功能。

炮　　制　拣净杂质,除去残根,洗净闷透,切段晒干。

主治用法　用于肝肾阴亏,头晕目眩,鼻衄,吐血,咯血,牙龈出血,尿血,便血,崩漏,腰膝酸软,外伤出血。用量6~12g。外用适量,煎水洗或鲜品捣烂敷患处。

❋ 应用

1. 肺结核咯血:墨旱莲、白茅根,制成注射液,肌肉注射。
2. 痢疾:墨旱莲200g,糖50g,水煎服。
3. 水田皮炎:墨旱莲搓烂涂擦患处。
4. 刀伤出血:鲜墨旱莲,捣烂外敷。

连翘

基　　源　为木犀科植物连翘的果实。

原 植 物　别名：空壳，黄花条，青翘，老翘。落叶灌木。小枝节间中空，有髓。1~3三出复叶，卵形，有锐锯齿。花先叶开放，1~6花簇生叶腋。花萼基部合生成管状，4深裂；花冠金黄色，4裂。蒴果狭卵形，木质，生瘤点，顶端2裂。花期3~5月。果期7~8月。

生境分布　生于山坡灌丛、山谷疏林或草丛。多栽培。分布于全国大部分省区。

采收加工　不同成熟期采收果实，晒干。

性味功能　味苦，性微寒。有清热解毒，散结消肿的功能。

炮　　制　拣净杂质，搓开，除去枝梗。

主治用法　用于风热感冒，温病初起，咽喉肿痛，斑疹，丹毒，痈结肿毒，淋巴结结核，高烧烦渴，神昏发斑，瘰疬，尿路感染等症。用量6~15g。

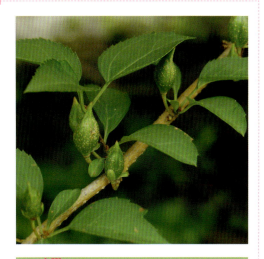

※ 应用

1. 急性肾炎：连翘18g。水煎服。
2. 血小板减少性出血性紫癜，过敏性紫癜：连翘18g。水煎服。
3. 视网膜出血：连翘18g，水煎服。
4. 咽喉肿痛：连翘、玄参、板蓝根、生地黄各9g。水煎服。

莲（莲子心，藕节，莲房，莲须，荷叶）

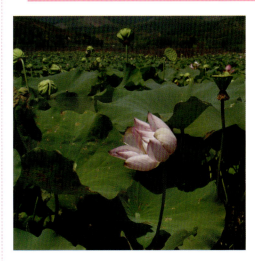

基　　源　莲子为莲科植物莲的干燥成熟种子；莲子心、藕节、莲房、莲须、荷叶均作药用。

原 植 物　水生草本。根茎肥厚，黄白色，节间膨大，纺锤形或柱状。叶柄长，中空，具黑色坚硬小刺。叶片盾状圆形，波状全缘，挺出水面。花大，粉红色或白色，芳香。坚果椭圆形或卵形。种皮红棕色。花期7~8月，果期8~9月。

生境分布　生于水田或池塘中。分布于全国大部分省区。

采收加工　秋季果实成熟时采收，除去果皮，分别干燥即可。

性味功能　味甘、涩，性平。有健脾止泻，益肾固精，养心宁神的功能。

炮　　制　略浸，润透，切开，去心，干燥。

主治用法　用于脾虚久泻，遗精带下，心悸失眠。用量6~15g。

※ 应用

1. 慢性痢疾：莲子、党参各9g，石菖蒲1.5g，黄连0.5g。水煎服。
2. 脾虚腹泻：莲子、茯苓、补骨脂、六神曲各9g，山药15g。水煎服。
3. 原发性血小板减少性紫癜：藕节、旱莲草、黄芪、大枣、生地、熟地、当归。水煎服。
4. 血淋、血痢、血崩：鲜藕节捣汁，调蜂蜜冲服。

两面针

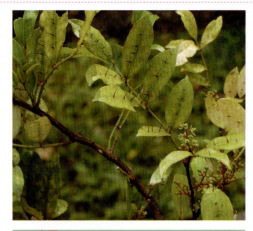

基　　源　为芸香科植物两面针的根。

原植物　别名：光叶花椒。木质藤本。植株密生皮刺，老茎有皮孔。单数羽状复叶互生，小叶7~11对生，卵形或卵状长圆形，边缘有疏圆齿或近全缘。伞房状圆锥花序腋生，花单性；萼片4，宽卵形；花瓣4，卵状长圆形。果1~4，紫红色，有粗大油腺，顶端有短喙。种子卵圆形，黑色光亮。花期3~4月。果期9~10月。

生境分布　生于山野向阳的杂木林中。分布于福建、台湾、湖南、广东、海南、广西、贵州、云南等省区。

采收加工　根全年可采挖，除去枝叶及泥土，晒干。

性味功能　味辛、苦，性微温。有小毒。有活血，行气，祛风止痛，解毒消肿的功能。

炮　　制　洗净，切片或段，晒干。

主治用法　用于风寒湿痹，胃痛，腹痛，疝痛，咽喉肿痛，牙痛，跌打损伤，毒蛇咬伤。用量根9~15g。外用适量。

❋ 应用

1. 闭经：两面针9g，甘草3g。水煎服。
2. 风湿性关节炎，腰肌劳损：两面针9g，了哥王根皮6g。酒精浸泡一周，外搽患处。
3. 牙痛，风湿骨痛：两面针根15g。研粉，敷患处。
4. 毒蛇咬伤，烫火伤，跌打损伤：两面针根15g。研细粉，敷患处。

辽藁本（藁本）

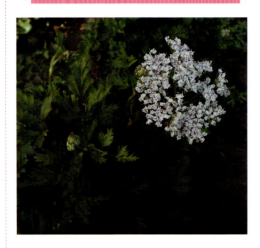

基　　源　藁本为伞形科植物辽藁本的干燥根茎及根。

原植物　辽藁本多年生草本，高20~80cm。茎直立单一，中空，有纵纹，常带紫色。茎下部叶和中部叶有长柄，2~3回出羽状全裂，第一回裂片4~6对，最下部一对有长柄；第二回裂片常无柄；末回裂片卵形至菱状卵形，基部楔形，上面沿主脉有糙毛，下面光滑，边缘有缺刻状浅裂或牙齿。牙齿顶端有小尖头；茎上部叶较小，叶柄鞘状，二回三出羽状全裂。复伞形花序顶生或侧生，白色。双悬果椭圆形，分生果背棱突起，侧棱狭翅状。花期7~9月，果期9~10月。

生境分布　生于山地、林缘、林下。分布于辽宁、吉林、内蒙古、河北、山西、山东等省区。

采收加工　秋季茎叶枯萎或次春出苗时采挖，除去泥沙，晒干。

性味功能　味辛，性温。祛风，散寒，除湿，镇痛。

炮　　制　除去残茎，拣净杂质，洗净，润透后切片晒干。

主治用法　用于风寒感冒，巅顶疼痛，风湿，肢节痹痛。用量3~9g。

❋ 应用

1. 神经性皮炎、疥癣：藁本，水煎服。
2. 头皮屑：藁本，研末调敷患处。
3. 风寒感冒头痛，胃痛：藁本复方，待查。
4. 胃痉挛、腹痛：藁本15g，苍术9g。水煎服。

蓼蓝(蓼大青叶)

基　　源　　蓼大青叶为蓼科植物蓼蓝的叶。

原 植 物　　别名：大青子、靛蓝叶。一年生草本，高 40~90cm。茎圆形，直立，有分枝；节明显。叶互生，柄长 0.5~1.5cm，托叶鞘膜质，圆筒状，有睫毛。叶椭圆形或卵形，先端钝，基部楔形或圆形，全缘。花序穗状，顶生或腋生，花密集，淡红色；苞片膜质有纤毛；花被片 5，卵圆形；雄蕊 6~8；柱头 3 裂。瘦果三棱形，褐色。花期 7~10 月。果期 8~11 月。

生境分布　　生于田野水边。全国大部分地区有栽培。

采收加工　　6~7 月或 9~10 月分两次采收叶，晒干，或割取茎上部，切段，晒干。

性味功能　　味苦，性寒。有清热解毒，凉血清斑的功能。

主治用法　　用于温邪入营，高热神昏，发斑发疹，黄疸，热痢，痄腮，喉痹，丹毒，痈肿。用量 9~15g。外用鲜品适量，捣烂敷患处。

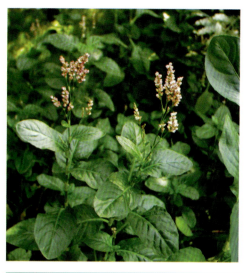

※ 应用

1. 乙脑，流脑：蓼大青叶 15g，黄豆 50g，水煎服。
2. 腮腺炎、感冒发热：蓼大青叶 15g，海金砂根 15g，水煎服。
3. 流行感冒：蓼大青叶 50g，水煎服。

凌霄

基　　源　　为紫葳科植物凌霄的花。

原 植 物　　攀援藤本。单数羽状复叶对生，小叶 7~9，卵状披针形，先端渐尖，基部不对称，边缘有粗锯齿。圆锥花序顶生，花萼筒钟形，绿色，有 5 条凸起纵脉，5 裂至中部，花大，漏斗状，花冠橙红色或深红色，质厚。雄蕊 4，2 强；子房上位。蒴果细长，种子多数。花期 6~8 月，果期 7~11 月。

生境分布　　攀援于树上或石壁上。河北、陕西、河南、山东及长江以南各省区多有栽培。

采收加工　　6~8 月晴天采收未完全开放的花，晒干或烘干。

性味功能　　味甘、酸，性寒。有行血祛瘀，凉血祛风的功能。

炮　　制　　晒干或低温干燥。

主治用法　　用于月经不调，小腹胀痛，风疹发红，皮肤瘙痒等症。用量 5~10g。

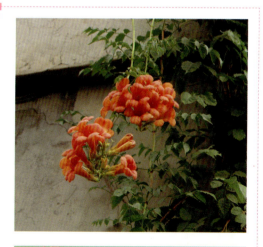

※ 应用

1. 月经不调，瘀血闭经：凌霄花、月季花各 9g，益母草、丹参各 15g，红花 6g。水煎服。
2. 大便下血：凌霄花，浸酒饮服。
3. 荨麻疹：凌霄花 30g，土茯苓 20g，生地黄、白鲜皮、蒲公英各 15g，地肤子、防风、连翘、栀子、金银花各 12g，蝉蜕 9g、甘草 6g。水煎服。

柳叶白前（白前）

基　源　白前为萝科植物柳叶白前的根状茎及根或全草。

原植物　别名：竹叶白前、草白前、鹅管向前多年生草本。根茎细长，中空。叶对生，稍革质，线状披针形，先端渐尖，基部渐狭，全缘。聚伞花序腋生，有花3~8朵。花萼5深裂，具腺体；花冠辐状，5深裂，紫红色，内面有长柔毛，副花冠裂片杯状。果狭披针形，种子顶端具白色丝状绒毛。花期5~8月，果期9~10月。

生境分布　生于山谷湿地、溪边。分布于江苏、安徽、浙江、江西、福建、湖南、湖北、广东、广西、四川等省区。

采收加工　秋季采挖，切段晒干。如除去须根，留用根茎则为鹅管白前。带根全草为草白前。

性味功能　味辛、甘，性平。有清肺化痰，止咳平喘的功能。

炮　制　同芫花叶白前。

主治用法　用于感冒咳嗽，支气管炎，气喘，水肿，小便不利，喘咳痰多。用量5~10g；外用适量，鲜草捣烂敷患处。

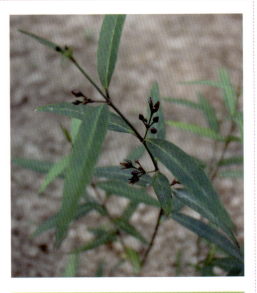

＊ 应用

1. 咳嗽哮喘，支气管炎，喉痒：白前、紫苏、紫菀、百部各9g，甘草6g。水煎服。
2. 久咳喉中作声不得眠，喘咳痰多：白前，焙捣为末，温酒服。

龙胆

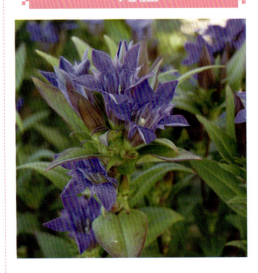

花萼钟形，先端5裂；花冠钟形，蓝色，5裂，裂片卵形，先端尖，稀有2齿。蒴果长圆形，有短柄。花期9~10月。果期10月。

生境分布　生于山坡草丛或灌丛中。分布于全国大部分地区。

采收加工　秋季采挖，除去茎叶，晒干或切段晒干。

性味功能　味苦，性寒。有清肝火，除湿热，健胃的功能。

炮　制　除去茎叶，洗净，干燥。

主治用法　用于目赤头疼，耳聋，胸胁疼痛，口苦，咽喉肿痛，惊痫抽搐，湿热疮毒，湿疹，阴肿，阴痒，小便淋痛，食欲不振，高血压，头晕耳鸣等症。用量3~6g。

基　源　为龙胆科植物龙胆的根和根茎。

原植物　别名：龙胆草、观音草。多年生草本。根茎短，簇生多数细长根，稍肉质，淡棕黄色。叶对生，稍抱茎，茎基部叶2~3对，甚小，鳞片状，中部叶较大，卵形或卵状披针形，叶缘及叶脉粗糙。花数朵簇生茎顶或上部叶腋。

＊ 应用

1. 肝火上升眼红肿痛，阴部湿痒肿痛：龙胆2.5g，柴胡4.5g，栀子、黄芩、车前子各9g，水煎服。
2. 黄疸尿赤：龙胆3g，栀子、苦参各9g，水煎服。
3. 小儿高热惊风：龙胆2.5g，黄连1.5g，僵蚕、钩藤各9g，水煎服。

龙牙草（仙鹤草）

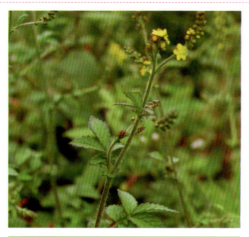

基　　源　仙鹤草为蔷薇科植物龙牙草的地上部分。

原植物　别名：地仙草、九龙牙。多年生草本。根茎短，常生1或数个根芽。茎直立，有长柔毛及腺毛。奇数羽状复叶，小叶3~5对，无柄；托叶大，镰形，稀为半圆形，边缘有锐锯齿，各对小叶间常杂有成对或单生小型小叶，上面有疏毛，下面脉上伏生疏柔毛。总状花序单一或2~3个生于茎顶，花小，黄色。花、果期5~12月。

生境分布　生于溪边、路旁、草地或疏林下。分布于全国大部分地区。

采收加工　夏、秋二季茎叶茂盛时采割，除去杂质，晒干。

性味功能　味苦、涩，性平。有收敛止血，补虚，截疟，止痢，解毒的功能。

炮　　制　除去杂质残根，洗净，润透，切断，晒干。

主治用法　用于咳血，吐血，便血，崩漏下血，疟疾，血痢，痈肿疮毒，劳伤脱力，跌打损伤，创伤出血。用量15~30g。

✽ 应用

1. 吐血、咯血：仙鹤草、藕节各30g，侧柏叶12g，白芨15g，小蓟12g。水煎服。
2. 血痢：仙鹤草、槐花、地榆各9g，荆芥6g。水煎服。
3. 滴虫性阴道炎：仙鹤草，水煎洗阴道壁。
4. 疟疾：仙鹤草9g，研成细粉，于发疟前，酒吞服。

漏芦

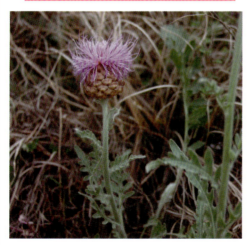

基　　源　为菊科植物漏芦的干燥根。

原植物　别名：祁州漏芦。多年生草本。根肥厚。叶羽状裂，裂片长圆形、卵状披针形或线状披针形，先端尖或钝，边缘具牙齿，两面被软毛；叶柄被厚绵毛。顶生头状花序，总苞片多层，干膜质；外层苞片卵形；中层苞片宽，成掌状分裂尖锐。管状花花冠淡紫色。瘦果倒圆锥形，棕褐色，具4棱。花期5~6月，果期6~7月。

生境分布　生于阳坡、草地。分布于华北及陕西、甘肃等省区。

采收加工　春、秋二季采挖，除去须根及泥沙，晒干。

性味功能　味咸、苦，性寒。有清热解毒，排脓通乳的功能。

炮　　制　拣净杂质，去毛，洗净，润透，切片晒干。

主治用法　用于乳痈肿痛，痈疽发背，瘰疬疮毒，乳汁不通，湿痹拘挛。用量4.5~9g。

✽ 应用

1. 急性乳腺炎：漏芦、山慈菇、川木瓜、生姜各9g，忍冬花、北芪各12g，川芎4.5g，大枣15g。水煎服。
2. 淋巴结炎：漏芦，研末加蜂蜜调敷患处。
3. 湿疹疮疡经久不愈：漏芦、防风、黄柏各9g，黄芪24g，党参18g，川芎、金银花各4.5g，北紫草6g。水煎服。

105

芦荟

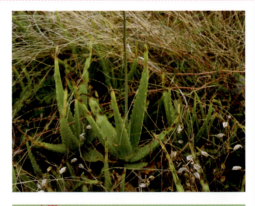

基　　源　为百合科植物芦荟的鲜叶。
原 植 物　别名：斑纹芦荟。多年生肉质常绿草本，有短茎。叶莲座状，肥厚，多汁，叶片披针形，基部较宽，先端长渐尖，粉绿色，具白色斑纹，边缘疏生三角形齿状刺，刺黄色。花葶单一或分枝，有少数苞片；总状花序顶生，下垂，花被管状，花黄色或具红色斑点。蒴果三角形，室背开裂。花期7~8月。
生境分布　喜生于湿热地区，多栽培于温室中。
采收加工　随采随鲜用；或自基部切断叶，收集流出的汁，干燥。
性味功能　味苦，性寒。有清肝热、通便的功能。
炮　　制　净制：拣去杂质，斫成小块。
　　　　　　炒制：取芦荟块用微火炒至焦黑色。
主治用法　用于头晕，头痛，耳鸣，烦燥，便秘，小儿惊痫。用量3~15g。外用于龋齿，疖痈肿毒，烧烫伤。

✳ 应用

1. 习惯性便秘、热积便秘：芦荟21g，朱砂15g，研细末，酒少许为丸，每服3.6g。
2. 小儿疳积：芦荟、白芍、独脚金、蓄甘草、厚朴、山楂、布渣叶。水煎服。
3. 肝火旺，头痛，耳鸣，易怒，大便秘结：芦荟、大黄、青黛各15g，龙胆草、黄柏、黄芩、栀子各30g，木香6g，制丸，姜汤送服。
4. 胆道结石合并感染：芦荟、龙胆草。水煎服。

芦苇（芦根）

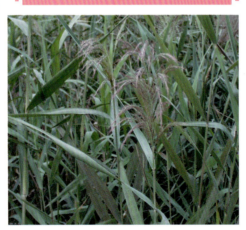

基　　源　芦根为禾本科植物芦苇的新鲜或干燥根茎。
原 植 物　多年生水生或湿生高大禾草。具粗壮的匍匐根状茎；节下通常具白粉。叶二列，互生，叶鞘圆筒形，叶舌有毛；叶片窄长形，长15~45cm；宽1~3.5cm。圆锥花序，顶生，疏散，稍下垂，下部枝腋具白柔毛。颖果，长圆形。花、果期7~11月。
生境分布　生于池沼地、河边、湖边、湿地等。分布于全国各地。
采收加工　6~10月采挖根茎，除去芽、须根，鲜用或晒干。
性味功能　味甘，性寒。有清热生津，止呕，利小便的功能。
主治用法　用于热病烦渴，胃热呕哕，肺热咳嗽，肺痈吐脓，热淋涩痛，吐血，衄血等。用量15~30g；鲜用量30~60g，或捣汁用。

✳ 应用

1. 肺脓疡：芦根45g，生苡仁30g，冬瓜仁24g，桃仁6g，鱼腥草、桔梗、川贝，水煎服。
2. 急性胃炎，胃热：芦根30g，竹茹、半夏、生姜各6g，枇杷叶9g，水煎服。
3. 解河豚毒：鲜芦根500g，捣汁服，或水煎频服。
4. 热病咳嗽，痰黄稠黏：芦根、杏仁、枇杷叶各9g。水煎服。

路边青

基　　源　为蔷薇科植物路边青全草。

原 植 物　别名：草本水杨梅。多年生草本，被长刚毛。基生叶丛生，羽状全裂或近羽状复叶，顶裂片菱状卵形至宽卵圆形，3裂或具缺刻，先端急尖，基部楔形或近心形，边缘有大锯齿，疏生长刚毛；侧生裂片小，1~3对，卵形或倒卵形，边缘有粗齿；茎生叶互生，卵形3浅裂或羽状分裂，基部有卵形或倒卵形托叶1对。花单生茎顶；花萼5裂，裂片先端尖，副萼片披针形；花冠黄色，花瓣5，宽卵形至近圆形，先端圆；雄蕊及心皮多数。聚合瘦果近球形，宿存花柱先端有长钩刺。花期6~8月。

生境分布　生于林缘、水边及山坡草丛中。分布于东北、华北、西北、中南及西南各地区。

采收加工　夏季采挖，切碎晒干。

性味功能　有清热解毒，消肿止痛的功能。

炮　　制　拣去杂质及枯叶，洗净，稍润，切段，晒干。

主治用法　用于肠炎，痢疾，小儿惊风，腰腿疼痛，跌打损伤，月经不调，白带；外用治疔疮，痈肿。用量6~9g；外用适量，鲜品捣烂敷患处。

❋ 应用

1. 疔疮，痈肿：鲜路边青适量，捣烂外敷患处。
2. 肠炎、痢疾：路边青9g，水煎服。

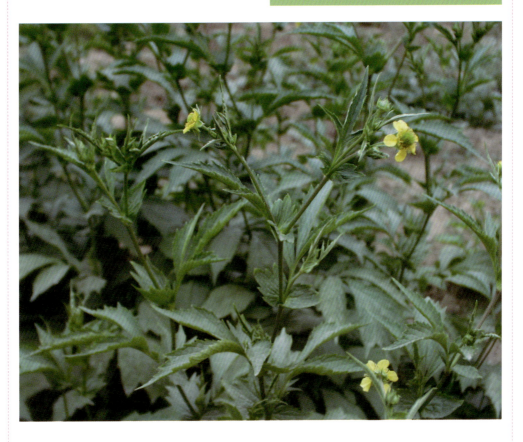

路边青（大青）

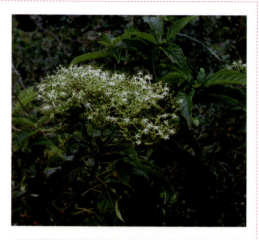

基　源　大青为马鞭草科植物路边青的根和叶。

原植物　别名：大青、山靛、野靛青。灌木或小乔木。叶对生，纸质，椭圆形或长圆形，先端渐尖或急尖，基部圆形或宽楔形，全缘，下面常有腺点。伞房状聚伞花序，花小，有桔香味；萼杯状，外被黄褐色短绒毛，顶端5裂；花冠白色，外面疏生细毛和腺点，花冠管细长，5裂。果实球形或倒卵形，蓝紫色，为红色的宿萼所托。花果期6月至次年2月。

生境分布　生于平原、丘陵、山地林下或溪谷旁。分布于华东、中南及贵州、云南等省区。

采收加工　全年可采，根切片晒干；叶洗净阴干或鲜用。

性味功能　味苦，性寒。有清热利湿，消炎，镇痛，凉血的功能。

炮　制　切段，晒干备用。

主治用法　用于感冒高烧，流脑，乙脑，偏头痛，高血压，肠炎痢疾，风湿性关节炎，外用于痈疖丹毒，毒虫咬伤，肿痛等。用量15～30g。

应用

1. 风湿性关节炎：大青根50g，酒水各半炖服。
2. 蛇、虫咬伤，蜂螫伤：鲜大青叶，捣烂绞汁外敷患处。
3. 阴囊痛，睾丸脓肿：鲜大青根50g，马鞭草、土牛膝、大蓟根各15g，酒水各半炖服。
4. 腮腺炎，疮疡：鲜大青叶，捣烂敷患处。

轮叶沙参（南沙参）

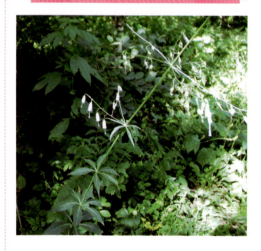

基　源　南沙参为桔梗科植物轮叶沙参的干燥根。

原植物　别名：四叶沙参多年生草本。3～6叶轮生，卵圆形或线状披针形。花序狭圆锥状聚伞花序，下部花枝轮生；花冠细，狭钟形，口部稍缢缩，蓝色或蓝紫色，花柱常为花冠的2倍，柱头2裂蒴果卵球形。花期7～9月，果期8～10月。

生境分布　生于林缘、草丛、路边。分布于全国大部分省区。

采收加工　秋季采挖根部，刮去粗皮，晒干或烘干。

性味功能　味甘，性微寒。有养阴清肺，化痰止咳，益气生津的功能。

炮　制　除去茎叶及须根，洗净泥土，刮去栓皮，晒干，切片备用。

主治用法　用于肺热燥咳，阴虚劳嗽，干咳痰粘，气阴不足，烦热口渴，慢性气管炎等。用量9～15g，鲜者15～30g。反藜芦。

应用

1. 肺结核、老年慢性气管炎干咳：南沙参6g，研粉，温水送服。
2. 热病后阴虚津少，咽干，咳嗽：南沙参12g，生地15g，麦冬、玉竹各9g，冰糖15g。水煎服。
3. 气管炎干咳痰少：南沙参、麦冬、百合各9g。水煎服。

罗布麻

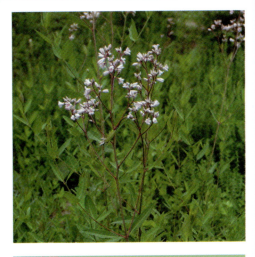

基　　源　　为夹竹桃科植物罗布麻的叶。
原植物别名：牛茶、野茶、红麻多年生草本，具白色乳汁。叶对生，椭圆形或长圆状披针形，先端钝，基部楔形或圆形，边缘稍反卷，两面无毛，下面有白粉。聚伞花序顶生于茎端或分枝上；花冠钟状，粉红色或浅紫色，里面基部有副花冠；雄蕊5。果长角状，黄褐色，带紫晕，沿粗脉开裂，散有多数种子，黄褐色，先端簇生白色细长毛。花期6~7月。果期8~9月。
生境分布　　生于河岸、山沟、山坡等。分布于吉林、辽宁、内蒙古、甘肃、陕西、山西、山东、河南、河北等省区。
采收加工　　6月和9月份各采收1次叶片，晒干或阴干。
性味功能　　味甘、苦，性凉。有平肝安神，清热利水的功能。
炮　　制　　洗净、切段、晒干、备用。
主治用法　　用于肝阳眩晕，心悸失眠，浮肿尿少；高血压病，神经衰弱，肾炎浮肿等。用量6~12g。

✽ 应用

1. 高血压：罗布麻6g，开水泡当茶饮。
2. 心力衰竭：罗布麻15g，水煎服。
3. 肾性水肿、心性水肿、肝硬化水肿：罗布麻根15g，水煎服。
4. 神经衰弱，眩晕，脑震荡后遗症，心悸：罗布麻9g。开水冲泡当茶饮。

罗汉果

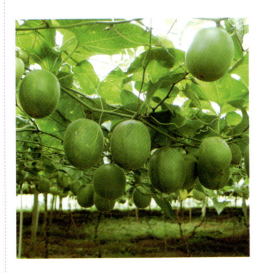

基　　源　　为葫芦科植物罗汉果的果实。
原植物　　多年生草质藤本。卷须2裂几达中部。叶互生；心状卵形，膜质，先端尖，基部心形，全缘，雌雄异株；雄花腋生，数朵排成总状花序，花萼漏斗状，被柔毛，5裂，先端有线状长尾，花冠5全裂，橙黄色，雌花单生或2~5花簇生于叶腋，成短总状花序。瓠果圆形或长圆形，有茸毛，有纵线10条。花期6~8月。果期8~10月。
生境分布　　生于山区海拔较低处。多为栽培。分布于江西、广东、广西、贵州等省、自治区。
采收加工　　9~10月果实成熟采摘。用火烘干。
性味功能　　味甘，性凉。有清热解暑，润肺止咳，滑肠通便的功能。
炮　　制　　果实烘干、备用。
主治用法　　用于伤风感冒，咳嗽，百日咳，咽痛失音，急慢性气管炎，急慢性扁桃腺炎，咽喉炎，急性胃炎，暑热口渴，肠燥便秘等症。用量9~15g。

✽ 应用

1. 百日咳：罗汉果1个，柿饼15g，水煎服。
2. 急慢性扁桃腺炎，咽喉炎：罗汉果1个，开水泡服，频饮。

络石藤

基　　源　为夹竹桃科植物络石藤的茎。
原 植 物　别名：爬墙虎、石龙藤、感冒藤。常绿木质藤本，具乳汁。茎褐色，多分枝，嫩枝被柔毛。叶对生，卵状披针形或椭圆形，先端短尖或钝圆，基部宽楔形或圆形，全缘，被细柔毛。聚伞花序腋生或顶生；花白色，高脚碟状；花冠反卷，5 裂，右向旋转排列，有柔毛。果长圆形，近于水平展开。种子线形而扁，褐色，顶端具种毛。花期 4~5 月，果熟期 10 月。
生境分布　生于山野、荒地，攀缓附生于其它植物上。分布于全国大部分省区。
采收加工　秋季落叶前，采收茎叶，晒干。
性味功能　味苦，性平。有祛风通络，凉血消肿的功能。
主治用法　用于风湿性关节痛，腰膝酸疼，扁桃体肿大，痈肿。用量 5~10g。

✼ 应用

1. 风湿关节痛、肌肉痛、四肢拘挛：络石藤、千年健、桑寄生、独活，酒浸或水煎服。
2. 扁桃体炎、咽喉炎：络石藤 15g，射干、紫菀各 9g，木通 6g，赤茯苓 12g，桔梗 4g。水煎服。
3. 关节炎：络石藤、五加皮、牛膝各 9g。水煎服，白酒引。

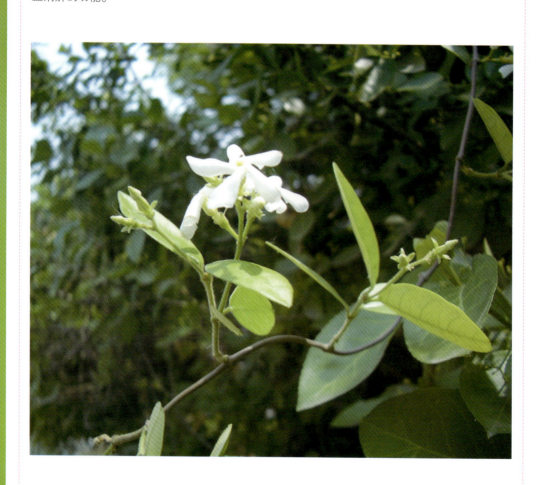

马鞭草

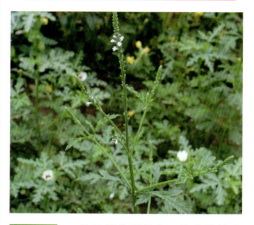

基　　源　为马鞭草科植物马鞭草的地上部分。

原植物　别名：铁马鞭、马板草。多年生草本。棱及节有硬毛。茎四棱形，叶对生，卵圆形、倒卵形或长圆状披针形，基生叶边缘有粗齿，茎生叶3深裂，穗状花序细长，顶生和腋生，每花下有卵状钻形苞片1枚；花萼管状，膜质，有硬毛，裂齿5；花冠淡紫色或蓝色，5裂，裂片近二唇形。蒴果长圆形，包于萼内，成熟时裂成四个小坚果。花期6~8月。果期7~11月。

生境分布　生于林边路旁、山坡、田野、溪旁等处。分布于山西、陕西、甘肃、新疆及华东、中南、华南、西南等地区。

采收加工　7~10月间开花后采收，地上部分，晒干或鲜用。

性味功能　味苦，性微寒。有凉血，破血，通经，利水消肿，清热解毒的功能。

炮　　制　除去残根及杂质，洗净，稍润，切段，晒干。

主治用法　用于经闭，腹部肿块，水肿腹胀，湿热黄疸，痢疾，疟疾，白喉，咽喉肿痛，痈肿疮毒。用量4~9g。孕妇忌服。

＊应用

1. 跌打扭伤：鲜马鞭草，捣烂敷患处。或黄酒调匀敷患处。
2. 湿疹、皮炎：马鞭草，煎水外洗，并涂敷患处。
3. 闭经：马鞭草150g，红糖15g，黄酒120g，炖服。

马齿苋

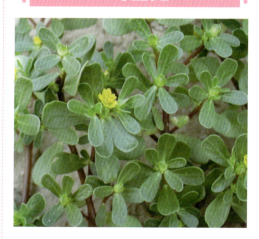

基　　源　为马齿苋科植物马齿苋的干燥地上部分。

原植物　一年生肉质草本。茎多分枝，平卧地面，淡绿色，有时成暗红色。叶互生或对生，扁倒卵形，全缘，肉质，光滑。花黄色，顶生枝端。雄蕊8~12，基部合生。子房半下位，卵形。花柱单1，柱头5裂，花柱连同柱头长于雄蕊。蒴果盖裂。种子多数，黑褐色，肾状卵圆形。花期5~8月。果期7~9月。

生境分布　生于田野、路旁及荒地。分布于全国各省、区。

采收加工　夏、秋季植株生长茂盛，花盛开时，选择晴天割取地上部分或拔取全草，将根除去，洗净泥土，用开水略烫，取出晒干。

性味功能　味酸，性寒。有清热解毒、凉血、止痢的功能。

炮　　制　拣净杂质，除去残根，以水稍润，切段晒干。

主治用法　用于肠炎、菌痢、疔疮肿毒、蛇咬伤、皮炎、带状疱疹等症。用量9~15g。

＊应用

1. 细菌性痢疾、肠炎：马齿苋60g，水煎服。
2. 疮毒，湿疹，稻田皮炎：马齿苋60g，水煎服；鲜马齿苋，水煎，捣烂，湿敷患处。
3. 毒虫咬伤，蜂刺伤而致局部肿痛：鲜马齿苋，捣烂成泥外敷伤处。
4. 急性阑尾炎：马齿苋、蒲公英各60g，水煎服。

马兜铃（青木香，马兜铃，天仙藤）

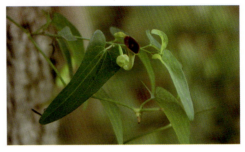

[基源] 青木香为马兜铃科植物马兜铃的根；果实为马兜铃；干燥地上部分为天仙藤。

[原植物] 别名：南马兜铃多年生草本。叶互生，三角状长圆形或卵状披针形，全缘。花单生于叶腋；花被绿暗紫色，基部膨大作球形，中部收缩呈管状，略弯曲，上部花被片展开呈斜喇叭状，先端渐尖，通常有纵脉五条直达尖端。蒴果球形或长圆形，淡灰褐色，基部室间开裂，果柄6裂；花期7~8月，果期9~10月。

[生境分布] 生于林下及路旁。分布于河南、山东、江苏、安徽、浙江、江西、湖北、湖南、四川等省区。

[采收加工] 青木香：春秋二季采挖根部，晒干。马兜铃：秋季果实变黄时采收，干燥。天仙藤：秋季采割，晒干。

[性味功能] 味辛、苦，性寒。有行气止痛、消肿祛湿的功能。

[炮制] 净制：搓碎去筋，筛净泥土。

蜜兜铃：取净马兜铃，加炼熟的蜂蜜与开水少许拌匀，稍闷，置锅内用文火炒至不粘手为度，取出，放凉。

[主治用法] 青木香用于中暑发痧腹痛、胃痛、疝痛、高血压症、疔肿疮毒、湿疹、蛇虫咬伤。马兜铃用于肺热喘咳，痰中带血，痔疮肿痛。用量3~9g。天仙藤用于脘腹刺痛，关节痹痛，用量4.5~9g。

✻ 应用

1. 急性咽喉炎，急性支气管炎：马兜铃（蜜炙）、杏仁、苏子、款冬花。水煎服。
2. 肺热咳嗽：马兜铃（蜜炙）、甘草、桑白皮各6g。
3. 水肿：天仙藤9g、车前子12g。水煎服。

附注：马兜铃、天仙藤及青木香均含有毒成分马兜铃酸，慎用。

马尾松（松花粉，油松节）

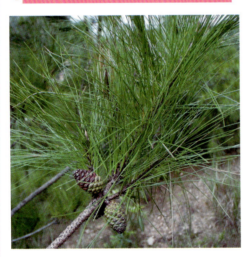

形，弯垂，聚生于新枝下部苞腋，穗状；雌球花单生或2~4个聚生于新枝近顶端。球果卵圆形或圆锥状卵圆形，绿色，成熟时棕色；种子长卵圆形。花期4~5月。

[生境分布] 生于山地。分布于淮河流域及长江流域各地以及福建、广东、云南等省。

[采收加工] 松花粉：春季花刚开时，采摘花穗，晒干，收集花粉。

油松节：全年均可采收，以冬季为多，锯取后晒干。

[性味功能] 味甘，性温。松花粉有燥湿，收敛止血的功能。油松节有祛风湿，止痛的功能。

[主治用法] 松花粉用于湿疹，黄水疮，皮肤糜烂，脓水淋漓，外伤出血；尿布性皮炎。外用适量。油松节用于关节疼痛，屈伸不利。用量9~15g。

[基源] 松花粉为松科植物马尾松的干燥花粉；油松节为其瘤状节或分枝节。

[原植物] 高大常绿乔木。树冠宽塔形或伞形。针叶两针一束，稀三针一束，细柔；横切面树脂道4~8个；叶鞘初呈棕色，后渐变成灰黑色，宿存。雄球花淡红棕色，圆柱

✻ 应用

附注：松香，松针也药用。松香：味苦，性温。有生肌止痛，燥湿杀虫的功能。

麦蓝菜（王不留行）

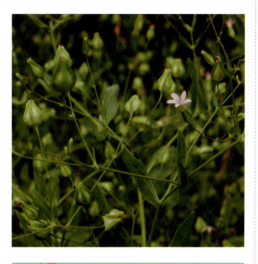

基　　源　王不留行为石竹科植物麦蓝菜的干燥成熟种子。

原 植 物　别名：王不留行、不留子。二年生草本，茎直立，圆筒状，中空，节膨大，上部二叉状分枝。叶无柄，卵状披针形或披针形，基部圆形或近心形，微抱茎，顶端急尖，二歧聚伞花序成伞房状，稀疏。苞片着生花梗中上部；花萼卵状圆锥形，后期微膨大呈球形，棱绿色，棱间绿白色，近膜质，萼齿小，三角形，顶端急尖，边缘膜质；花瓣淡红色。蒴果卵形。

生境分布　生于路旁、荒地，尤以麦田中最多。分布于全国大部分地区。

采收加工　夏季果实成熟、果皮尚未开裂时采收种子，晒干。

性味功能　味苦，性平。有活血通经，催生下乳，消肿敛疮的功能。

主治用法　用于乳汁不下，经闭，痛经，乳痈肿痛。用量 4.5~9g。

＊ 应用

1. 乳汁不通：王不留行、当归各 12g，猪蹄炖服。
2. 乳腺炎，乳房结块：王不留行、蒲公英各 15g，栝楼仁 12g，夏枯草 9g。水煎服。
3. 带状疱疹：王不留行，文火炒黄，研末，麻油调涂，敷患处。

蔓荆（蔓荆子）

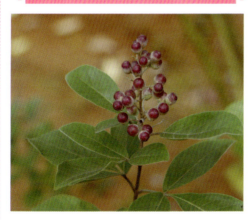

基　　源　蔓荆子为马鞭草科植物蔓荆的果实。

原 植 物　落叶灌木，有香味，密生细柔毛。三出复叶，小叶卵形或倒卵形，先端钝或短尖，基部楔形，全缘，下面密被灰白色绒毛。圆锥花序顶生，密被灰白色绒毛；花萼钟形，5齿裂；花冠淡紫色或蓝紫色，5裂，二唇形，下唇中间裂片较大。核果近圆形，直径5mm，黑色，果萼宿存，外被灰白色绒毛。花期7月，果期9~11月。

生境分布　生于平原、沙滩及疏林灌丛中。分布于福建、台湾、广东、海南、广西、云南等省区。

采收加工　秋季果实成熟时采收，除去杂质，晒干。

性味功能　味苦，辛，性微寒。有疏风散热，清利头目的功能。

炮　　制　采收成熟果实，晒干备用，叶用鲜品。

主治用法　用于头痛，头晕，目赤，齿龈肿痛，关节疼痛拘挛。用量 3~10g。

＊ 应用

1. 偏热型的高血压头痛：蔓荆子、菊花各 9g，薄荷、白芷各 6g，钩藤 12g。水煎服。
2. 老年体虚引起的手脚抽搐：蔓荆子 9g，水煎服。
3. 目痛流泪，涩胀羞明：蔓荆子 9g，荆芥、白蒺藜各 6g，柴胡、防风各 3g，甘草 1.5g，水煎服。

附注：根、茎亦可入药，用于感冒，喉痹，疮肿，痰热惊痫，头晕目眩，热痢，火眼；根用于感冒，头痛，疟疾，风湿性关节痛。

芒果

基 源 为漆树科植物芒果的果实、果核及叶。

原植物 常绿大型乔木。单叶聚生枝顶，革质，长圆形至长圆状披针形，先端短尾尖或渐尖，基部宽楔形，边缘呈波浪形。圆锥花序顶生，具柔毛；花小，杂性，芳香，黄色或带红色；萼片5，花瓣5，花盘肉质，5裂。核果椭圆形或肾形，微扁，黄色，可食，内果皮坚硬，被粗纤维。花期3~4月。果期5~6月。

生境分布 栽培种。分布于福建、台湾、广东、海南、广西、云南等省区。

采收加工 叶全年可采，果实夏季采收，鲜用或晒干。

性味功能 味酸、甘，性凉。果、果核有止咳，健胃，行气的功能。叶有止痒的功能。

炮 制 洗净。

主治用法 果、果核用于咳嗽，食欲不振，睾丸炎、坏血病等症。鲜叶外用于湿疹瘙痒。用量核15~30g。叶外用适量，鲜叶煎水洗。

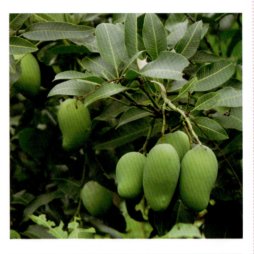

＊应用

1. 疝气及小儿食滞：芒果核、龙眼核、柚子核、核桃和黄皮核，煎汤内服。
2. 食滞，咳嗽：芒果核、布渣叶、水煎内服。
3. 皮肤湿疹瘙痒：鲜芒果叶。煎水外洗敷患处。

猫爪草

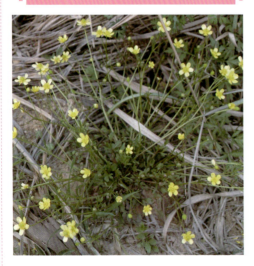

基 源 为毛茛科植物猫爪草的块根。

原植物 多年生小草本。块根数个簇生，肉质，近纺锤形或近球形。基生叶丛生，有长柄，三出复叶或3浅裂至3深裂的单叶；茎生叶多无柄，较小，裂片细窄。聚伞花序有花1~3；萼片5，绿色，外面被疏柔毛；花瓣5，黄色，倒卵形，基部有蜜槽；雄蕊多数，心皮多数，离生；多数瘦果集成球状聚合果，花期3~4月，果期4~5月。

生境分布 生于湿草地或水田边。分布于南方大部分省区。

采收加工 春、秋季采挖，除去茎叶、须根及泥土，晒干。

性味功能 味甘、辛，性温。有散结，消肿，止咳祛痰的功能。

炮 制 除去茎叶及须根，洗净泥土，晒干，防蛀。

主治用法 用于淋巴结结核未溃，瘰疬，肺结核，疟疾。用量15~30g。

＊应用

1. 咽喉炎，疖病：猫爪草30g。水煎服。
2. 慢性粒细胞白血病：猫爪草、苦参、黄芩、黄柏、雄黄、当归、青黛散、土鳖虫、水蛭。水煎服。
3. 甲状腺瘤：猫爪草、玄参、夏枯草、海浮石、蛇果草各30g，白芍、制香附、白芥子各12g。水煎服。
4. 颈淋巴结核：猫爪草3g，制成胶囊，每次4粒，黄酒或米酒送服。

茅苍术（苍术）

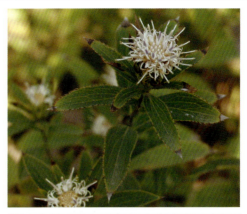

基　　源　苍术为菊科植物茅苍术的根茎。
原 植 物　别名：南苍术。多年生草本。根茎横生，结节状圆柱形。叶互生，革质，披针形，先端渐尖，基部渐狭，边缘有锯齿；下部叶不裂或3裂。头状花序顶生，下有羽裂叶状总苞一轮，总苞圆柱形，苞片6~8层，卵形至披针形；两性花有多数羽状长冠毛，花冠白色，长管状。瘦果长圆形，有白毛。花期8~10月。果期9~10月。
生境分布　生于山坡灌丛、草丛中。分布于河南、山东、安徽、江苏、浙江、江西、湖北、四川等省。
采收加工　春、秋二季采挖，晒干，撞去须根。
性味功能　味辛、苦，性温。有健脾燥湿，祛风，散寒的功能。
主治用法　用于湿阻脾胃，消化不良，寒湿吐泻，胃腹胀痛，水肿，风寒湿痹，湿痰留饮，夜盲症等。用量3~9g。

＊应用

1. 消化不良，脘腹胀满、食欲不振、舌苔厚腻：苍术、厚朴各4.5g，陈皮、甘草各3g。水煎服。
2. 夏季水泻，湿热较重：苍术、银花、茯苓。水煎服。
3. 风湿：苍术、麻黄、桂枝、薏苡仁，水煎服。
4. 夜盲症：苍术120g，木贼60g，研末混和，饭时随蔬菜调6g同服。

牻牛儿苗（老鹳草）

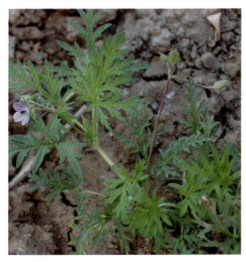

基　　源　老鹳草为牻牛儿苗科植物牻牛儿苗的干燥地上部分。
原 植 物　别名：长嘴老鹳草。一年生匍匐草本，全体有白色柔毛。叶对生；托叶三角状披针形，长渐尖，基部稍抱茎。叶二回羽状深裂或全裂，裂片线形，先端尖，基部下延，全缘或1~3粗齿。伞形花序腋生；每花序有花2~5；萼片5，先端突尖有芒，边缘膜质；花瓣5，蓝紫色，网脉明显。蒴果长椭圆形，顶端有长喙，成熟时5个果瓣与中轴分离，喙部呈螺旋状卷曲。花期4~5月。果期5~7月。
生境分布　生于草坡或沟边。分布于全国大部分地区。
采收加工　夏、秋两季果实近成熟时采割，捆成把晒干。
性味功能　味苦、辛，性平。有祛风湿，通经络，止泻痢，活血的功能。
炮　　制　拣去杂质，除去残根，用水洗净，捞出，切段，晒干。
主治用法　用于风湿痹痛，痈肿疮毒，跌打损伤，泄泻痢疾。

＊应用

1. 痢疾，肠炎：老鹳草60g。水煎服。
2. 风湿性关节炎：老鹳草30g，水煎服。
3. 风湿痹痛，拘挛麻木，跌打损伤：老鹳草120g。浸白酒一周，饮服。
4. 泡疹性角膜炎：老鹳草，水煎，洗眼。

玫瑰（玫瑰花）

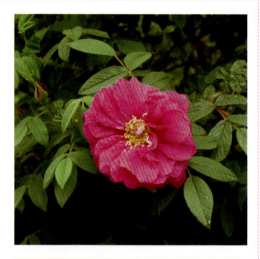

基　　源　玫瑰花为蔷薇科植物玫瑰的花蕾或初开放的花。

原 植 物　落叶灌木。茎直立，密生短绒毛，有皮刺或针刺。羽状复叶，小叶5~9，椭圆形或椭圆状倒卵形，先端急尖，基部圆形或宽楔形，边缘有钝锯齿。叶柄与叶轴具绒毛，并疏生小皮刺和刺毛。托叶披针形，边缘锯齿。花单生或3~6朵聚生，芳香，花梗密生绒毛和腺毛。花瓣紫红色、红色，单瓣或重瓣。聚合果扁球形，暗橙红色，具宿萼。花期6~8月，果期6~9月。

生境分布　生于丛林及沟谷中。全国各地普遍栽培。

采收加工　4~6月间采摘花蕾或初开的花，花冠向下，用文火速烘干或阴干。

性味功能　味甘、微苦，性温。有舒肝理气，和血调经的功能。

炮　　制　拣去杂质，摘除花柄及蒂。

主治用法　用于胸闷，胃脘胀痛，风痹，咳嗽痰血，吐血，咯血，月经不调，赤白带下，泄泻，痢疾。

＊应用

1. 心绞痛：玫瑰花9g，水煎服。
2. 糖尿病：玫瑰花9g，水煎服。
3. 隐性冠心病，胸闷隐痛：鲜玫瑰花30g，蜂蜜沸水冲服。
4. 月经不调，痛经：玫瑰花，月季花各9g，益母草、丹参各15g。红糖沸水泡饮服。

梅（乌梅）

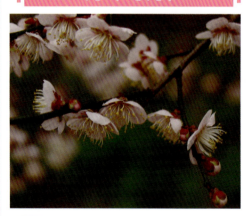

基　　源　乌梅为蔷薇科植物梅的干燥近成熟果实。

原 植 物　乔木。叶狭卵形至宽卵圆形，先端长渐尖，基部宽楔形，边缘具细锯齿，微被柔毛。花1~2朵，萼筒被短柔毛，萼片近卵圆形；花瓣白色至淡红色；雄蕊多数，子房密被柔毛。核果近球形，黄色或淡绿色，具柔毛，味酸。花期早春。

生境分布　东北、华北有盆栽，长江以南各省有栽培或野生。分布于浙江、福建、湖南、广东、广西、四川、云南等。

采收加工　夏季果实近成熟时采收，低温烘干后闷至色变黑。

性味功能　味酸，涩，性温。有敛肺涩肠，生津止渴，驱蛔止痢，止血的功能。

炮　　制　乌梅：拣净杂质，筛去灰屑，洗净，晒干。

乌梅肉：取净乌梅微淋清水湿润，使肉绵软，略晾，敲碎，剥取净肉即成。或置蒸笼内蒸至极烂，放箩内揉擦，去核，取肉，晒干。

乌梅炭：取净乌梅用武火炒至皮肉鼓起，出现焦枯斑点为度，喷水焙干，取出放凉。

主治用法　用于肺虚久咳，口干烦渴，胆道蛔虫，胆囊炎，细菌性痢疾，慢性腹泻，便血，尿血，月经过多。

＊应用

1. 妊娠呕吐：梅花6g，开水冲泡当茶饮。
2. 水痘隐在皮肤，已出或未出：梅花50g，桃仁、辰砂、甘草各6g，丝瓜15g，研末，涂敷患处。

蒙古黄芪（黄芪）

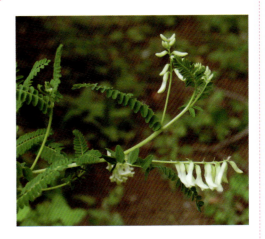

基　　源　黄芪为蝶形花科植物蒙古黄芪的干燥根。

原 植 物　别名：白皮芪。多年生草本。主根长而粗壮，根条较顺直。茎直立，有分枝。奇数羽状复叶，小叶12~18对；小叶宽椭圆形、椭圆形或长圆形，两端近圆形。总状花序腋生，长于叶，有花5~20朵；花萼钟状，密生短柔毛；萼齿5；花冠蝶形，黄色或淡黄色，雄蕊10；子房光滑无，结果时延伸突出萼外。荚果膨胀，膜质，半卵圆形，果皮光滑无毛。花期6~7月，果期7~9月。

生境分布　生于向阳草地及山坡。分布于黑龙江、吉林及华北、西北。

采收加工　春、秋二季采挖，除去须根及根头，晒干。

性味功能　味甘，性微温。有补气固表，利水消肿，脱毒排脓、生肌的功能。炙用有补中益气的功能。

炮　　制　同膜荚黄芪。

主治用法　用于气短心悸，乏力，虚脱，自汗，盗汗，体虚浮肿，慢性肾炎，久泻，脱肛，子宫脱垂。用量9~30g。

✲ 应用

1. 糖尿病：黄芪、淮山药、生地、天花粉、五味子，水煎服。
2. 肾炎蛋白尿阳性：黄芪30g，水煎服。
3. 自汗：黄芪、防风各3g，白术6g，姜三片，水煎服。
4. 脱肛、子宫脱垂：生黄芪200g，防风120g，水煎服。

密花豆（鸡血藤）

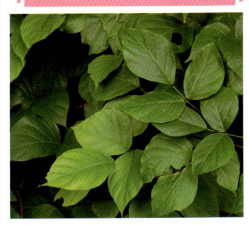

基　　源　鸡血藤为蝶形花科植物密花豆的干燥藤茎。

原 植 物　别名：猪血藤、血龙藤、紫梗藤。攀援木质大藤本。老茎扁圆柱形，砍断后有鲜红色汁液流出。叶互生，近革质，小叶3；顶生小叶阔椭圆形，先端短渐尖，基部圆楔形，全缘。圆锥花序生于枝顶叶腋，萼片5，二唇形，肉质；蝶形花冠黄白色；雄蕊10；子房上位，密被白色短毛；荚果扁平，顶端圆形。花期7月，果期8~10月。

生境分布　生于疏林或灌丛中。分布于广西、广东和福建等省区。

采收加工　秋、冬二季采收藤茎，切片或切段，晒干。

性味功能　味苦、甘，性温。有补血，活血，通络的功能。

主治用法　用于月经不调，血虚萎黄，麻木瘫痪，风湿痹痛。

✲ 应用

1. 慢性风湿痹痛：鸡血藤、当归、枫香寄生、海风藤、豆豉姜各15g，半枫荷30g，牛膝9g，水煎服。
2. 月经不调，经闭腹痛：鸡血藤、地黄各12g，白芍各9g，川芎3g，水煎服。
3. 肿瘤患者放化疗过程中引起的白细胞减少：鸡血藤30g，黄芪15g，大枣5枚，水煎服。
4. 再生障碍性贫血：鸡血藤30g，首乌24g，丹皮9g，熟地、云苓、白术各15g，当归12g，五爪龙、地稔各30g，水煎服。

密蒙花

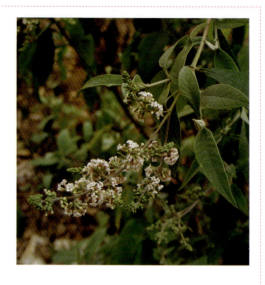

基　　源　为醉鱼草科植物密蒙花的花蕾及其花序。

原植物　别名：密花、密蒙树、蒙花树。落叶灌木，高1~3m。全株密被灰白绒毛。托叶在两叶柄基部萎缩成一横线。叶对生，长矩圆状披针形至条状披针形，先端渐尖，基部楔形，全缘或有小锯齿；聚伞圆锥花序顶生，花萼钟形，先端4裂；花冠筒状，长约1.5cm，先端4裂，筒部淡紫色，口部桔黄色。雄蕊4；子房上位。蒴果卵形，长2~6mm，2瓣裂，基部具宿存花萼和花瓣。种子多数，细小扁平具翅。花期2~3月。果期7~8月。

生境分布　生于山坡杂木林、丘陵、河边、灌丛中。分布于陕西、甘肃、安徽、湖北、湖南、广东、广西、四川、贵州、云南、等省区。

采收加工　2~3月间花未开放时采摘簇生的花蕾，晒干备用。

性味功能　味甘、性微寒。有清热养肝，明目退翳的功能。

炮　　制　拣去杂质，筛净灰土。

主治用法　用于目赤肿痛，多泪羞明，眼生翳膜，肝虚目暗，视力昏花。用量3~9g。

✱ 应用

1. 鱼膜炎、角膜云翳：密蒙花、石决明（先煎）各12g，木贼、菊花、蒺藜各9g。水煎服。

2. 眼障翳：密蒙花、黄柏根各50g。研末，炼蜜和丸。

粗茎鳞毛蕨（绵毛贯众）

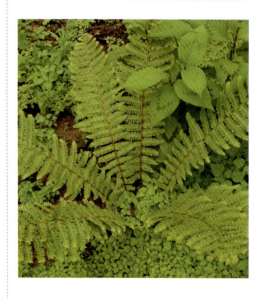

原植物　别名：贯众、野鸡膀子、牛毛广。多年生草本植物。根茎粗大，块状，斜生，有坚硬的叶柄残基及黑色细根，密被锈色或深褐色大鳞片；叶簇生于根茎顶端，具长柄，二回羽状全裂或深裂，中轴及叶脉上被有褐色鳞片。孢子囊群着生于叶中部以上的羽片上，囊群近肾形或圆肾形。

生境分布　生于林下湿地，沼泽地。分布于东北、河北及内蒙古等地。

采收加工　夏秋采挖，削去叶柄、须根，除去泥土，晒干，或纵切成两半晒干。

性味功能　味苦，性微寒；有小毒。有驱虫、清热解毒的功能。

主治用法　用于虫积腹痛，热毒疮疡，疟腺肿痛，崩漏及防治流感等。用量4.5~9g。驱虫、清热解毒生用；止血炒炭用。有小毒。

✱ 应用

1. 流感，气管炎：绵毛贯众9g。水煎服。

2. 虫积腹痛：绵毛贯众、牡丹皮、莲蓬（炭）各9g。水煎服。

基　　源　绵毛贯众为鳞毛蕨科植物粗茎鳞毛蕨的干燥根茎。

棉团铁线莲（威灵仙）

基　源　威灵仙为毛茛科植物棉团铁线莲的干燥根及根茎。

原植物　直立草本。叶对生，1~2回羽状全裂，裂片基部再2~3裂，先端锐尖或凸尖，网脉突出。聚伞花序腋生或顶生，3花。萼片6，白色，展开，密被棉毛。雄蕊多数；心皮多数。瘦果，倒卵形，被柔毛，宿存花柱长2.2cm，羽毛状。花期6~8月，果期8~9月。

生境分布　生于草地、林缘、沟谷。分布于黑龙江、吉林、辽宁、内蒙古、河北、山西、陕西、甘肃东部、山东。

采收加工　秋季采挖，除去泥沙，晒干。

性味功能　味辛、微苦，性温。有祛风除湿，通络止痛的功能。

主治用法　用于风湿痹痛，肢体麻木，筋脉拘挛，屈伸不利，跌打损伤。用量6~9g。

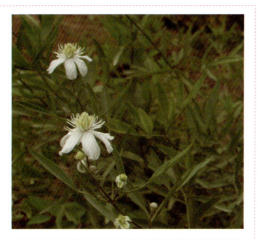

＊应用

1. 风湿性关节炎：威灵仙、苍术各9g，制草乌4.5g。水煎服。
2. 急性扁桃体炎：鲜威灵仙6g，水煎服或当茶饮。
3. 黄疸型急性传染性肝炎：威灵仙9g，研粉，鸡蛋1个，菜油煎食。
4. 风湿四肢、腰背酸痛，关节曲伸不灵活：威灵仙水煎，冲黄酒少许服。

明党参

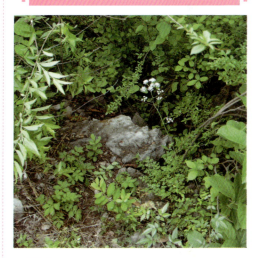

基　源　为伞形科植物明党参的干燥根。

原植物　多年生草本。根肥厚，圆柱形或粗短纺锤形。基生叶柄，基部扩大呈鞘状抱茎，2~3回三出复叶，小叶片3~4对；茎上部叶缩小呈鳞片状或叶鞘状。复伞形花序，每小伞形花序有花10~15，花白色，萼齿小；花瓣5，有一明显紫色中脉，顶端尖锐，内折，凹入。双悬果近圆形或卵状长圆形而扁，光滑，有纵纹。花期4~5月，果期5~6月。

生境分布　生于山坡林。分布于江苏、安徽、浙江等省区。

采收加工　3~5月采挖根部，煮至无白心，刮去外皮，干燥。

性味功能　味甘、微苦，性微寒。有润肺化痰，养阴和胃，平肝，解毒的功能。

炮　制　洗净，润透，切厚片，干燥。

主治用法　用于肺热咳嗽，呕吐反胃，食少口干，目赤眩晕，疔毒疮疡。用量6~12g。

＊应用

1. 肺热咳嗽：明党参、桑白皮、枇杷叶、甘草。
2. 反胃呕吐：明党参、旋覆花、姜半夏、赭石、生姜。水煎服。
3. 病后体弱，食少口干：明党参、大枣、黄精。水炖服。
4. 气管炎咳嗽、哮喘，感冒咳嗽：明党参9g。水煎服。

牡丹（丹皮）

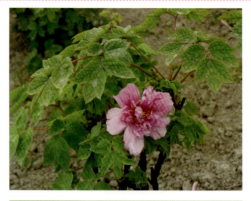

基　源　丹皮为芍药科植物牡丹的干燥根皮。

原植物　灌木。2回3出复叶；顶生小叶宽卵形，3裂至中部；花单生枝顶，花瓣5，常为重瓣，玫瑰色、红紫色、粉红色至白色，雄蕊多数。杯状，紫红色；心皮5，密生柔毛，革质花盘全包住心皮。果，长圆形，密生黄褐色硬毛。花期5~6月。

生境分布　生于向阳坡及土壤肥沃处。大量栽培于山东、安徽、陕西、甘肃、四川、贵州、湖北、湖南等省区。

采收加工　秋季采挖根部，除去细根，剥取根皮，晒干。

性味功能　味苦、辛，性微寒。有清热凉血，活血散瘀，通经止痛的功能。

炮　制　迅速洗净，润后切薄片，晒干。

主治用法　用于温毒发斑，吐血衄血，夜热早凉，无汗骨蒸，经闭痛经，痈肿疮毒，跌扑伤痛。用量6~12g。

＊应用

1. 慢性肝炎：丹皮、山栀子各6g，柴胡、白芍、白术、茯苓各9g，当归12g，生姜1片。水煎服。
2. 高血压：丹皮6g，野菊花、佩兰各6g，银花藤、鸡血藤各18g，石决明30g。水煎服。
3. 妇女虚热：丹皮、栀子、川芎各6g，当归、白芍各9g，熟地12g。水煎服。
4. 虚劳发热：牡丹皮、地骨皮、知母各9g，赤芍6g。水煎服。

木鳖（木鳖子）

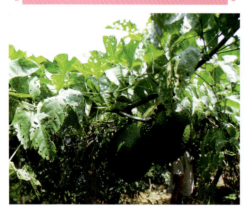

基　源　木鳖子为葫芦科植物木鳖的种子。

原植物　别名：木别子、木鳖瓜、藤桐子。多年生草质藤本。茎有棱线，卷须单一。叶互生，三角形，3~5掌状浅裂至深裂，近叶柄两侧处各有1~2个较大的腺体。花雌雄异株或单性同株，单生，花冠钟状，浅黄色，5裂，果实宽椭圆形至卵状球形，先端有1短喙，基部近圆形，橙黄色或红色，有肉质刺状突起。种子多数，稍似鳖甲状。花期6~8月。果期9~11月。

生境分布　生于山坡灌丛、林缘、河岸。分布于四川、江西、湖南、广东、广西、海南等省。

采收加工　冬季采收成熟果实，取出种子，干燥。

性味功能　味苦、微甘，性温。有散结消肿，攻毒疗疮的功能。

炮　制　木鳖子：去壳取仁，捣碎。木鳖子霜：取净木鳖子仁，炒热，研末，用纸包裹，加压去油。本品为白色或灰白色的松散粉末。

主治用法　用于疮疡肿毒，乳痈，瘰疬，痔漏，干癣，秃疮，颈淋巴结结核，乳腺炎，关节疼痛，拘挛。用量0.6~1.2g。外用适量，研末醋调，敷患处。孕妇及体虚者忌服。

＊应用

1. 痈疮肿痛，炎症不消：木鳖子适量。醋磨调敷。
2. 牙痛：木鳖子，醋磨，以棉花湿敷。
3. 外痔：木鳖子1g。焙干研粉水煎洗。
4. 牛皮癣、顽癣、湿疹：木鳖子、大风子、胡桃仁、蛇床子、樟脑各10g。捣烂与食醋调成糊状敷患处。

木防己

基　　源　为防己科植物木防己的根。

原 植 物　缠绕藤本。根圆柱形，黄褐色，断面黄白色，有放射状纹理。小枝纤细而韧，有纵线纹和柔毛。叶互生，宽卵形或卵状长圆形，基部楔形或略呈心形，全缘或3浅裂，中央裂片较长，两面被短柔毛。圆锥聚伞花序腋生，小花淡黄色，雌雄异株；花萼6片，二轮；花瓣6片，二轮，较花萼小，先端2裂。核果近球形，蓝黑色，有白粉。花期7~8月。果期9~10月。

生境分布　生于山坡草地及灌木丛中。我国大部分省区有分布。

采收加工　春、秋采挖，洗净，切片，晒干。

性味功能　味苦，性寒。有祛风止痛，利尿消肿，解毒，降血压的功能。

炮　　制　除去杂质，水浸半日，洗净，取出分档，润透，切厚片，晒干。

主治用法　用于风湿关节痛，肋间神经痛，急性肾炎，尿路感染，高血压病，风湿性心脏病、水肿；外用治毒蛇咬伤。用量6~15g。

＊ 应用

1. 尿路感染：木防己、黄芪、茯苓各9g，桂枝6g，甘草3g。水煎服。
2. 毒蛇咬伤：木防己适量，捣烂外敷患处。
3. 咽喉肿痛：木防己根15~30g，水煎，咽服。

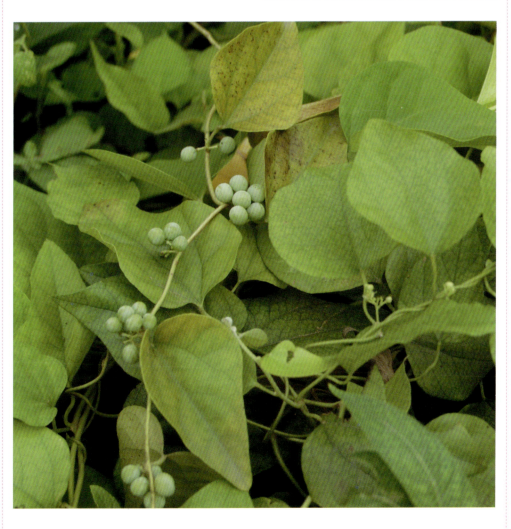

木芙蓉（芙蓉叶）

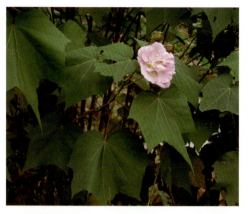

基　源　芙蓉叶为锦葵科植物木芙蓉的叶。

原植物　落叶灌木。叶互生，宽卵圆形，基部心形，边缘有钝锯齿，5~7掌状分裂，先端渐尖，被疏星状毛。花单生叶腋或簇生枝端；花萼5裂；花瓣5或重瓣，初时白色或淡红色，后变为玫瑰红色。蒴果扁球形，被毛，果瓣5。种子肾形，被长毛。花期8~10月。果期9~11月。

生境分布　生于山坡、水边等地。分布于长江以南各省区。

采收加工　夏、秋季采收完整带细枝青叶，扎成约小把，晒干。

性味功能　味微辛，性平。有清热解毒，凉血止血，消肿止痛的功能。

炮　制　取原药材，除去杂质及梗，筛去灰屑。

主治用法　用于肺热咳嗽，吐血，崩漏，痈肿，疮毒，淋巴结炎，阑尾炎；用量9~30g。外用于痈疖脓肿，毒蛇咬伤，跌打损伤，腮腺炎，烧烫伤。

＊应用

1. 疔疮痈肿，乳腺炎：鲜木芙蓉叶，捣烂外敷患处。
2. 流行性腮腺炎：木芙蓉叶，研细粉，鸡蛋清调匀，涂于油纸上，贴于患处。
3. 烫伤、外伤出血：木芙蓉叶粉末加凡士林调成软膏，外敷。
4. 局部化脓性感染，痈疽肿毒：木芙蓉鲜叶、花适量，煎水洗，并敷患处。

附注：根及花与叶有同等功效。

木瓜

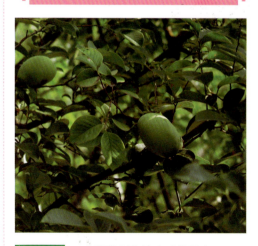

基　源　为蔷薇科植物木瓜的果实。

原植物　别名：光皮木瓜。小乔木。小枝无刺；叶卵圆形或长圆形；基部楔形，边缘有尖锐锯齿，齿尖有腺齿，下面沿主脉微有绒毛；叶柄密生柔毛。花单生于叶腋，萼筒钟状，无毛；萼片三角状披针形，先端渐尖，边缘有腺齿，内面密生褐色绒毛，反折。花瓣淡粉红色。果实长椭圆形，暗紫色，木质，干后果皮不皱。花期4月，果期9~10月。

生境分布　广泛栽培。分布于河南、陕西、山东、安徽、江苏、浙江、福建、湖北、江西、广东、贵州和四川等省区。

采收加工　夏、秋二季果实绿黄色时采摘，纵剖成二或四瓣，置沸水中烫后晒干。

性味功能　味酸、涩，性温。有舒筋活络，和胃化湿的功能。

炮　制　清水洗净，稍浸泡，闷润至透，置蒸笼内蒸熟，切片，日晒夜露，以由红转紫黑色；炒木瓜：用文火炒至微焦。

主治用法　用于风湿痹痛，脚气肿痛，菌痢，吐泻，腓肠肌痉挛等症。用量6~9g。

＊应用

1. 细菌性痢疾：木瓜15g，水煎，加红糖适量顿服。
2. 急性肠胃炎，腓肠肌痉挛：木瓜，吴茱萸，茴香，甘草，生姜，苏梗。水煎服。
3. 贫血、血虚所致肌肉抽搐：木瓜、当归、白芍。水煎服。
4. 风湿性关节炎：木瓜，苍草，老鹳草各9g，水煎服。

木蝴蝶

基　　源　为紫葳科植物木蝴蝶的种子。

原 植 物　别名：千张纸、白故纸大乔木。叶对生，2~4回单数羽状复叶，小叶多数，厚纸质，三角状卵形或阔卵形，基部近圆形或心形，全缘。总状聚伞花序顶生；花萼钟状，紫红色，膜质，宿存，果期近木质；花冠肉质，傍晚开放，有恶臭气味。蒴果扁平，阔线形，长30~100cm，宽5~9cm，边缘稍内弯，2瓣开裂，果瓣具中肋。种子多数，圆形，扁平而薄，外种皮除基部外，三边延长成宽大的翅，半透明膜质状，淡棕白色，绢样光泽，连翅长6~7cm，宽约4cm，周翅薄如纸。花期8~10月。果期10~12月。

生境分布　生于热带及亚热带低山坡，溪边，山谷或灌木丛中。分布于福建、台湾、广东、海南、广西、贵州、四川及云南等省区。

采收加工　于秋冬季种子成熟时，摘取蒴果，晒干，剥出种子。

性味功能　味苦、甘，性凉。有清肺热、疏肝、和胃、利咽喉，止痛的功能。

炮　　制　曝晒至果实开裂，取出种子，晒干。

主治用法　用于肺热咳嗽，胃痛，胁痛，急性咽喉炎，声音嘶哑，支气管炎，百日咳。用量1.5~3g。

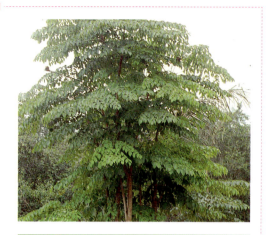

＊应用

1. 急性咽喉炎，急性气管炎：木蝴蝶2.4g，胖大海、甘草各6g，蝉蜕3g。冰糖适量，水煎服。

2. 慢性咽炎、喉炎：木蝴蝶、金银花、菊花、沙参、麦冬。煎水代茶饮。

3. 肺燥干咳，百日咳咳嗽：木蝴蝶、百部。水煎服。

附注：其树皮亦供药用，用于传染性肝炎，膀胱炎，用量15～30g。

木棉（木棉花）

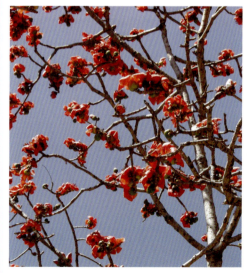

基　　源　木棉花为木棉科植物木棉的花；根及树皮也供药用。

原 植 物　别名：攀枝花、古贝、英雄树。落叶大乔木。幼树干或老树的枝条有短粗圆锥状短刺。掌状复叶互生，小叶5~7；长圆形、长卵形或椭圆状披针形，全缘，两面无毛。花簇生于枝端，先叶开放，花大，红色，花萼杯状，5浅裂，花瓣5，肉质，长圆状倒卵形，两面被星状柔毛；雄蕊多数，花丝合生成短管，排成3轮，最外轮集成5束，中间10枚较短，最内轮5枚花丝先端分叉，各分叉有1花药；子房上位。蒴果长圆形，木质，熟时5裂，内有绵毛。花期2~5月，果期4~6月。

生境分布　生于向阳坡地、村边或栽培。分布于福建、台湾、广东、海南、广西、云南、贵州、四川等省区。

采收加工　春季采摘盛开花朵，晒干或阴干；根于春秋季采挖，洗净，晒干。

性味功能　味甘、淡，性温。有清热利湿，解毒止血的功能。

主治用法　用于泄泻，痢疾，痔疮出血，血崩，疮毒。用量9~15g。

＊应用

1. 痢疾、便血、咳血：鲜花75g，水煎冲冰糖服。

2. 风湿性关节炎、腰腿痛：根50g，水煎或浸酒服。

木贼

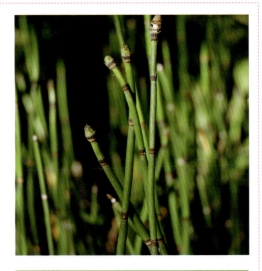

基　　源　为木贼科植物木贼的地上部分。

原 植 物　别名：锉草、笔头草、擦草。多年生常绿草本。根茎黑色，地上茎直立，单一不分枝或于基部簇生，节间中空，茎表面有纵沟棱，手摸粗糙。叶鞘筒贴于茎上，顶部与基部有2黑色圈。鞘齿顶部尾尖早落，成钝头，鞘片背面有棱脊2条，形成浅沟。孢子囊穗生于茎顶，长圆形，无柄，具小尖头，由多数轮状排列的六角形盾状孢子叶组成，沿孢子叶边缘生数个孢子囊；孢子圆球形，有2条弹丝，十字形着生，卷绕在孢子上。

生境分布　生于的林下湿地，山谷溪边。分布于东北及河北、山西、内蒙古、陕西、甘肃、湖北、新疆和四川等地。

采收加工　夏、秋季割取地上部分，除去杂质，晒干或阴干。

性味功能　味甘、苦，性平。有疏风散热，退翳，止血的功能。

主治用法　用于目赤肿痛，目生云翳，迎风流泪，喉痛，痈肿，便血，血痢，脱肛，崩漏，外伤出血。用量3~9g。水煎服。

＊ 应用

1. 目生云翳，多泪：木贼、谷精草、决明子各9g，蝉蜕3g。水煎服。
2. 目昏多泪，迎风流泪：木贼9g，苍术12g。研细末，开水调服。
3. 扁平疣及疣瘊：木贼适量，研细末外敷患处。

南酸枣（广枣）

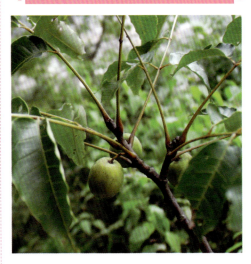

基　　源　广枣为漆树科植物南酸枣的果实。

原 植 物　落叶乔木。单数羽状复叶互生，小叶7~15，对生，长圆形或披针形，全缘。花杂性，雌雄异株，雄花和假两性花排成聚伞圆锥花序，淡紫红色；雌花单生于上部叶腋内；萼片杯状，5裂；花瓣5。核果状浆果椭圆形或近卵形，顶端有5个小孔，黄色。花期3~5月。果期8~10月。

生境分布　生于村边或山间沟谷疏林中。分布于浙江、福建、湖北、湖南、广东、广西、贵州、四川、云南等省区。

采收加工　秋季果实成熟时采摘，晒干。

性味功能　味甘、酸，性平。有行气活血，养心安神的功能。

主治用法　用于气滞血瘀，心区作痛，心跳气短，心神不安。用量1.5~2.5g。

＊ 应用

1. 食滞腹满：广枣鲜果2~3枚，嚼食。
2. 心跳气短，心神不安：广枣鲜果2~3枚，嚼服。

附注：根皮外用疮疡溃烂，煎水外洗。树皮味酸、涩，性凉。有解毒，止痛，收敛，止血的功能。用于细菌性痢疾。外用于烧烫伤，外伤出血，牛皮癣，阴囊湿疹，热膏涂患处。

宁夏枸杞（枸杞子）

基　　源　　枸杞子为茄科植物宁夏枸杞的果实。

原 植 物　　别名：甘枸杞、西枸杞、山枸杞。落叶灌木。短枝刺状。叶互生或簇生枝顶上；先端尖，基部楔形，全缘。花腋生；花萼杯状，2~3裂，花冠漏斗状，5裂，向后反卷，粉红色或浅紫红色。浆果倒卵形或卵形，红色或橘红色。果实顶部有花柱痕，基部有果梗痕，质柔润。花期5~6月。果期6~11月。

生境分布　　生于河岸、山坡等处。分布于河北、内蒙古、山西、陕西、甘肃、宁夏、青海等省区。

采收加工　　夏、秋季果实成熟采摘，阴至半干，再晒干。晾晒时不宜用手翻动，以免变黑。

性味功能　　味甘，性平。有滋补肝肾，益精明目的功能。

炮　　制　　簸净杂质，摘去残留的梗和蒂。

主治用法　　用于虚劳精亏，腰膝酸痛，眩晕耳鸣，消渴，血虚萎黄，目昏不明，糖尿病等症。用量5~10g。

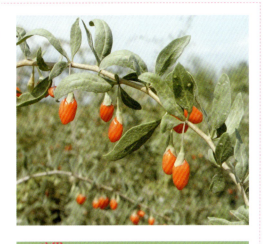

※ 应用

1. 慢性肝炎、肝硬化：枸杞子、生地各18g，当归、北沙参、麦冬各9g，川楝子4.5g。水煎服。

2. 体弱肾虚，腰膝酸软：枸杞子、熟地、杜仲、女贞子。水煎服。

3. 早期老年性白内障：枸杞子15g，肉苁蓉9g，菊花、巴戟各6g。水煎服。

柠檬桉（桉叶油）

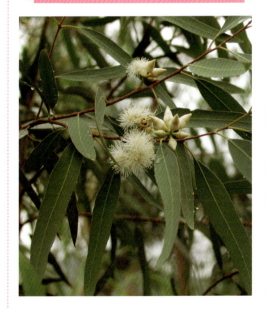

原 植 物　　高大乔木；幼叶叶柄盾状着生，披针形，有腺毛，基部圆形；成熟叶狭披针形，有黑腺点，具香味。圆锥花序腋生，花蕾长倒卵形，萼管长倒卵形；帽状体长约1.5cm，先端圆，有小尖突。蒴果壶形，果瓣藏于萼管内。花期4~9月。

生境分布　　栽培于广东、广西及福建南部。

采收加工　　秋季采叶，用水蒸汽蒸馏，所得挥发油用乙醚萃取，用无水硫酸钠脱水后，回收乙醚，即得桉叶油。

性味功能　　味苦、辛，性凉。有疏风解热，祛湿解毒的功能。

主治用法　　用于感冒，流感，肠炎，腹泻，神经痛，烧伤。用量9~15g。外用适量。

基　　源　　桉叶油为桃金娘科植物柠檬桉叶的挥发油。

※ 应用

1. 急性扁桃体炎：桉叶，水煎服。

2. 霉菌性阴道炎，外阴湿疹，瘙痒：桉叶油软膏外搽。

3. 细菌性痢疾：桉叶、白芍、甘草、木香各3g，水煎服。

牛蒡（牛蒡子）

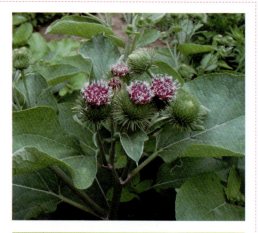

基　　源　牛蒡子为菊科植物牛蒡的干燥成熟果实。

原植物　别名：大力子。二年生草本。基生叶丛生，被疏毛；茎生叶互生，卵形，下面密生灰白色短柔毛。头状花序簇生枝顶或排成伞房状；苞片覆瓦状排列，先端有软骨质倒钩刺，花紫红色，全为管状花，花冠先端5浅裂。瘦果长圆形或倒卵形，稍扁，微弯，灰褐色，有多数细小黑斑及纵棱，果皮硬。花期6~8月。果期8~10月。

生境分布　生于山坡、林缘、荒地等。分布于全国大部地区。

采收加工　秋季果实成熟时采收果实，晒干。

性味功能　味辛、苦，性寒。有疏散风热，宣肺透疹，消肿，解毒，利咽的功能。

炮　　制　采收果序，晒干，打下果实，除去杂质，再晒干。生用或炒用，用时捣碎。

主治用法　用于风热感冒，咳嗽痰多，麻疹，风疹，荨麻疹，咽喉肿痛，腮腺炎，痈肿疮毒。用量4.5~9g。水煎服。

※ 应用

1. 感冒，咽炎，咽喉肿痛：牛蒡子、荆芥、防风各6g，薄荷（后下）、大黄、生甘草各3g。水煎服。
2. 疮疹：牛蒡子15g，研末调敷患处。
3. 猩红热：牛蒡子，炒研成粉，温开水送服。
4. 麻疹不透：牛蒡子、葛根各6g，蝉蜕、薄荷、荆芥各3g，水煎服。

牛膝

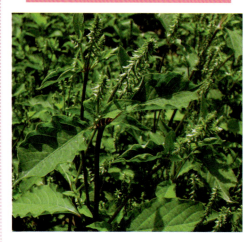

基　　源　为苋科植物牛膝的干燥根。

原植物　多年生草本。根圆柱形，土黄色。茎四棱，近无毛，具对生的分枝。叶椭圆形或椭圆披针形，先端尾尖，基部楔形，有毛。穗状花序腋生或顶生，花在后期反折。苞片宽卵形，小苞片刺状，顶端弯曲。花被片5，披针形。胞果椭圆形，长约2mm。种子长圆形，黄褐色。花期7~9月，果期9~10月。

生境分布　生于山野路旁，主要栽培于河南，野生分布于山西、陕西、山东、江苏、浙江、江西、湖南、湖北、四川、贵州等省区。

采收加工　冬季茎叶枯萎时采挖，捆成小把，晒至干皱后，将顶端切齐，晒干。

性味功能　味苦、酸，性平。有散瘀血，消痈肿，引血下行；补肝肾，强筋骨的功能。

炮　　制　牛膝：拣去杂质，洗净，润软，去芦，切段，晒干。

　　酒牛膝：取牛膝段，用黄酒喷淋拌匀，闷润后，置锅内炒至微干，取出放凉即得。

主治用法　用于腰膝酸痛，筋骨无力，经闭，尿血等。并可用于宫颈癌，及骨肉瘤或骨肿瘤转移等。用量4.5~9g。孕妇忌服。

※ 应用

1. 跌打损伤：牛膝9g，水煎服。
2. 牙周病：牛膝、丹皮、当归各6g，生地、当归各15g，川连、生甘草各3g。水煎服。
3. 尿道炎：牛膝、当归、黄芩各2g，研末，水煎服。

牛至

基　　源　　为唇形科植物牛至的干燥地上部分。

原 植 物　　别名：土香薷、土茵陈多年生草本，高25~65cm。茎直立，四棱形，多分枝，基部木质化，紫红色，上部有毛。叶对生，宽卵圆形，先端钝，基部圆形或宽楔形，全缘，两面均有腺点和细毛。伞房状圆锥花序，由多数小假穗状花序组成；花两型，两性花较大，雌花较小；花冠唇形，紫红色。坚果卵圆形。花期7~9月，果期10~12月。

生境分布　　生于路旁、山坡、林下。有栽培。分布于全国大部分省区。

采收加工　　夏末秋初开花时采收地上部分，除去杂质，阴干。

性味功能　　味辛，性微温。有清暑解表，利水消肿的功能。

炮　　制　　抖净泥沙，晒干后扎成小把。

主治用法　　用于暑湿感冒，头痛身重，腹痛吐泻，水肿。用量3~9g，水煎服。

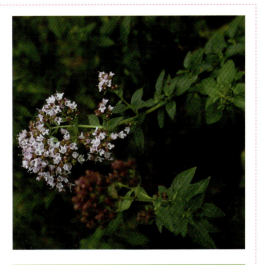

✽ 应用

1. 皮肤湿热瘙痒：鲜牛至250g，水煎，洗浴。

2. 伤风发热，鼻塞，咳嗽：牛至9g，紫苏、枇杷叶各6g，灯心草3g。水煎服。

3. 黄疸，疳积：牛至9g。水煎服。

4. 感冒：牛至9g，水煎服或泡茶饮。

女贞（女贞子）

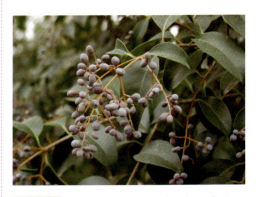

基　　源　　女贞子为木犀科植物女贞的干燥成熟果实。

原 植 物　　别名：冬青、蜡树。常绿小乔木。叶对生，革质，卵圆形或长卵状披针形，先端尖，基部阔楔形，全缘，上面有光泽，下面密生细小透明腺点。圆锥花序顶生，芳香，花冠白色；雄蕊2，花药"丁"字形着生；子房上位，柱头2浅裂。浆果状核果，椭圆形或肾形，稍弯，蓝黑色或棕黑色，皱缩不平。花期6~7月。果期8~12月。

生境分布　　生于山坡向阳处或疏林中，常栽培于庭园及路旁。分布于河北、陕西、甘肃及华东、中南、西南等地区。

采收加工　　冬季果实成熟时采收，稍蒸或置沸水中稍烫后，晒干；或直接晒干。

性味功能　　味甘、苦，性平。有滋补肝肾，明目乌发，强腰膝的功能。

炮　　制　　贞子：除去杂质，洗净，干燥。

酒女贞子：取净女贞子，加黄酒拌匀，置罐内或适宜容器内，密闭，坐水锅中，隔水炖至酒吸尽，取出，干燥。

主治用法　　用于肝肾阴虚，头晕目眩，耳鸣，头发早白，腰膝酸软，老年性便秘等。用量9~15g。

✽ 应用

1. 早期老年性白内障、中心性视网膜炎：女贞子、泽泻、山萸肉各9g，枸杞子、淮山各12g，熟地、云苓各15g，丹皮6g。水煎服。

2. 神经衰弱：女贞子、桑椹子、墨旱莲、枸杞子。

3. 视神经炎：女贞子、草决明、青葙子。水煎服。

欧李（郁李仁）

基源 郁李仁为蔷薇科植物欧李的干燥成熟种子。

原植物 落叶小灌木。分枝多，嫩枝被短柔毛。叶长圆状倒卵形至长圆状披针形，先端急尖，基部楔形，边缘具细锯齿，两面无毛，网脉较浅；叶柄极短。花1~2朵，与叶同时开放；花梗被稀柔毛。萼筒钟状，无毛或微具毛；萼片三角形，先端急尖，花后反折。花瓣淡红色。子房长圆形，花柱无毛。核果，近球形，鲜红色外面无沟。花期5月，果期7~8月。

生境分布 生于荒山坡或沙丘边上。分布于我国大部分地区。

采收加工 夏、秋二季采收成熟果实，除去果肉及核壳，取出种子，干燥。

性味功能 味辛、苦、甘，性平。有润燥滑肠，下气，利尿的功能。

炮制 筛去泥屑，淘净，拣净杂质和碎壳，晒干，用时捣碎。

主治用法 用于津枯肠燥，食积气滞，腹胀，便秘，水肿，脚气，小便不利等症。用量3~9g。

＊ 应用

1. 高血压：郁李仁，制成酊剂。
2. 肿满小便不利：郁李仁、槟榔、茯苓、白术各30g，甘遂15g，为末。每服6g，姜枣汤下。
3. 大便秘结：郁李仁、火麻仁、柏子仁各12g，桃仁9g。水煎服。
4. 脚气水肿：郁李仁、薏苡仁、赤茯苓、滑石。水煎服。

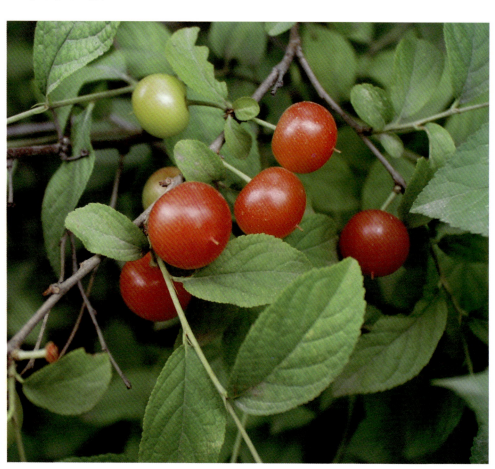

胖大海

基　　源　为梧桐科植物胖大海的种子。
原 植 物　别名：大海、大发、大洞果、南安子高大乔木。单叶互生；革质，长卵圆形或椭圆状披针形，3裂，先端锐尖，基部截形，全缘。花杂性同株；圆锥花序顶生或腋生，花萼钟状宿存，外有星状毛。果1~5个，着生于果梗上，船形，长达24cm，基部宽5~6cm，成熟前开裂。种子椭圆形或倒卵形，长1.8~2.8cm，直径1.5cm，深黑褐色，有皱纹，光滑。花期3~4月。果期4~6月。
生境分布　生于热带地区，海南、广西等地有少量引种栽培。
采收加工　4~6月由果上摘取成熟种子，晒干。
性味功能　味甘、淡，性寒。有清肺热，利咽喉，清肠通便的功能。
炮　　制　取原药材，除去杂质。
主治用法　用于干咳无痰，喉痛音哑，慢性咽炎，热结便秘，头痛目赤。用量4.5~9g。泡服或煎服。

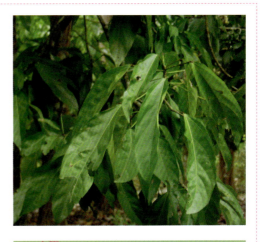

※ 应用

1. 喉炎：胖大海9g，水煎服或泡服濒饮。
2. 肺热音哑：胖大海3枚，金银花、麦冬各6g，蝉蜕3g，水煎服。
3. 慢性咽炎：胖大海3g，杭菊花、生甘草各9g。水煎服。
4. 腹泻：胖大海9g，水煎服。

佩兰

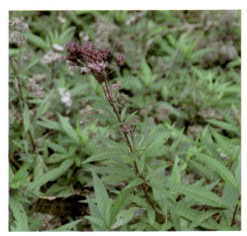

基　　源　为菊科植物佩兰的全草。
原 植 物　别名：杭佩兰。多年生草本，茎带紫红色。叶对生，中部叶有短柄；叶3全裂或深裂，中裂片长椭圆形或长椭圆状披针形，上部叶常不分裂或全部不分裂，先端渐尖，两面光滑无毛及腺点。头状花序顶生，排成复伞房花序，花白色或带微红色，全为管状花。
生境分布　生于路旁灌丛中或溪边。分布于陕西、山东及长江以南大部地区。
采收加工　夏秋季采收，割取地上部分，除净泥土，阴干或晒干。
性味功能　味辛，性平。有发表去湿，醒脾，清暑，和中化浊的功能。
炮　　制　拣去杂质，去除残根，用水洗净，稍润后捞出，切段，晒干。
主治用法　用于伤暑头痛，无汗发热，胸闷腹满，口中甜腻，食欲不振，口臭，急性胃肠炎等症。用量4.5~9g。

※ 应用

1. 暑湿胸闷，食减口甜腻：佩兰9g。开水泡服。
2. 中暑头痛，无汗发热：佩兰、苍术、藿香各4.5g，荷叶9g。水煎服。
3. 急性胃肠炎：佩兰、藿香、苍术、茯苓、三颗针各9g。水煎服。
4. 夏季伤暑：佩兰9g，鲜荷叶15g，滑石18g，甘草3g。水煎服。

枇杷（枇杷叶）

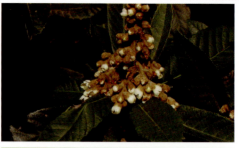

基　　源　枇杷叶为蔷薇科植物枇杷的叶。
原 植 物　常绿小乔木。叶互生，革质，长椭圆形，先端尖，基部楔形，边缘有疏锯齿，下面密被锈色绒毛。圆锥花序顶生，花密集，萼筒，黄绿色；花瓣5，白色。浆果状梨果卵形、椭圆形或近球形，黄色或橙色。果核圆形或扁圆形，棕褐色。花期9~11月。果期翌年4~5月。
生境分布　栽培于村边或坡地。分布于陕西及长江以南各省区。
采收加工　4~5月采叶，晒干。也有直接拾取落地的叶。
性味功能　味苦，甘，性平。有清肺止咳，和胃降气的功能。
炮　　制　净制：刷去绒毛，用水洗净，稍润，切丝，晒干。
　　蜜制：取枇杷叶丝，加炼熟的蜂蜜和适量开水，拌匀，稍闷，置锅内用文火炒至不粘手为度，取出，放凉。
主治用法　用于肺热咳，胃热呕吐，支气管炎。用量

＊应用

1. 急性气管炎：枇杷叶、生地各12g，杏仁、杭菊、川贝各9g，茅根24g，甘草4.5g。水煎服。
2. 呃逆作呕、胃脘胀闷：枇杷叶（姜汁炙）、布渣叶、淮山药、香附、葛根、鸡内金。水煎服。
3. 支气管炎：枇杷叶、野菊花各15g。白茅根、旱莲草、柏子仁各9g。水煎服。
4. 肺热咳嗽，痰少咽干：枇杷叶，制成糖浆，每日早晚服。

附注：其根、果核亦供药用。根有清肺止咳，镇痛下乳的功能。用枇杷核有疏肝理气的功能。用于疝痛，淋巴结结核，咳嗽。

平贝母

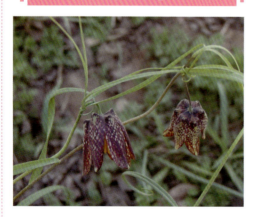

基　　源　为百合科植物平贝母的鳞茎。
原 植 物　多年生草本。鳞茎扁圆形，由2~3瓣鳞片组成，基部簇生须根。基生叶轮生或对生，上中部叶常互生，线形，先端不卷曲或稍卷曲。花1~3朵，顶花有叶状苞片4~6，先端极卷曲；花被钟状，紫色，有浅色小方格，先端钝，蜜腺窝在背面明显凸起；雄蕊6，比花被片短，微有毛，柱头3深裂。蒴果宽倒卵形，有圆棱。花期5~6月。果期6~7月。
生境分布　生于林缘、灌丛及草甸。有栽培。分布于东北等地。
采收加工　5~6月挖取鳞茎，拌上草木灰烘干，后筛去木灰。
性味功能　味微苦，性微寒。有清肺，化痰，止咳的功能。
炮　　制　拣去杂质，用水稍泡，捞出，闷润，剥去心，晒干。
主治用法　用于肺热咳嗽，痰多胸闷，咳痰带血，肺炎，急、慢性支气管炎，瘿瘤，喉痹，乳痈等。用量5~10g。

＊应用

1. 慢性支气管炎，百日咳：平贝，研末，蜜冲服。
2. 黄褐斑：平贝、白芨、白附子。水煎服。
3. 乳腺炎：平贝、金银花、菊花、蒲公英，水煎服。
4. 颈淋巴结核，慢性淋巴结炎：平贝18g，夏枯草、生地、玄参各15g，生牡蛎30g。水煎服。

破布叶（布渣叶）

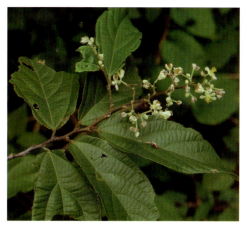

基　　源　布渣叶为椴树科植物破布叶的叶。

原植物　灌木或小乔木。树皮灰黑色。单叶互生；叶柄粗壮；托叶线状披针形，长为叶柄之半。叶片卵状矩圆形或卵形，纸质或薄革质，先端短渐尖，常破裂，基部渐窄，末端钝圆，边缘有不明显小锯齿，幼叶下面被星状柔毛，夏秋枝顶及上端叶腋抽出圆锥花序，由多个具3花的小聚伞花序所组成，被灰黄色短毛及星状柔毛；萼片长圆形；花瓣5，淡黄色。核果近球形，无毛。

生境分布　生于原野、山坡、林缘及灌丛中。分布于广西、广东和云南等省区。

采收加工　夏、秋采叶，晒干。

性味功能　味淡、微酸，性平。有清暑，消食，化痰的功能。

主治用法　用于感冒，中暑，食滞，消化不良，腹泻，黄疸等症。用量15~50g。

＊应用

1. 小儿食欲不振，食滞腹痛：布渣叶、山楂、麦芽各9g，水煎服。
2. 小儿秋季腹泻：布渣叶、淮山药、云苓各12g，白术6g，炒番石榴叶9g，车前草15g。热重加黄芩6g；腹痛肠鸣加藿香6g。水煎服。
3. 消化不良，腹泻：布渣叶、番石榴叶、辣蓼各18g。

蒲公英

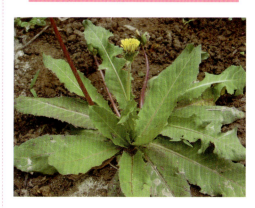

基　　源　为菊科植物蒲公英的干燥全草。

原植物　别名：黄花地丁。多年生草本，有乳汁，具蛛丝状毛。叶基生，莲座状平展，有柄，两侧扩大呈鞘状；叶长圆状倒披针形，先端尖或钝，基部下延成柄状，边缘浅裂或不规则羽状分裂。头状花序顶生，舌状花黄色；总苞淡绿色，钟形，苞片多层，外层短，顶端有角状突起，内层线状披针形，膜质。瘦果有纵棱及多数刺状突起。花期4~5月。果期6~7月。

生境分布　生于山坡草地、沟边等。分布于全国大部分地区。

采收加工　4~10月间挖取全株，晒干。

性味功能　味甘、苦，性寒。有清热解毒，利尿散结的功能。

炮　　制　拣去杂质，洗去泥土，切段，晒干。原药拣净，抢水洗去泥屑，捞出摊开晾干，切1~1.5mm段片，晒干，筛去灰屑。

主治用法　用于急性乳腺炎，淋巴腺炎，疔毒疮肿，急性结膜炎，感冒发热，急性扁桃体炎，急性支气管炎，肝炎，胆囊炎，尿路感染。用量9~15g，亦可捣汁或入散剂；外用适量，捣敷患处。

＊应用

1. 急性黄疸型肝炎：蒲公英、茵陈、土茯苓、白茅根、田基黄各15g。水煎服。
2. 扁桃体炎，化脓性感染：蒲公英30g。水煎服。
3. 急性结膜炎、睑缘炎：蒲公英、菊花、夏枯草各50g。水煎，洗眼，熏眼。

普通鹿蹄草（鹿衔草）

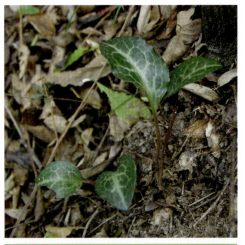

基　　源　鹿衔草为鹿蹄草科植物普通鹿蹄草的全草。

原 植 物　别名：鹿蹄草。多年生绿草本。叶薄革质，椭圆形或卵形，基部楔形，边缘有疏齿，叶面深绿色通常沿叶脉为白色或淡绿色，背面色浅，有时带紫红色。花葶有鳞片1~2；总状花序有花5~8朵；苞片狭条形；花乳白色，俯垂，宽钟状，萼片先端尖；花瓣倒卵状长圆形。蒴果扁球形。花期6~8月，果期9~10月。

生境分布　生于山地林下或草坡中。分布于陕西、甘肃、西藏、四川、贵州、湖南、湖北、江西、安徽、浙江、云南、台湾等省区。

采收加工　在4~6月。挖取全株，晒至半干时堆积，使叶片变成紫红色或紫褐色，再晒干。

性味功能　味甘、苦，性温。有强筋骨、祛风湿的功效。

主治用法　用于风湿性及类风湿性关节炎、过敏性皮炎。捣烂外敷可止外伤出血。

* 应用

1. 风湿关节痛：鹿衔草30g，萱草根24g，桑枝10g，当归6g，水煎服。
2. 慢性痢疾：鹿衔草45g，金锦香30g，水煎服。
3. 神经衰弱：鹿衔草30g，夜香牛15g，水煎服。

七叶树（娑罗子）

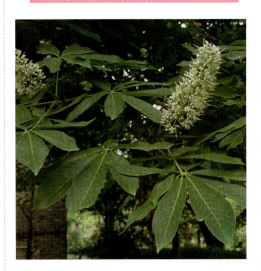

基　　源　娑罗子为七叶树科植物七叶树的干燥成熟种子。

原 植 物　高大乔木。掌状复叶，有长柄，小叶5~7，较厚，上面无毛，长椭圆形或长椭圆状卵形，先端渐尖，基部广楔形。聚伞圆锥花序，连总梗长45cm，无毛，花萼具白色短柔毛，花瓣4，白色；雄蕊花丝甚长。果蒴近球形，果壳较厚，顶端微尖或圆钝，3瓣裂。花期5~6月。

生境分布　生于低海拔的丛林中，多为栽培。分布于河北、河南北部、山西南部及陕西南部等地。

采收加工　秋季果实成熟时采收，除去果皮，晒干或低温干燥。

性味功能　味甘，性温。有理气宽中，和胃止痛，截疟，杀虫的功能。

主治用法　用于胃脘胀痛，疳积，痢疾，疟疾。用量3~9g。

* 应用

1. 胃痛：娑罗子。去壳，捣碎煎服。
2. 心痛：娑罗子。烧灰，冲酒服。
3. 胸脘胀痛：娑罗子、八月札、青皮各9g，水煎服。
4. 乳房小叶增生：娑罗子9g，水煎代茶饮。

千里光

基　　源　为菊科植物千里光的全草。

原植物　多年生草本。茎圆柱形，攀援状曲折，上部多分枝，下部木质化。叶互生，具短柄，椭圆状三角形或卵状披针形，顶端渐尖，茎部截形或戟形，有时基部有2~4对深裂片。头状花序顶生，排成复总状伞房花序；花梗密被白毛；总苞筒状，基部有数个条形小苞片；舌状花黄色，雌性，先端3裂；管状花黄色，两性，先端5齿裂；雄蕊5；子房下位。瘦果圆柱形，具5棱，棕褐色；冠毛白色。花期9~10月。果期10~11月。

生境分布　生于山坡，林缘，灌丛，沟边，路旁。分布于我国西北部至西南部，中部，东南部地区。

采收加工　9~10月割取地上部，扎成小把或切段，晒干。

性味功能　味苦，性寒。有清热解毒，凉血消肿，清肝明目，杀虫止痒的功能。

炮　　制　采收，洗净，鲜用或晒干。

主治用法　用于上呼吸道感染，咽喉炎，肺炎，结膜炎，痢疾，肠炎，阑尾炎，丹毒，疖肿，湿疹等病。用量15~30g，外用适量。

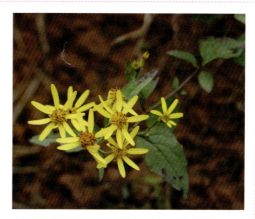

＊应用

1. 上呼吸道感染：鲜千里光、鲜爵床各30g，野菊花15g。水煎服。
2. 流行性感冒、各种炎症性疾病：千里光60g，水煎服。
3. 痈疽疮毒：鲜千里光30g，水煎服。并用鲜品，水煎洗及捣烂敷处。
4. 毒蛇咬伤：千里光根60g，水煎代茶饮；并用鲜全草适量，水煎洗伤口，及捣烂敷患处。

千里香（九里香）

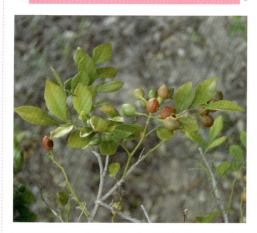

基　　源　九里香为芸香科植物千里香的叶或带叶嫩枝。

原植物　别名：七里香、七路香。灌木。单数羽状复叶互生；小叶3~9，革质，卵形或倒卵形，全缘，有透明腺点。聚伞花序顶生或腋生；花小，白色，芳香，花梗细；萼片5，宿存；花瓣5，有细柔毛；雄蕊10；子房2室。浆果卵形或球形，鲜红色，先端尖。花期4~6月。果期9~11月。

生境分布　生于山坡疏林中。有栽培。分布于福建、台湾、广东、海南、广西、贵州、云南等省区。

采收加工　全年可采。叶阴干；枝和根切段，晒干或阴干。

性味功能　味辛、微苦，性温；有小毒。有行气止痛，活血散瘀，祛风活络，除湿，麻醉，镇惊，解毒消肿的功能。

炮　　制　洗净、阴干、切段备用，也可捣碎浸酒服

主治用法　用于胃痛，风湿痛，跌打肿痛，风湿骨痛，牙痛，破伤风，流行性乙型脑炎，蛇虫咬伤，局部麻醉。用量根、叶9~15g（鲜品15~30g）。外用鲜品适量。

＊应用

1. 慢性腰腿痛：九里香15g，续断9g，水煎服。
2. 胃痛：九里香3g，香附9g。水煎服。
3. 跌打瘀积肿痛，风湿骨痛，毒蛇咬伤：鲜九里香，捣烂敷患处。
4. 皮肤湿疹：鲜九里香，水煎，擦洗患处。

附注：根、花也供药用。

千年健

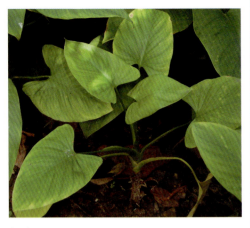

基　源　为天南星科植物千年健的干燥根茎。

原植物　多年生草本。根茎匍匐，长圆柱形，肉质。鳞叶线状披针形，向上渐狭；叶互生，具长柄，叶柄长15~30cm，肉质，上部圆柱形，有浅槽，下部膨大，呈翼状，基部扩大呈叶鞘；叶片近纸质，箭状心形或卵状心形，先端长渐尖，基部近心形，侧脉平展，向上斜升，干后呈有规则的皱缩。花序1~3，生于鳞叶之腋，短于叶柄；佛焰苞长圆形或椭圆形，开花前卷成纺锤形，先端尖；肉穗花序具短柄或无柄，花单性同株；雄花生在花序上部，雌花在下部，紧密连接；无花被；浆果。花期5~6月；果期8~10月。

生境分布　生于溪边或密林下阴湿地。分布于广西、云南等省区。

采收加工　春、秋二季采挖根茎，除去叶苗，洗净泥土，折成段，晒干或刮去外皮后晒干。

性味功能　味苦、辛，性温。有祛风湿、壮筋骨、活血止痛的功能。

炮　制　拣净杂质，用水稍浸，捞出润透，切片晒干。

主治用法　用于风寒湿痹、肢节冷痛、筋骨无力；外用于痈疽疮肿。用量4.5~9g。

* 应用

1. 风寒筋骨疼痛，拘挛麻木：千年健、地风各30g，老鹳草90g，共研细粉，每服3g。
2. 痈疽疮肿：千年健适量，研末调敷。
3. 胃痛：千年健，酒磨服。

千日红

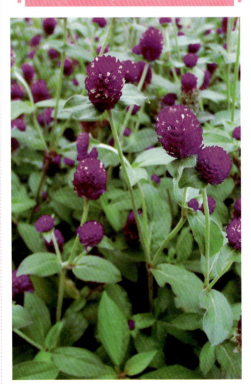

基　源　为苋科植物千日红的干燥头状花序。

原植物　别名：长生花、千金红一年生直立草本。单叶对生；叶纸质，长椭圆形或长圆状倒卵形，顶端尖，基部渐狭，全缘，略呈波状，两面有白色细长柔毛及小斑点。头状花序顶生，球形或长圆形，多为玫瑰红色，亦有粉红色或白色；花被5，线状披针形。胞果近球形。花果期7~11月。

生境分布　原产北美洲，我国各地广泛栽培的观赏植物。

采收加工　秋季花盛开时采取花序，晒干。

性味功能　味甘，性平。有祛痰，平喘，清肝明目的功能。

炮　制　鲜用或晒干。

主治用法　用于慢性支气管炎，喘息性支气管炎，眼目昏糊。用量9~15g，水煎服。

* 应用

1. 白痢：千日红花序十个，水煎，冲入少量黄酒服。
2. 头风痛：千日红花9g，马鞭草21g。水煎服。
3. 小儿百日咳：千日红10朵，匍匐堇9g，水煎加冰糖适量，分2~3次服。

牵牛（牵牛子）

基　源　牵牛子为旋花科植物牵牛的种子。黑色的称"黑丑"，淡黄白色者称"白丑"，两种混合者称"二丑"。

原植物　一年生缠绕草本。茎左旋，被倒生短毛。叶互生，阔卵形，3裂，基部心形，中裂片较长，长卵形，侧裂片底部阔圆，先端长尖，基部心形不收缩。花1~3朵腋生，花萼5深裂，先端尾状长尖，基部有长毛；花冠漏斗状，紫色、淡红色、淡蓝色或蓝紫色，上部色深，下部色浅或为白色，早晨开放，中午花冠收拢。蒴果球形，为宿存花萼所包被。种子卵状三棱形，黑色或淡黄白色，平滑。花期6~9月。果期7~10月。

生境分布　生于灌丛、墙边或栽培。分布于东北、华北及河南、山东、江苏、浙江、台湾、广东、广西、贵州、四川等省、自治区。

采收加工　秋季果实成熟、未开裂时采收，割下地上部分，晒干后打下种子，除去杂质，将黑、白二色丑分开后晒干。

性味功能　味苦，性寒；有小毒。有泻水、下气、驱虫的功能。

炮　制　炒牵牛子：将净牵牛子置锅内

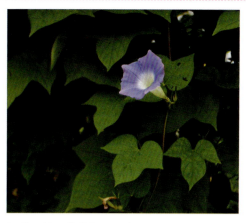

加热，炒至微鼓起，取出放凉。

主治用法　用于水肿，喘满，痰饮，脚气，虫积，大便秘结。用量3~6g。水煎服。胃弱气虚及孕妇忌用。不宜与巴豆同用。

✱ 应用

1. 肝硬化腹水：牵牛子（研末）24g，大黄15g，明粉12g，枳实9g，水煎服。
2. 肾性水肿：牵牛子、甘遂、芫花、大戟、大黄、青皮、陈皮、木香、槟榔。水煎服。

前胡

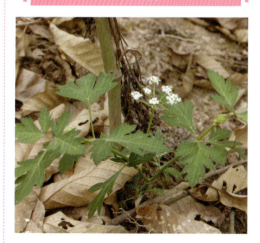

基　源　为伞形科植物前胡的根。

原植物　别名：白花前胡、鸡脚前胡多年生草本。叶三角状卵形或三角形，2~3回三出羽状分裂。末回裂片菱状卵形至卵形。复伞形花序顶；花瓣5，白色；双悬果椭圆形或卵圆形，背棱和中棱线状，侧棱有窄翅。花期7~9月。果期9~10月。

生境分布　生于山坡向阳草丛中或山坡林边。分布于四川、云南及华东、中南等各地区。

采收加工　秋末采挖根部，晒干或微火炕干。

性味功能　味苦、辛，性凉。有清热、散风、降气、化痰的功能。

炮　制　除去杂质，洗净，润透，切薄片，晒干。

主治用法　用于风热咳嗽多痰，痰热咳喘，胸膈满闷，呕逆，上呼吸道感染等症。用量3~9g。恶皂角。畏藜芦。

✱ 应用

1. 肺热咳嗽，气喘不安：前胡、麦冬、赤芍、麻黄、贝母、白前、枳壳、大黄。水煎服。
2. 咳嗽痰稠，心胸不利，时有烦热：前胡、麦冬、贝母、桑白皮、杏仁、甘草。研末，加生姜水煎服。
3. 感冒咳嗽痰多，气喘不息：前胡、苦杏仁、牛蒡子各9g，桔梗6g，薄荷9g（后下）。水煎服。
4. 肺热咳嗽，胸闷痰多：前胡、紫苏子、陈皮、枳实各6g。水煎服。

芡（芡实）

基　源　芡实为睡莲科植物芡的种仁。
原植物　别名：鸡头米、鸡头果。一年水生草本，全株有尖刺。初生叶箭形；后生叶浮于水面，心形或圆状盾形，上面深绿色，多皱褶，下面深紫色，边缘向上折。花紫色，单生于花葶顶端，花葶粗长，部分伸出水面。花萼4片，花瓣多数；子房下位，柱头圆盘状，扁平，略向下凹入。浆果球形，海绵质，污紫红色，密生尖刺，与花萼均形似鸡头；种子球形，黑色。花期6~9月，果期8~10月。
生境分布　生于池沼及湖泊中。分布于全国大部分地区。
采收加工　8~10月种子成熟时割收果实，堆积沤烂果皮，取出种子，洗净晒干，磨开硬壳取净仁，晒干。
性味功能　味甘、涩，性平。有益肾固精，补脾止泻，祛湿止带的功能。
炮　制　芡实：除去杂质。
麸炒芡实：取净芡实，照麸炒法炒至微黄色。
主治用法　用于梦遗滑精，遗尿尿频，脾

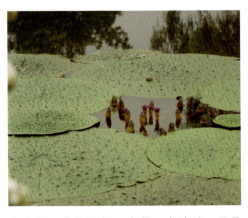

虚久泻，食欲不振，白带，白浊等。用量9~15g。

✲ 应用

1. 脾虚腹泻：芡实、莲子肉、白术各12g，党参15g，茯苓9g。共研细粉，每服3~6g，水冲服。
2. 遗精、滑精：芡实、枸杞子各12g，补骨脂、韭菜子各9g，牡蛎24g(先煎)。水煎服。

茜草

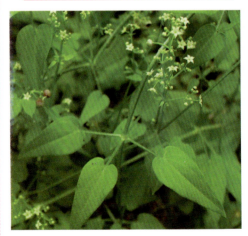

基　源　为茜草科植物茜草的根。
原植物　别名：小活血、涩拉秧。多年生草本。根丛生，紫红色。茎四棱形，具多数倒生小刺。4叶轮生，三角状卵形，先端急尖，基部心形，中脉及叶柄生倒钩刺。聚伞花序圆锥状腋生或顶生，花小，淡黄白色；花冠辐状。浆果球形，肉质，红色。花期6~9月，

果期8~10月。
生境分布　生于路旁、田边。分布于全国大部分地区。
采收加工　春、秋季采挖根，晒干或烘干。
性味功能　味苦，性寒。有凉血，止血，活血祛瘀，通经活络，止咳化痰功能。
炮　制　茜草：除去杂质，洗净，润透，切厚片或段，干燥。
茜草炭：取茜草片或段，照炒炭法炒至表面焦黑色。
主治用法　用于吐血，衄血，尿血，便血，崩漏，经闭腹痛，风湿关节痛，跌打损伤，慢性气管炎，神经性皮炎。用量6~9g。水煎服。外用适量，研粉调敷或煎水洗患处。

✲ 应用

1. 血痢：茜草、当归、黄芩各9g，地榆、生地各12g，栀子6g，川连4.5g。水煎服。
2. 血热经闭：茜草30g，酒水各半煎服。
3. 老年慢性气管炎：鲜茜草30g，鲜含羞草根90g，鲜红背叶60g。水煎服。

羌活

基　　源　为伞形科植物羌活的根和根茎。

原 植 物　别名：蚕羌、裂叶羌活。

多年生草本，高60~150cm，根茎粗壮圆柱形或块状，暗棕色，有特殊香气。茎直立，中空，淡紫色，有纵直细条纹。叶为2~3回羽状复叶，小叶3~4对，末回裂片边缘缺刻状浅裂至羽状深裂；茎上部叶简化成鞘状。复伞形花序顶生或腋生，总苞片3~6，花白色；背棱、中棱、侧棱分果长圆形，果实背腹稍压扁，均扩展为翅，油管明显。

生境分布　生于海拔2000~4200m的林缘、灌丛下、沟谷草丛中。分布于陕西、甘肃、青海、四川、云南、西藏等省。

采收加工　秋季采挖根茎及根，除去泥土及须根，晒干。

性味功能　味辛、苦，性温。有解表散寒，除湿止痛的功能。

炮　　制　除去杂质，洗净，润透，切厚片，晒干。

主治用法　用于风寒感冒、头痛、身疼、四肢酸痛、恶寒无汗发热、风湿性关节疼痛。用量3~9g。

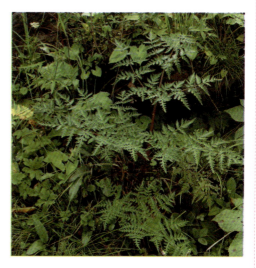

❋ 应用

1. 感冒风寒，头痛，无汗，关节酸痛：羌活、防风、白芷各3g，细辛1.5g。水煎服。
2. 关节疼痛、腰背酸痛：羌活、独活各1.5g，秦艽9g，桑枝15g。水煎服。

青荚叶（小通草）

基　　源　小通草为山茱萸科植物青荚叶的干燥茎髓。

原 植 物　落叶灌木。单叶互生，纸质，椭圆形或卵形，边缘有细锯齿，托叶钻形，早落。单性花、雌雄异株；雄花5~12朵排成密聚伞花序，雄花花瓣3~5，卵形，具雄蕊3~5；雌花具梗，单生或2~3朵簇生于叶上面中脉的中部或近基部，花瓣3~5，三角状卵形；子房下位，3~5室，花柱3~5裂，胚珠单生。浆果状核果黑色，球形，具3~5棱。花期4~5月，果期6~8月。

生境分布　生于山坡林缘。分布于陕西、河南、安徽、浙江、江西、福建、台湾、湖北、湖南、广东、广西、四川、贵川等省区。

采收加工　秋季割取茎，截成段，趁鲜取出髓部，理直，晒干。

性味功能　味苦微涩、性凉。有清热，利尿，下乳的功能。

炮　　制　去杂质，洗净，晒干。

主治用法　用于小便不利，乳汁不下，尿路感染。用量3~9g。

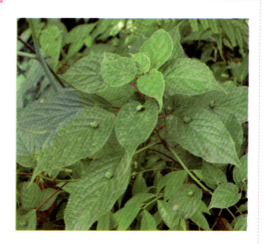

❋ 应用

1. 产后缺乳、乳汁不下：小通草6g，炙山甲、王不留行各9g，猪蹄90g，水炖服。
2. 淋症：小通草、滑石、生地、淡竹叶。水煎服。
3. 伤寒后呕哕：小通草、生芦根、橘皮、粳米。水煎服。

137

青葙（青葙子）

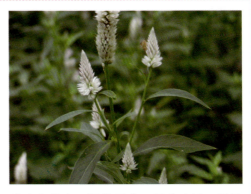

基　源　青葙子为苋科植物青葙的干燥成熟种子。

原植物　别名：野鸡冠花、狼尾巴。一年生草本。叶互生，纸质，披针形或长圆状披针形，先端渐尖，基部狭，下延成叶柄。花多数，密生茎端或枝端成塔状或圆柱状穗状花序。花被片5，初为淡白色，顶端淡红色，后变为银白色；胞果卵状椭圆形。种子多数，黑色。花期5~8月，果期6~10月。

生境分布　生于路旁干燥向阳处。分布于全国各地，有栽培。

采收加工　秋季果实成熟时收集种子，晒干。

性味功能　味苦，性微寒。有清肝，明目，退翳，降血压的功能。

炮　制　青葙子：取原药材，除去杂质，筛去灰屑。

炒青葙子：取净青葙子，置预热炒制容器内，用文火加热，炒至有爆鸣声，内部浅黄色，并逸出香气时，取出晾凉。

主治用法　用于目赤肿痛，角膜炎，虹膜睫状体炎，视物昏花，肝火眩晕。用量9~15g。

＊应用

1. 急性结膜炎：青葙子、菊花各9g，龙胆草3g。水煎服。
2. 慢性葡萄膜炎：青葙子、白扁豆各15g，元明粉4.5g（冲），酸枣仁、茯苓各12g，密蒙花、决明子各9g。水煎服。
3. 夜盲，目翳，视物不清：青葙子15g，乌枣50g。水煎服。

苘麻（苘麻子）

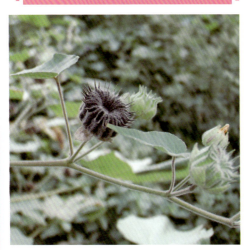

基　源　苘麻子为锦葵科植物苘麻的种子。

原植物　别名：青麻、白麻、磨盘草。一年生草本，全株密生柔毛和星状毛。单叶互生，圆心形，先端渐尖，基部心形，边缘有粗锯齿，两面密生星状柔毛，掌状叶脉3~7条。花单生于叶腋，花瓣5，黄色，有浅棕色脉纹，宽倒卵形，先端平凹。蒴果半球形，磨盘状，密生星状毛，成熟后开裂成分果，每分果顶端有2长芒，种子3，黑色，三角状扁肾形。花期6~9月。果期8~10月。

生境分布　生于山坡、路旁、堤边等处。分布于全国各地区。

采收加工　9~10月果实成熟后采收果实。晒干打下种子，筛除杂质及果皮。

性味功能　味苦、性平。有清湿热，解毒，退翳的功能。

主治用法　用于赤白痢疾，淋病涩痛，痈肿，目翳，小便涩痛等症。用量3~9g。

＊应用

1. 赤白痢：苘麻子50g。炒香熟，研末，蜜水调服。
2. 瘰疬：苘麻子6g，研末，夹豆腐干内，水煎服。
3. 麻疹：苘麻子9g。水煎服。

附注：其根作苘麻根入药。味甘、淡，性凉。有清热解毒，祛风除湿。用于中耳炎、耳鸣、耳聋、痢疾、睾丸炎、关节酸痛、化脓性扁桃体炎。用量15~30g，水煎服。

瞿麦

基　　源　为石竹科植物瞿麦的地上部分。

原 植 物　多年生草本。叶线状披针形，先端长渐尖，基部抱茎。花单生或数朵成疏聚伞状。苞片2~3对，边缘宽膜质；花瓣5，淡红色，边缘细裂成流苏状，喉部有须毛，基部具长爪。蒴果狭圆筒形。种子倒卵形。花期7~8月。

生境分布　生于山坡、林下。分布于全国大部分地区。

采收加工　夏、秋二季花果期采割，除去杂质，干燥。

性味功能　味苦，性寒。有利尿通淋，破血通经的功能。

炮　　制　拣净杂质，除去残根，洗净，稍润，切段，干燥。

主治用法　用于尿路感染，小便不通，淋沥涩痛，月经闭止，痈肿疮毒。用量9~15g。

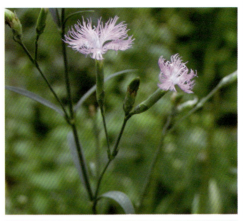

✽ 应用

1. 急性尿道炎、膀胱炎：瞿麦、赤芍各9g，茅根30g，生地18g，阿胶4.5g(溶化)，地骨皮6g。水煎服。

2. 产后泌尿感染而致的血淋：瞿麦、蒲黄。水煎服。

3. 便秘：瞿麦、栝蒌仁。水煎服。

4. 小便淋沥涩痛，短赤，血淋、砂淋：瞿麦、萹蓄、栀子、滑石、木通、车前子、炙甘草、大黄等。水煎服。

拳参

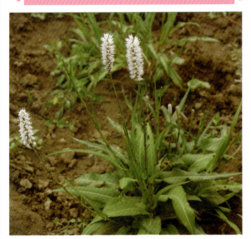

光泽。花期6~7月，果期8~10月。

生境分布　生于山坡、草丛。分布于辽宁、河北、山西、山东、江苏、安徽、浙江、河南、湖南、甘肃、宁夏等省区。

采收加工　春初发芽时或秋季茎叶将枯萎时采挖，去须根，晒干。

性味功能　味苦、涩，性微寒。有清热解毒，消肿，止血的功能。

炮　　制　除去杂质，洗净，略泡，润透，切薄片，干燥。

主治用法　用于肠炎，痢疾，肝炎，慢性气管炎，热泻，肺热咳嗽，痈肿，瘰疬，痔疮出血，子宫出血，口舌生疮，咽喉溃疡，吐血，衄血，毒蛇咬伤。用量4.5~9g。

基　　源　为蓼科植物拳参的干燥根茎。

原 植 物　别名：倒根草（东北、湖南、新疆）、虾参、回头参（山东）。多年生草本。根茎粗大，黑褐色，内部紫色，具残存叶柄及托叶鞘。基生叶披针形，先端锐尖，基部心形或截形，沿叶柄下延成翅；茎生叶披针形或线形。穗状花序顶生，花密集，圆柱形。花白色或粉红色。瘦果3棱形，红褐色，具

✽ 应用

1. 细菌性痢疾、肠炎：拳参30g。水煎服。

2. 外伤出血：拳参、明胶，制成"止血净"，敷贴患处。

3. 毒蛇咬伤，疮疖痈毒肿痛：拳参9g。水煎服。另取鲜品捣烂外敷或干品研末，调敷患处。

4. 肺结核：拳参制成0.3g片剂，成人每次4~6片，小儿酌减。

人参

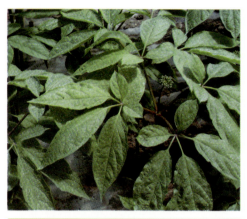

基　源　为五加科植物人参的根。

原植物　别名：园参，山参，棒槌。多年生草本。主根粗壮，肉质，纺锤形，黄白色。掌状复叶轮生茎端，每年递增1叶，多达6片复叶。小叶长椭圆形，边缘有细锯齿，脉上有疏刚毛。伞形花序顶生，花小，多数；淡黄绿色；核果浆果状，扁球形，鲜红色。花期6~7月。果期7~9月。

生境分布　生于阴湿山地针、阔叶林或杂木林下。分布于东北。多栽培。

采收加工　秋季采，晒干，称生晒参。蒸熟再晒干，称红参。

性味功能　味甘、微苦，性温。有大补元气，固脱，生津，安神益智的功能。

炮　制　生晒参：润透，切薄片，干燥。
生晒山参：用时粉碎或捣碎。白糖参：经水烫，浸糖后干燥。红参：蒸熟后晒干或烘干。

主治用法　用于体虚欲脱，气短喘促，自汗肢冷，精神倦怠，食少吐泻，久咳，津亏口渴，失眠多梦，惊悸健忘。用量1.5~9g。反藜芦，畏五灵脂。

✻ 应用

1. 糖尿病：人参6g，熟地18g，枸杞子、泽泻各12g，天冬、山萸肉各9g。水煎服。
2. 阳痿：人参6g，巴戟天、枸杞子各9g，肉苁蓉。
3. 心肌营养不良：人参6g。研粉，调蜜冲服。
4. 心肺功能不全：人参6g，熟地、胡桃肉各12g，熟附片9g，蛤蚧1对，五味子6g。水煎服。

忍冬（金银花）

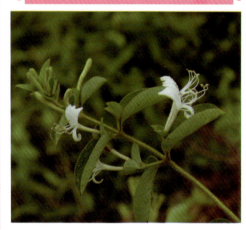

基　源　金银花为忍冬科植物忍冬的花蕾及初开的花。

原植物　别名：二花缠绕。藤本。叶对生，卵形，全缘。花成对腋生，初开白色，后渐变黄色；花梗密生短柔毛；苞片叶状；花萼5裂，先端尖，有长毛；花冠筒状，唇形，上唇4裂，下唇反转。被糙毛和长腺毛。浆果球形，黑色，有光泽。花期4~6月。果期7~10月。

生境分布　生于山坡灌丛、田埂、路边。分布于全国大部分省区。

采收加工　夏初采摘未开放花蕾，晒干。

性味功能　味甘，性寒。有清热解毒，凉散风热的功能。

炮　制　除去杂质，洗净，闷润，切段，干燥。

主治用法　用于温病发热，风热感冒，热毒血痢，痈肿疔疮，喉痹，丹毒，扁桃体炎，急性结膜炎等。

✻ 应用

1. 菌痢、急性肠炎：金银花。浓煎服。
2. 疔毒疮疡、痈疖：金银花30g，紫花地丁20g，赤芍、连翘、夏枯草各9g，丹皮6g，黄连4.5g。水煎服。
3. 血痢：金银花，炒炭，研末，冲服。
4. 咽喉肿痛：金银花15g，甘草各3g。水煎服。

附注：其茎枝为忍冬藤：味甘，性寒。有清热解毒，疏风通络的功能。用于温病发热，热毒血痢，痈肿疮疡，风湿热痹。

肉苁蓉

基　　源　为列当科植物肉苁蓉带鳞叶的肉质茎。

原植物　别名：大芸、苁蓉。多年生肉质寄生草本。茎肉质肥厚，圆柱形，质坚硬，稍有韧性，不易折断，断面暗棕色或黑棕色，叶鳞片状，覆瓦状排列，卵形或卵状披针形，黄褐色，在下部排列较紧密。穗状花序，密生多花；苞片卵状披针形；花萼钟状，5浅裂，花冠顶端5裂。蒴果2裂，花柱宿存。花期5~6月。果期6~7月。

生境分布　生于荒漠中。分布于内蒙古、陕西、甘肃、新疆。

采收加工　3~5月采挖，置沙土中半埋半露，或切段晒干。

性味功能　味甘、咸，性温。有补肾阳，益精血，润肠通便的功能。

炮　　制　肉苁蓉：拣净杂质，清水浸泡，每天换水1~2次，润透，纵切片，晒干。

酒苁蓉：取苁蓉片，用黄酒拌匀，置罐内密闭，坐水锅中，隔水加热蒸至酒尽为度，取出，晾干。

黑豆制：取肉苁蓉用米泔水漂泡3天，每天换水1次，去尽咸味，刮去表面鳞叶，切1.5cm厚的片；然后取黑豆5kg炒香，分成3份，每次取1份掺水和肉苁蓉用微火煮干，取出至半干，再蒸透后晒干，另取黑豆1份同煮，蒸晒，反复3次，晒干即可。

主治用法　用于腰膝萎软，阳痿，遗精，不孕，赤白带下，腰酸背痛，肠燥便秘。用量6~9g。水煎服。

＊应用

1. 阳痿，遗精，腰膝萎软：肉苁蓉、韭菜子各9g。水煎服。
2. 神经衰弱，健忘，腰酸体倦，听力减退：肉苁蓉、枸杞子、五味子、麦冬、黄精、玉竹。水煎服。
3. 肾虚妇女不孕，崩漏带下：肉苁蓉、补骨脂、菟丝子、沙苑子、山萸肉。水煎服。
4. 老人气虚、血虚所致便秘：肉苁蓉15g，火麻仁、当归、生地、白芍各9g。水煎服。

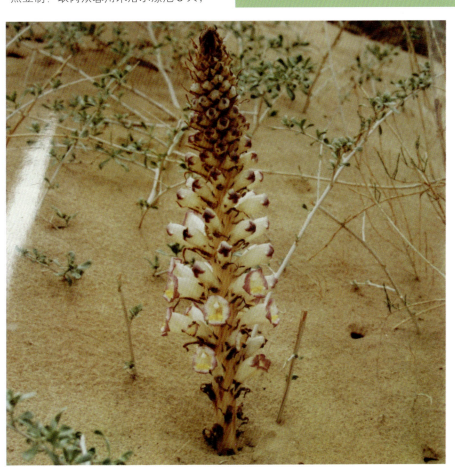

肉豆蔻

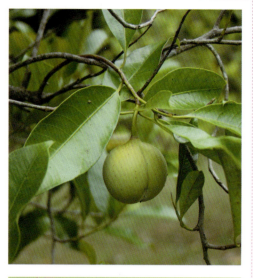

基　　源　为肉豆蔻科植物肉豆蔻的种仁。

原植物　常绿大乔木，高达15m。叶互生革质，椭圆状披针形，先端尾状，基部急尖，全缘。总状花序腋生，雌雄异株。果实梨形或近于圆球形，成熟后纵裂成2瓣，显出绯红色不规则分裂的假种皮。花期4~5月，果期6~8月。

生境分布　主产于马来西亚、印度、印度尼西亚、巴西等国。我国海南、广西、云南等省区有引种栽培。

采收加工　每年春秋采收两次成熟果实。剖开果皮，剥去假种皮，再敲脱壳状的种皮，取出种仁用石灰乳浸一天后，文火烘干或晒干。

性味功能　味辛，性温。有温中、止泻、行气、消食的功能。

炮　　制　肉豆蔻：除去杂质，洗净，干燥。

煨肉豆蔻：取净肉豆蔻用面粉加适量水拌匀，逐个包裹或用清水将肉豆蔻表面湿润后，如水泛丸法裹面粉3~4层，倒入已炒热的滑石粉或沙中，拌炒至面皮呈焦黄色时，取出，过筛，剥去面皮，放凉。

主治用法　用于虚寒久泻，食欲不振，脘腹冷痛，呕吐、宿食不消等。用量2.5~5g。

＊ 应用

1. 慢性腹泻：肉蔻（煨）、五味子（炒）各3g，木香（煨）、诃子肉、炒吴茱萸各（炒）1g，共研末。开水调服。
2. 痢疾后综合症：肉豆蔻9g，米壳4.5g，木香4g，肉桂12g。水煎服。

肉桂（桂皮，桂枝）

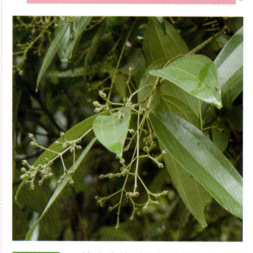

花期5~7月。果期6月至次年2~3月。

生境分布　栽培于沙土或山地。分布于云南、广西、广东、福建。

采收加工　桂皮秋季剥皮，阴干。桂枝春、夏二季采收，晒干。

性味功能　味辛、甘，性热。桂皮有温补脾肾，散寒止痛，通利血脉的功能。

炮　　制　拣净杂质，刮去粗皮，用时打碎；或刮去粗皮，用温开水浸润片刻，切片，晾干。

主治用法　桂皮用于风寒感冒，脘腹冷痛，血寒经闭，关节痹痛，痰饮，水肿，心悸。用量3~9g。桂枝用于阳痿，宫冷，腰膝冷痛，肾虚作喘，阳虚眩晕，目赤咽痛，心腹冷痛，经闭，痛经。用量1~4.5g。

基　　源　桂皮为樟科植物肉桂的干燥树皮；桂枝为干燥嫩枝。

原植物　叶革质，矩圆形至近披针形。圆锥花序腋生或近顶生；花小，白色；花被片6；能育雄蕊9，3轮。花丝有柔毛；外面2轮花丝上无腺体，第三轮雄蕊外向，花丝基部有2腺体，最内1轮雄蕊退化。果实椭圆形，黑紫色。

＊ 应用

1. 胃腹冷痛，阳虚内寒：桂皮、附子、干姜、吴茱萸各3g。水煎服。
2. 畏寒肢冷，腰膝酸弱，阳痿，尿频：桂皮、熟附子、泽泻、丹皮各3g，熟地黄12g，山茱萸、山药、茯苓各6g。水煎服。
3. 打扑伤破，腹中有瘀血：桂枝、当归各100g，蒲黄50g。酒服。

蕤核（蕤仁）

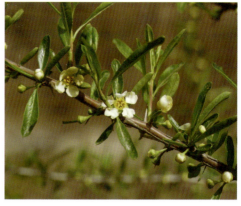

基　　源　蕤仁为蔷薇科植物蕤核的干燥成熟果核。

原 植 物　别名：扁核木、马茄子、单花扁核木。落叶灌木。茎多分枝，开展，无毛；叶腋处有短刺，先端微带红色。单叶互生或数叶簇生，线状长圆形，狭倒卵形或卵状披针形，先端圆钝，有小突尖或微凹，基部楔形。花1~3朵簇生于叶腋，萼筒杯状，5裂，绿色；花瓣5，白色，有爪；雄蕊10；雌蕊1。核果球形，黑色，微被蜡质白粉；果核卵圆形，稍扁，有皱纹，棕褐色。花期4~6月。果期7~8月。

生境分布　生于山坡、林下、稀疏灌丛中。分布于山西、内蒙古、陕西、甘肃、河南、四川等省区。

采收加工　夏秋季果实成熟时采摘，除去果肉，晒干，用时捣碎。

性味功能　味甘、性微寒。有养肝明目，疏风散热的功能。

炮　　制　拣去杂质，洗净，晒干，用时捣碎，或敲去内果皮取种仁用。

主治用法　用于目赤肿痛，睑缘炎，角膜炎，视物昏暗，早期白内障，玻璃体浑浊。用量5~9g。

应用

1. 眼结膜炎，睑缘炎：蕤仁9g。水煎，洗眼。
2. 翳膜赤痛，视物不明：蕤仁1g、甘草2g，防风3g，黄连6g。水煎服。
3. 老年目暗流泪：蕤仁。水煎服。
4. 赤烂眼：蕤仁、杏仁各50g，去皮研匀，水煎外洗。

三白草

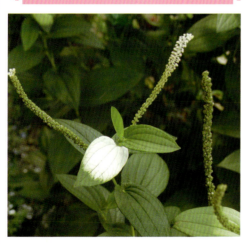

基　　源　为三白草科植物三白草的全草或根茎。

原 植 物　别名：过塘藕、白水鸡、三点白。多年生草本。茎直立，有棱脊，或下部伏地，节上常生不定根。叶互生，纸质，卵形或卵状披针形，先端渐尖，基部心形，与托叶合生鞘状抱茎，全缘。总状花序1~2枝顶生，与叶对生；花序下2~3片叶乳白色，花序轴和花梗有短柔毛；花小，两性，无花被。蒴果，果实分裂为4分果，分果片近球形，有多疣状突起。花期4~8月。果期8~9月。

生境分布　生于沟旁及沼泽等湿处。分布于河北、山西、陕西及长江流域以南各地区。

采收加工　四季均可采收全草；根茎秋季采挖，洗净，晒干或鲜用。

性味功能　味甘、辛，性寒。有清热解毒，利尿消肿的功能。

主治用法　用于尿道感染，尿路结石，肾炎水肿，黄疸，脚气，支气管炎。外用于疔疮痈肿，皮肤湿疹。用量15~30g。

应用

1. 腹肌脓肿：鲜三白草根90g。水煎服，药渣捣烂外敷。
2. 尿道感染，尿路结石，肾炎水肿，黄疸，脚气水肿：三白草30g。水煎服。
3. 疔疮痈肿，皮肤湿疹：鲜三白草。捣烂敷患处。
4. 肝癌：三白草根、大蓟根各90g，分别煎，去渣后加白糖适量，上午服三白草根，下午服大蓟根。

三七

基　　源　为五加科植物三七的根。

原 植 物　别名：参三七、田七。多年生草本。根茎短；主根粗壮肉质，倒圆锥形或圆柱形，有分枝和多数支根。茎直立，单生，掌状复叶3~4轮生茎顶；叶柄基部有多数披针形或卵圆形托叶状附属物；小叶5~7，膜质，长椭圆状倒卵形或长圆状披针形，基部1对较小，先端长渐尖，基部近圆形，叶缘有密锯齿，齿端有小刚毛，沿脉疏生刚毛。伞形花序单个顶生，浆果状核果，近肾形，红色。花期6~8月。果期8~10月。

生境分布　生于山坡丛林下。分布于江西、广西、四川、云南等省区。多栽培。

采收加工　秋季采收3年以上的植株，剪下芦头、侧根及须根，分别晒干。主根晒至半干时，边晒边用手搓，至全干。

性味功能　味甘、微苦、性温。有止血散瘀，消肿定痛的功能。

炮　　制　拣尽杂质，捣碎，研末或润切片晒干。

主治用法　用于吐血，咯血，衄血，血痢，产后血晕，跌扑肿痛，外伤出血，痈肿。内服用量3~9g；外用粉末适量。

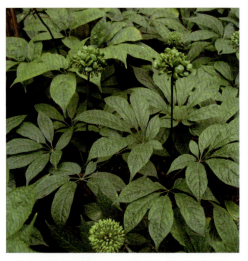

＊应用

1. 吐血、衄血、咯血：三七3g。口嚼，米汤送下。
2. 产后出血多、崩漏：三七3g。研末，米汤冲服。
3. 跌扑肿痛，外伤出血，刀伤：三七、乳香、血竭、没药、降香末各等份，搽敷患处。

三叶崖爬藤（三叶青）

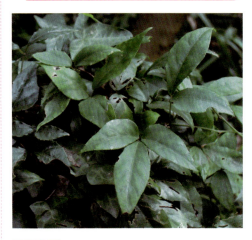

基　　源　三叶青为葡萄科植物三叶崖爬藤的块根或全草。

原 植 物　别名：金线吊葫芦、丝线吊金钟。多年生草质攀援藤本。着地部分节上生根，块根卵形或椭圆形。茎细弱，卷须不分枝与叶对生。叶互生；小叶3，草质，卵状披针形，顶端渐尖，边缘疏生小锯齿；两侧小叶基部偏斜。聚伞花序腋生；花瓣4，黄绿色。浆果。花期初夏。

生境分布　生于山谷疏林中或阴处石壁上。分布于长江流域至南部各省区。

采收加工　根或全草全年可采，晒干或鲜用。

性味功能　味微苦，性平。有清热解毒，祛风化痰，活血止痛的功能。

炮　　制　鲜用或切片，晒干。

主治用法　用于白喉，小儿高热惊厥，肝炎，痢疾；外用于毒蛇咬伤，跌打损伤等。用量9~15g；外用适量。

＊应用

1. 小儿高烧：三叶青块根、射干、仙鹤草各15g，白头翁6g，钩藤3g。水煎服。
2. 病毒性脑膜炎：三叶青块根15g（儿童9g）。水煎服。
3. 慢性迁延型肝炎：三叶青注射剂，每次肌注2~4ml，每日2次。20~40天为1个疗程。

桑（桑白皮，桑叶，桑枝，桑椹）

基　　源　桑白皮为桑科植物桑的干燥根皮；桑叶、桑枝、桑椹。

原　植　物　落叶乔木。叶互生，卵形，基部近心形。花单性，雌雄异株，雌、雄花均为荑花序。聚花果，黑紫色或白色。花期5月，果期6月。

生境分布　多栽培于村旁、田间。分布于全国各省。

采收加工　桑白皮：采挖根部，剥取根皮，晒干。桑叶：初霜后采收，晒干。桑枝：春末夏初采收，晒干。桑椹：4~6月采收，晒干。

性味功能　桑白皮：味甘，性寒。有泻肺平喘，利水消肿的功能。桑叶有疏散风热，清肺润燥，清肝明目的功能。桑枝具祛风湿，利关节的功能。桑椹：味甘、酸，性温。有补血滋阴，生津润燥的功能。

炮　　制　桑枝：拣去杂质，洗净，用水浸泡，润透后，切段，晒干。

炒桑枝：取净桑枝段，置锅内用文火炒至淡黄色，放凉。另法加麸皮拌炒成深黄色，筛去麸皮，放凉；

酒桑枝：取桑枝段用酒喷匀，置锅内炒至微黄色，放凉。

桑叶：拣去杂质，搓碎，缀去梗，筛去泥屑。

蜜桑叶：取净桑叶加口炼熟的蜂蜜和开水少许，拌匀，稍闷，置锅内用文火炒至不粘手为度，取出，放凉。

主治用法　桑白皮用于肺热喘咳，水肿尿少。桑叶用于风热感冒，肺热燥咳，头晕头痛。桑枝用于关节酸痛麻木。桑椹用于眩晕耳鸣，心悸失眠，须发早白，津伤口渴，内热消渴，血虚便秘。用量9~15g。

✴ 应用

1. 小便不利，面目浮肿：桑白皮12g，冬瓜仁15g，葶苈子9g。水煎服。
2. 偏头痛：桑叶、丹皮、丹参。捣烂制丸剂，开水冲服。
3. 糖尿病，高血压，神经衰弱：桑椹、山楂各15g。水煎服。

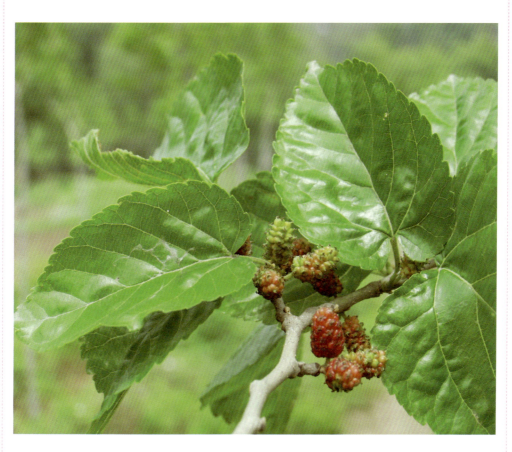

砂仁

基　　源　　为姜科植物砂仁的果实。

原植物　　别名：阳春砂、春砂仁。多年生草本。叶二列，狭长椭圆形，先端渐尖，基部渐狭，全缘，下面有微毛。花序从根状茎上生出，穗状花序疏松，花萼管状，白色，3齿裂；花冠3裂，白色，上方裂片兜状；唇瓣，白色，中央部分淡黄色，有红色斑点；唇瓣基部有侧生退化雄蕊2。蒴果球形或长圆形，有不分枝软刺，棕红色。种子多数，芳香。花期3~6月。果期7~9月。

生境分布　　生于山沟林下荫湿处。现多有栽培。分布于福建、广东、广西和云南等省、自治区。

采收加工　　果实成熟时剪下果穗，微火烘干或上覆以樟叶继续烘干。

性味功能　　味辛，性温。有行气宽中，健胃消食，温脾止泻，理气安胎的功能。

炮　　制　　砂仁：除去杂质及果壳，捣碎。
　　盐砂仁：取净砂仁，用盐水浸泡拌匀，文火炒至微干，取出放凉。

主治用法　　用于脘腹胀痛，食欲不振，呕吐。用量 1.5~6g。

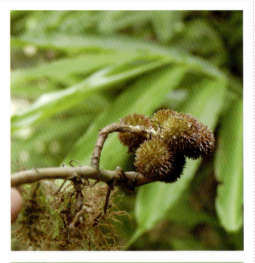

* 应用

1. 消化不良，脾胃虚弱：砂仁、陈皮各 4.5g，广木香 3g，制半夏、白术各 9g，党参 12g，甘草 3g。水煎服。
2. 急性肠炎：砂仁、苍术各 6g，水煎服。
3. 胃腹胀痛，食积不化：砂仁 4.5g，木香 3g，枳实 6g，白术 9g。水煎服。

山鸡椒（澄茄子）

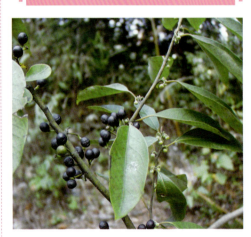

每梗顶端有苞片4，上有4~6花组成小球状伞形花序；雄花花被6，椭圆形；雌花花被5~6，有多数不育雄蕊。浆果核果状球形，熟时黑色，果梗3~5mm。花期4~5月。果期7~11月。

生境分布　　生于向阳山坡林缘、灌丛或杂木林中。亦有栽培。分布于长江以南各省区。

采收加工　　果实秋季成熟后采收，晒干。

性味功能　　味辛、微苦，性温。有温中下气，散寒止痛的功能。

主治用法　　用于胃寒呕吐呃逆，气滞胸腹胀痛，寒疝腹痛，寒证，小便不利，小便浑浊等。用量 1.5~3g。

基　　源　　澄茄子为樟科植物山鸡椒的果实。

原植物　　落叶灌木或小乔木。根圆锥形，灰白色。树皮幼时黄绿色，老时灰褐色，有浓烈的姜香，小枝细长。叶互生，长圆状披针形或长椭圆形，全缘，上面亮绿色，下面灰绿色。花小，雌雄异株，花序总梗纤细，

* 应用

1. 脾胃虚弱，气滞胸腹胀痛，不思饮食：澄茄子 3g，神曲。研末制丸，姜汤水送下。
2. 胃寒呕吐呃逆：澄茄子、高良姜各 3g。水煎服。

山里红

基　　源　为蔷薇科植物山里红的果实。

原植物　别名：红果、大山楂、北山楂。落叶小乔木。叶互生，托叶镰形，边缘有齿；叶宽卵形或三角状卵形，先端短渐尖，基部宽楔形。伞房花序生于枝端或上部叶腋。花10~12朵，白色或稍带红晕；花瓣5；雄蕊约20枚，花药粉红色；子房下位。梨果近球形，直径达2.5cm，深红色，有黄白色斑点。花期5~6月。果期8~10月。

生境分布　生于山坡砂地、河边杂木林中。分布于东北、华北及陕西、河南、山东、江苏等省。北方多有栽培。

采收加工　秋季果实成熟时采摘，切片，晒干。

性味功能　味酸、甘，性微温。有消食化滞，行气散瘀的功能。

炮　　制　洗净，切片，晾晒。

主治用法　用于肉食积滞，胃脘胀满，泻痢腹痛，瘀血经闭，产后瘀阻，心腹刺痛，疝气疼痛，小儿乳积，高血脂症。用量6~12g。

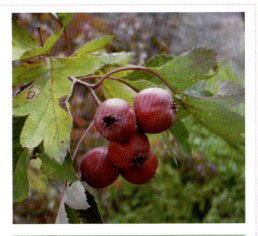

＊应用

1. 慢性结肠炎：山楂、煨豆蔻、炒扁豆、煨木香。水煎服。
2. 胃出血：山楂、白芍、陈棕炭、当归炭、党参、金樱子。水煎服。
3. 细菌性痢疾：山楂、红糖各30g，红茶9g。水煎服。
4. 血痢：山楂、禹余粮、川连、银花炭、煨诃子。水煎服。

山麦冬（麦冬）

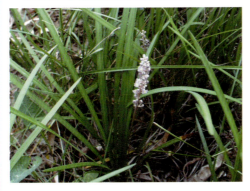

基　　源　麦冬为百合科植物山麦冬的干燥块根。

原植物　多年生草本。根稍粗，近末端常膨大成矩圆形、椭圆形或纺锤形的肉质块根。根状茎短，木质，具地下走茎。叶长20~65cm，宽3~6mm。花葶通常长于或等长于叶，长18~70cm；总状花序长6~15cm，具多数花，常2~4朵簇生于苞片腋内；苞片小，干膜质；花梗长4mm，关节位于中部以上或近顶端；花被片矩圆形、矩圆状披针形，长3.5~5mm，淡紫色；花丝长约2mm，花药狭矩圆形，花药与花丝等长；子房上位，近球形，花柱长约2mm，柱头不明显。

生境分布　生于海拔50~1400m的山坡、山谷林下。分布于华北及秦岭以南地区，部分省区栽培作麦冬药用。

采收加工　清明后采收，挖出块根后，洗净，晒干。

性味功能　味淡，微苦，性微寒。有滋阴生津、润肺止咳、清心除烦的功能。

炮　　制　除去杂质，洗净，干燥。

主治用法　用于热病伤津，肺燥干咳，津少口渴，心烦，咽干，肺结核咯血，便秘等。用量6~12g。

＊应用

1. 慢性支气管炎、慢性咽炎：麦冬15g，法夏45g，党参9g，甘草3g，粳米15g，大枣4枚。水煎服。
2. 热病后期之津亏便秘、虚热烦渴：麦冬、生地各24g，玄参30g。水煎服。
3. 虚脱患者出汗过多，心跳过速，血压低：麦冬2g，人参6g，五味子4.5g。水煎服。

山奈

基　　源　为姜科植物山奈的根茎。

原植物　别名：沙姜、三奈。多年生草本。根茎块状，单个或数个相连，绿白色，芳香。叶2~4，贴地生长，近无柄；宽卵形，叶基具苞状退化叶，膜质，长圆形。穗状花序小苞片，绿色；花冠管细长，白色；侧生的退化雄蕊花瓣状，白色，唇瓣2裂至中部以下，微凹，白色，喉部紫红色。蒴果。花期8~9月。

生境分布　生于山坡、林下、草丛中，多为栽培。分布于广东、广西、云南、福建、台湾等省区。

采收加工　冬季地上茎叶枯萎时，挖取根茎，切片，晒干。

性味功能　味辛，性温。有温中化湿、行气止痛的功能。

炮　　制　洗净，除去须根，切片，晒干。

主治用法　有温中散寒，除湿辟秽的功用。用于心腹冷痛、寒湿吐泻、牙痛。用量6~9g；外用粉末适量塞龋孔中或擦牙。此外，本品亦常用为调味料。

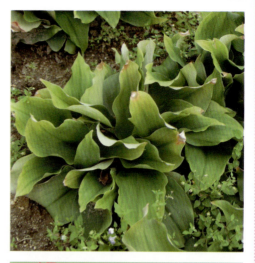

✻ 应用

1. 心腹冷痛：山奈、丁香、当归、甘草等分。研末，醋糊丸，酒下。
2. 牙痛：山奈6g，研末，塞龋孔中或擦牙。
3. 挫伤，痛经，癌痛：山奈、麝香。研末，敷痛处。

山桃（桃仁）

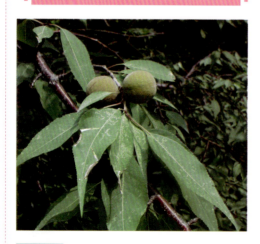

基　　源　桃仁为蔷薇科植物山桃的种子。

原植物　别名：野桃。落叶乔木。树皮光滑，托叶早落。叶卵圆状披针形，先端长渐尖，近基部最宽，楔形，边缘具细锐锯齿，花单生，先叶开放，白色或浅粉红色。萼片紫色，无毛。雄蕊多数；子房被毛。核果球形，有沟，具毛。果皮干燥，果肉薄，不可食，离核。果核小，近球形，两端钝圆，有凹沟及短沟纹，种子稍扁，棕红色。花期3~4月，果期6~7月。

生境分布　生于山坡上或沟边，也有栽培。分布于辽宁、河北、内蒙古、山西、陕西、甘肃、河南、山东、四川等省区。

采收加工　夏秋季果实成熟时收集果核，取出种子，晒干。

性味功能　味苦、甘，性平。有活血，祛瘀，滑肠通便的功能。

炮　　制　除去杂质，洗净，用时捣碎。

主治用法　用于痛经，闭经，腹部肿块，跌打损伤，肺痈，肠燥便秘。用量3~9g，水煎服。孕妇忌服。

✻ 应用

1. 血滞经闭，痛经：桃仁、红花各9g，丹参15g，牛膝12g。水煎服。
2. 产后恶露不尽：桃仁4.5g，红花6g，丹参、益母草各12g，川芎3g，赤芍9g。水煎服。
3. 跌打损伤：桃仁、柴胡、红花各9g，丹参15g，天花粉12g。水煎服。
4. 大便秘结：桃仁9g，火麻仁15g，柏子仁12g。水煎服。

山杏（苦杏仁）

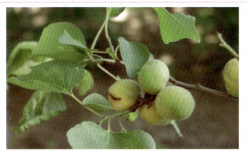

基　　源　　苦杏仁为蔷薇科植物山杏的干燥种子。

原植物　　别名：西伯利亚杏落叶灌木或小乔木。叶互生，卵形或近圆形，先端渐尖，基部圆形或近心形，边缘有细锯齿。花单生或2朵并生；花瓣5，心形或倒卵圆形，白色或淡红色。核果近球形，两侧扁，被短柔毛，黄色，带红晕，成熟后沿腹缝线开裂；果肉薄而干燥，味酸涩，不可食。果核近扁球形，光滑，黄褐色，易与果肉分离，具宽扁而锐利的边缘。花期3~4月。果期5~6月。

生境分布　　生于干燥多石砾的向阳山坡。分布于东北及河北、内蒙古、山西等省区。

采收加工　　夏秋季果实成熟后采摘，除去果肉或收集果核，打破果壳，取出种子，晒干。

性味功能　　味苦，性温；有小毒。有祛痰止咳，平喘，润肠通便的功能。

炮　　制　　杏仁：拣净杂质，置沸水中略煮，皮微皱起捞出，浸凉水中，脱去种皮，晒干，簸净。

　　炒杏仁：取净杏仁置锅内用文火炒至微黄色，取出放凉。

主治用法　　用于风寒感冒，咳嗽痰多，气喘，喉痹，肠燥便秘，支气管炎等症。用量4.5~9g。

＊应用

1. 外感风寒引起的燥咳，气喘：苦杏仁、法夏、云苓各9g，紫苏叶、陈皮、枳壳、前胡各6g，桔梗、甘草各3g，加生姜、红枣各3枚。水煎服。

2. 风热咳嗽：苦杏仁、桑叶、山栀皮、梨皮各6g，象贝、淡豆豉、沙参各9g。水煎服。

3. 气虚和肠燥所致的便秘：苦杏仁、火麻仁、柏子仁。水煎服。

4. 实证喘嗽、肺热：苦杏仁、石膏、麻黄。水煎服。

山芝麻

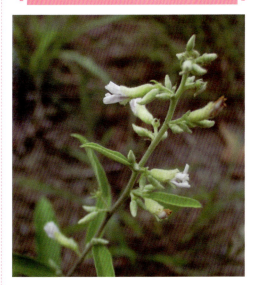

基　　源　　为梧桐科植物山芝麻的根。

原植物　　别名：假芝麻(广东)、牛釜尾(广西)。小灌木，高达1米。小枝被灰黄绿色短柔毛。叶互生，被星状短柔毛；叶片线状披针形、长圆形，有时窄椭圆形，先端急尖、钝或微凸，基部钝圆或宽楔形，全缘。聚伞花序腋生2至数花；花萼5裂，被星状短柔毛；花瓣5，不等大，红色或淡紫色，先端近圆形而微凹，基部耳状；雄蕊10，外轮退化；子房被毛，5室，胚珠多数。蒴果长圆形。花期几全年。

生境分布　　生于荒坡、路旁及丘陵地。分布于长江以南各地及西南地区。

采收加工　　全年可采，以夏秋季为好，挖取根洗净，除去细根，切成约2cm长，晒干。

性味功能　　味苦、微甘，性寒。有解表清热，消肿解毒功能。

主治用法　　用于感冒发热，腮腺炎，扁桃体炎，麻疹，咳嗽，痢疾，痔疮，痈肿等。用量10~15g(鲜品30~60g)，水煎服。

＊应用

1. 感冒发热：山芝麻9g，青蒿、红花、地桃花各6g，两面针根1.5g，水煎服。

2. 感冒咳嗽：山芝麻15g，两面针、石羊藤、枇杷叶各9g，水煎服。

山茱萸

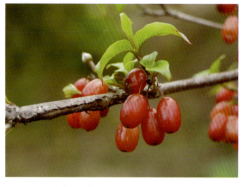

基　　源　为山茱萸科植物山茱萸的干燥成熟果肉。

原 植 物　落叶灌木或乔木。叶对生，卵形至椭圆形，先端渐尖，基部楔形，上面疏生平贴毛，下面毛较密，侧脉6~8对，脉腋具黄褐色髯毛。伞形花序先叶开放，腋生，总苞片4；花瓣4，黄色；雄蕊4；花盘环状，肉质；子房下位。核果长椭圆形，深红色，有光泽，果梗细长，外果皮革质，中果皮肉质，内果皮骨质。种子1，长椭圆形。花期3~4月。果期9~10月。

生境分布　生于向阳山坡、溪旁的杂木林中，或栽培。分布于陕西、山西、河南、山东、安徽、浙江、四川等省区。

采收加工　秋末果皮变红时采收，文火烘或置沸水稍烫后，除去果核，晒干。

性味功能　味酸、涩，性微温。有补益肝肾，涩精固脱的作用。

炮　　制　山萸肉：洗净，除去果核及杂质，晒干。

酒山萸：取净山萸肉，用黄酒拌匀，密封容器内，置水锅中，隔水加热，炖至酒吸尽，取出，晾干。

蒸山萸：取净山萸肉，置笼屉内加热蒸黑为度，取出，晒干。

主治用法　用于眩晕耳鸣，腰酸痛，阳痿遗精，遗尿尿频，崩漏带下，大汗虚脱，内热消渴。用量6~15g。

* 应用

1. 肝肾不足所致高血压：山茱萸、杜仲、石菖蒲、鸡血藤等。水煎服。

2. 自汗、盗汗：山茱萸、党参各15g，五味子9g。水煎服。

珊瑚菜（北沙参）

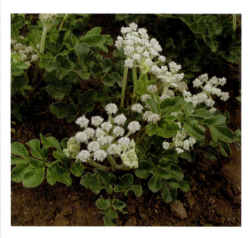

基　　源　北沙参为伞形科植物珊瑚菜的根。

原 植 物　多年生草本，被灰褐色绒毛。主根细长，圆柱形，长达30cm，肉质，黄白色。基生叶柄长，基部宽鞘状，边缘膜质，叶卵圆形或宽三角状卵形，1~3回三出分裂至深裂，裂片羽状排列；茎上部叶不裂，卵形，有三角形圆锯齿。复伞形花序顶生，白色，有绒毛；花瓣5，先端内卷。双悬果椭圆形，有粗毛，果棱5，翅状。花期5~7月。果期6~8月。

生境分布　生于海边沙滩上。分布于辽宁、河北、山东、江苏、浙江、福建、台湾、广东等省区。

采收加工　夏、秋季采收栽培2年后的根部，开水烫后去皮，时间不可过长，晒干或烘干。

性味功能　味微甘，性微寒。有养阴清肺，祛痰止咳功能。

炮　　制　除去残茎及杂质，略润，切段，晒干。

主治用法　用于阳虚肺热干咳，热病伤津，咽干口渴等症。用量5~10g。不宜与藜芦同用。

* 应用

1. 老年慢性气管炎干咳：南沙参6g，甘草3g。水煎服。

2. 肺热咳嗽不止：南沙参25g，百合15g，贝母5g。研末，冲服。

商陆

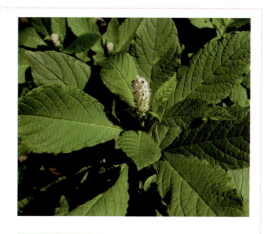

基　　源　　为商陆科植物商陆的干燥根。

原植物　　多年生草本，肉质，根粗壮。圆锥形。单叶互生，椭圆形或长卵状椭圆形，先端急尖，基部狭楔形，全缘，总状花序顶生或与叶对生，直立；苞片线形，膜质；花白色、淡黄绿色或带粉红色；花药淡红色。肉质浆果扁球形，紫黑色。种子肾形，黑褐色。花期4~7月。果期7~10月。

生境分布　　生于山沟边、林下、林缘、路边。分布于全国大部分地区。

采收加工　　秋季至次春采挖，切成片，晒干或阴干。

性味功能　　味苦，性寒；有毒。有逐水，解毒，利尿，消肿消炎的功能。

炮　　制　　商陆：洗净，稍浸泡，润透，切片。晒干。

醋商陆：取净商陆片，置锅内加米醋煮之，至醋吸尽，再炒至微干。

主治用法　　用于水肿胀满，尿少，便秘；外用于痈肿疮毒。用量3~9g。孕妇忌服。

❈ 应用

1. 慢性肾炎水种：商陆、泽泻、杜仲各3g。水煎服。
2. 腹水：商陆6g，冬瓜皮、赤小豆各30g，泽泻12g，茯苓24g。水煎服。
3. 水肿腹胀实症，大小便不利：商陆、红大戟各3g，槟榔4.5g，茯苓12g，泽泻9g，水煎服。
4. 痈肿疮毒：鲜商陆加食盐，同捣敷患处。

芍药（赤芍，白芍）

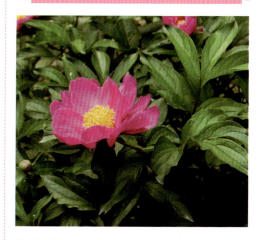

基　　源　　为芍药科植物芍药的干燥根。

原植物　　多年生草本。根圆柱形或纺锤形，黑褐色。三出复叶；全缘。花数朵，生于茎顶和叶腋，花瓣白色或粉红色；雄蕊多数，心皮4~5，无毛。果，顶端具喙。种子圆形，黑色。花期5~6月，果期9月。

生境分布　　生于草地及林缘，或栽培。分布于我国大部分地区。

采收加工　　春、秋季采挖，晒干。白芍：水煮后除去外皮晒干。

性味功能　　味苦、酸，性微寒。有清泄肝火，养血柔肝，散瘀活血，止痛的功能。白芍有平肝止痛，养血调经的功能。

炮　　制　　炒赤芍药：取赤芍药片置锅内炒至微有焦点为度，取出凉透。

炒白芍：取净白芍片，锅内炒至微黄色。

主治用法　　赤芍用于月经不调，瘀滞腹痛，痛经，经闭，痈肿疮毒，关节疼痛，胸胁疼痛，跌扑损伤等症。白芍用于头痛眩晕，胁痛，腹痛，四肢挛痛，血虚萎黄，自汗，盗汗。

❈ 应用

1. 前列腺炎：赤芍、败酱草、蒲公英、桃仁、王不留行、丹参、泽兰、乳香、川楝子。水煎服。
2. 闭经：瘀血所致腰背疼痛，坠痛：赤芍、桃仁、红花、归尾。水煎服。
3. 冠心病心绞痛：赤芍、降香、川芎、红花各15g，丹参30g。水煎服。
4. 痛经：赤芍、乌药、香附各9g，当归12g，延胡索6g。水煎服。

蛇床（蛇床子）

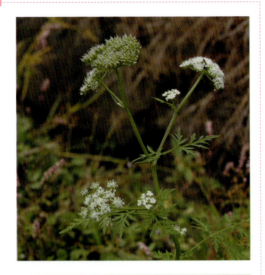

基　　源　蛇床子为伞形科物蛇床的干燥成熟果实。

原植物　别名：野胡萝卜。一年生草本，基生叶有基部有短阔叶鞘，边缘膜质；上部叶成鞘状。卵形或卵状披针形，2~3回三出羽状全裂。复伞形花序顶生或侧生，花瓣5，白色，先端有内折小舌片；雄蕊5；子房下位。双悬果长圆状，横切面近五角形，主棱5，翅状。花期4~7月。果期7~10月。

生境分布　生于田边、草地及河边湿地。分布于华东、中南、西南、西北、华北、东北。

采收加工　夏、秋季果实成熟时采收，晒干，筛去灰屑。

性味功能　味辛、苦，性温；有小毒。有散寒，祛风，燥湿，温肾壮阳，杀虫，止痒的功能。

炮　　制　拣去杂质，筛去泥抄，洗净，晒干。

主治用法　用于湿痹腰痛，寒湿带下，滴虫性阴道炎，阳痿，宫冷，外阴湿疹，皮肤瘙痒。用量3~9g。

✻ 应用

1. 婴儿湿疹，慢性湿疹，外阴瘙痒，皮癣：蛇床子60g，水煎洗。或蛇床子30g，轻粉9g，研末，调油外敷。
2. 阴道滴虫：蛇床子30g，白矾6g，紫苏叶30g。水煎外洗。

射干

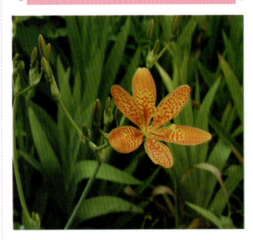

基　　源　为鸢尾科植物射干的根茎。

原植物　别名：乌扇、蝴蝶花、老鸦扇。多年生草本。根茎横生，结节状，鲜黄色，生多数须根。茎直立，基部生叶，2列，嵌迭状排列，宽剑形，基部抱茎，全缘。伞房状聚伞花序顶生，叉状分枝；花桔黄色，散生暗红色斑点，花被6，2轮。蒴果倒卵形至长椭圆形，3瓣裂。种子黑色，有光泽。花期7~9月。果期8~10月。

生境分布　生于山坡、草原、及林缘处。分布于全国各地区。

采收加工　5~9月采挖根茎，除去茎叶及细根，晒干或烘干。

性味功能　味苦，性寒。有清热解毒，消炎，利咽，散血消肿的功能。

炮　　制　除去杂质，洗净，润透，切薄片，干燥。

主治用法　用于咽喉肿痛，闭经，乳腺炎，恶性肿瘤等。外用于水田皮炎，跌打损伤等。用量3~9g。外用煎水洗或捣敷患处。

✻ 应用

1. 风热咳嗽，痰涎壅寒：射干、前胡、杏仁、贝母，水煎服。
2. 咽喉肿痛：射干9g，水煎服。或射干、山豆根各6g，桔梗、金银花、玄参各9g。水煎服。
3. 病毒性咽喉炎：射干6g。水煎服。
4. 水田皮炎：射干，食盐适量，热温擦患部。

肾茶

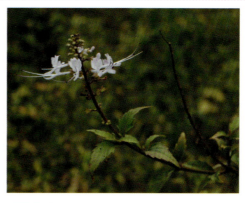

基　　源　为唇形科植物肾茶的干燥地上部分。

原 植 物　别名：肾菜、猫须草。多年生草本。茎四棱，常带淡紫色，被柔毛。单叶对生，菱状卵形或卵形，先端尖，基部楔形，被短柔毛，具腺点，边缘有锯齿。轮伞花序6花，枝顶组成间断的假总状花序；花萼卵形，果时增大，被柔毛及腺体，二唇形；花冠淡紫色或白色，花冠管细长，二唇状5裂，檐部大顶端微缺，下唇直伸。小坚果卵形，有网纹。花期7~8月，果期8~9月。

生境分布　生于林下或草地，多为栽培，分布于广东、广西、海南、云南等省区。

采收加工　全年可采，晒干切碎备用。

性味功能　味甘淡、微苦，性凉。有清热去湿，排石利尿的功能。

炮　　制　去杂质，晒干。

主治用法　用于急、慢性肾炎，膀胱炎，尿路结石，胆结石，咽炎，风湿性关节炎等病。用量50~100g。

✽ 应用

1. 尿路感染：肾茶100g，紫茉莉、一点红各50g，水煎服。

2. 肾炎：肾茶、爵床各30g，茅莓根20g。水煎服。

3. 膀胱炎、肾盂肾炎：肾茶、一点红、马齿苋各30g，车前草、蒲公英各15g，水煎服。

4. 胆囊炎：肾茶、紫花地丁、蒲公英各30g，青皮9g，郁金10g，海金沙15g，水煎服。

升麻

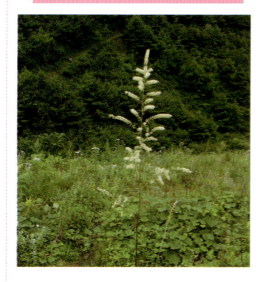

基　　源　为毛茛科植物升麻的干燥根茎。

原 植 物　别名：西升麻、川升麻、绿升麻。多年生草本。根茎黑色，有多数内陷的老茎迹。茎直立，高1~2m。下部茎生叶具长柄，二至三回三出羽状全裂；顶生小叶具长柄，各侧生小叶无柄。圆锥花序，具分枝3~20条，花序轴和花梗密被灰色或锈色的腺毛及短毛；花两性，果被贴伏白色柔毛。顶端有短喙；花期7~9月，果期8~10月。

生境分布　生于山地林中或草丛中。分布于山西、陕西、宁夏、甘肃、青海、云南、西藏、河南、湖北、四川等省区。

采收加工　秋季采挖根茎，晒至八、九成干后，燎去须根，晒干。

性味功能　味辛、微苦，性微寒。有发表，透疹，清热解毒，升提中气的功能。

炮　　制　除去杂质，略泡，洗净，润透，切厚片，干燥。

主治用法　用于风热头痛，齿龈肿痛，咽痛口疮，麻疹不透，胃下垂，久泻，脱肛，子宫脱垂。用量1.5~4.5g。

✽ 应用

1. 风热头痛，齿龈肿痛，面部神经痛：升麻、苍术各6g，荷叶1张。水煎服。

2. 麻疹初起，斑疹不透：升麻、葛根、甘草各3g，牛蒡子9g。水煎服。

石菖蒲

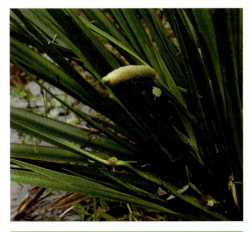

基　源　为天南星科植物石菖蒲的根茎。
原植物　别名：水剑草、石蜈蚣、九节菖蒲多年生草本，有香气。根茎横生，扁圆柱形，弯曲多分枝，密生环节，生多数须根，黄褐色。叶丛生，剑状线形，无明显中肋。花茎扁三棱形；佛焰苞叶状，肉穗花序从佛焰苞中部旁侧生，无柄，狭圆柱形，淡黄绿色；花被片6，花药淡黄色；浆果倒卵形，红色。花期4~7月。果期8月。
生境分布　生于山谷、山涧。分布于陕西、河南及长江以南各地。
采收加工　秋季采挖根茎，鲜用或晒干。
性味功能　味辛，性微温。有豁痰开窍，宁心安神，化湿和中，健胃杀虫，理气活血的功能。
炮　制　拣去杂质，洗净，稍浸泡，润透，切片，晒干。
主治用法　用于癫痫，痰厥，热病神昏，健忘，气闭耳聋，胃痛，风寒湿痹，痈疽肿毒，跌打损伤。用量3~6g。

＊应用
1. 卒中不语，口眼歪斜，小儿惊风：鲜石菖蒲15g，冰糖15g。水煎服。
2. 久痢不止：石菖蒲，党参，石莲子，茯苓各9g，水煎服。
3. 水肿：鲜石菖蒲150g，黄豆适量。水煎服。
4. 胸腹胀闷疼痛，胃口不开：石菖蒲，吴茱萸，制香附。水煎服。

石胡荽（鹅不食草）

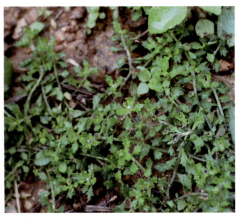

基　源　鹅不食草为菊科植物石胡荽的全草。
原植物　一年生匍匐草本，微臭，揉碎有辛辣味。茎纤细，基部多分枝。叶互生，倒卵状披针形，顶端钝，基部楔形，边缘有不规则疏齿。头状花序单生叶腋，扁球形，无总花梗；总苞片2层，椭圆状披针形；花杂性；黄色或黄绿色，全部筒状；雌花位于外围，中央为两性花，花冠管钟状，4裂；雄蕊4；子房下位，柱头2裂。瘦果椭圆形具4棱，边缘有长毛，无冠毛。花期4~8月，果期6~10月。
生境分布　生于路旁荒野，稻田沟边及其它荫湿处。全国大部分省区。
采收加工　夏季开花后采收，洗净，晒干。
性味功能　有清热止咳，祛风通窍，散瘀消肿，退翳明目的功能。
炮　制　洗净鲜用或阴干备用。
主治用法　用于鼻塞不通，急慢性鼻炎，过敏性鼻炎，头痛，百日咳，慢性气管炎，结膜炎，风湿关节痛，湿疮肿毒，跌打肿痛，毒蛇咬伤等症。用量3~9g，外用适量。

＊应用
1. 骨折：鲜鹅不食草适量，加酒，炖后捣烂敷伤部。
2. 疟疾：鹅不食草6g，酒煎，饭后服。
3. 急、慢性鼻炎，过敏性鼻炎：鲜鹅不食草少许，揉成黄豆大，塞鼻。
4. 百日咳：鹅不食草水煎服。或冰糖适量水煎服。

石斛

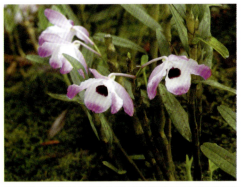

基　　源　为兰科植物石斛的干燥茎。

原植物　别名：金钗石斛、大黄草。多年生附生草本。茎丛生，黄绿色，多节，上部稍扁，微弯曲，下部圆柱形，基部膨大。叶3~5片生于上端，长圆状披针形；叶鞘紧抱于节间。总状花序有花2~3朵，下垂，花萼及花白色带淡紫色，先端紫红色；花瓣椭圆形，唇瓣倒卵状长圆形，有短爪，有深紫色斑块。蒴果。花期4~6月。

生境分布　附生于高山岩石上或树干上。分部于台湾、湖北、广东、广西及西南各省、自治区。

采收加工　全年可采，稍烫或烘软，边搓边烘，至叶鞘搓净，晒干。

性味功能　味甘、淡，性微寒。有养阴益胃，生津止渴的功能。

炮　　制　干石斛：取干燥的石斛，用水泡约至八成透，焖润，除去残根及黑枝，切段，撞去薄膜，晒干。

鲜石斛：临用时剪下，搓去膜质叶鞘，洗净，剪段。

主治用法　用于热病伤津，口干烦渴，病后虚热。用量6~12g。

※ 应用

1. 热病伤阴口渴：石斛、麦冬、生地、远志、茯苓、玄参、炙甘草。共研末，每次12g，水冲服。
2. 慢性胃炎：石斛、麦冬、花粉、白扁豆、鲜竹茹各9g，北沙参、生豆芽各12g，水煎服。
3. 糖尿病：石斛9g，花粉、知母各24g，麦冬9g，北沙参、生地各15g，川连3g，水煎服。
4. 白内障：石斛、仙灵脾各12g，苍术6g，研末，空心米饮调服。

石榴（石榴皮）

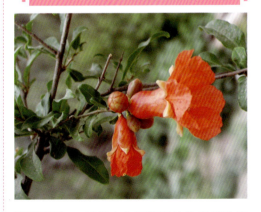

基　　源　石榴皮为石榴科植物石榴的干燥果皮。

原植物　落叶灌木或小乔木。叶对生或簇生，长圆状披针形或长圆状椭圆形，先端尖或微凹，基部渐狭，全缘。花单生或数朵生于小枝顶端或叶腋，花大；花萼钟状，肥厚，花瓣与萼片同数，红色。浆果球形，果皮肥厚革质，红色或带黄色，顶端有宿存花萼，内有薄隔膜。种子多数，有红色肉质多汁外种皮，可食。花期5~6月。果期7~8月。

生境分布　栽培于向阳，肥沃土壤。分布于全国大部分地区。

采收加工　秋季果实成熟后，采摘，除去种子及隔瓢，切瓣，晒干或微火烘干。

性味功能　味酸涩，性温。有涩肠止泻，止血，驱虫的功能。

炮　　制　石榴皮：除去杂质，洗净，切块，干燥。

石榴皮炭：取石榴皮块，照炒炭法炒至表面黑黄色、内部棕褐色。

主治用法　用于慢性腹泻、久痢，便血，脱肛，崩漏，白带，虫积腹痛。用量3~9g。水煎服。

※ 应用

1. 细菌性痢疾：石榴皮15g，红糖适量，水煎服。
2. 久泻，久痢，脱肛：石榴皮6g，研末冲服。或可与黄连等配用。
3. 阿米巴痢疾：石榴皮15g，苦木1g，竹叶椒根9g，水煎，分2次服。
4. 急慢性气管炎、肺部感染、淋巴结炎、胆道感染等多种感染性炎症：石榴皮15g，水煎服。

石楠(石楠叶)

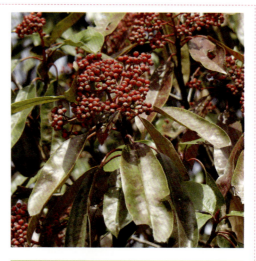

基　　源　石楠叶为蔷薇科植物石楠的叶。
原 植 物　常绿灌木或小乔木。树皮灰褐色,多分枝,无毛。叶互生,叶柄长2~4cm;叶革质,长椭圆形、长倒卵形或倒卵状椭圆形,先端急尖或渐尖,基部阔楔形或近圆形,边缘有带腺点的锯齿,上面深绿色,有光泽,下面常有白粉。圆锥状伞房花序顶生,花萼钟状,萼片5,三角形,宿存;花瓣5,广卵圆形,白色。梨果近球形,熟时红色,顶端有宿存花萼。花期4~5月。果期9~10月。
生境分布　生于山谷、河边、林缘及杂木林中,有栽培。分布陕西及长江以南各省区。
采收加工　夏秋采摘叶,晒干。
性味功能　味辛、苦,性平,有小毒。有祛风通络,益肾,止痛的功能。
炮　　制　切制:取原药材,除去杂质,洗净,润透,切小段,干燥。
主治用法　用于风湿痹症,腰背酸痛,肾虚脚弱,偏头痛,阳痿,滑精,宫冷不孕,月经不调等症。用量4.5~9g。

＊ 应用

1. 腰背酸痛,脚弱无力:石楠叶、白术、黄芪、鹿茸、肉桂、枸杞子、牛膝、木瓜、防风、天麻,制成丸剂,内服。
2. 头风头痛:石楠叶、白芷、川芎,水煎服。
3. 风疹瘙痒:石楠叶15g,水煎服。

石松(伸筋草)

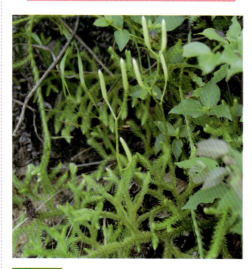

养枝。孢子囊穗棒状,有柄,单生或2~6个着生于孢子枝上部;孢子叶卵状三角形,边缘有不规则锯齿,孢子囊肾形,淡黄褐色,有密网纹及不突起。孢子期6~8月。
生境分布　生于疏林及溪边酸性土壤中。分布于吉林、内蒙古、陕西、新疆、河南、山东及长江以南各省、自治区。
采收加工　夏、秋季茎叶繁茂时连根拔起,除去泥土、杂质,舒筋活络的功能。
性味功能　味微苦、辛。性湿,有祛风寒,除显消肿,舒筋活络的功能。
炮　　制　除去杂质,洗净,切短段,干燥,筛去灰屑。
主治用法　用于风寒湿痹,关节酸痛,肢体麻木,四肢软弱,水肿,跌打损伤。用量3~12g。外用适量,捣敷患处。

基　　源　伸筋草为石松科植物石松的全草。
原 植 物　别名:筋骨草、过山龙。多年生草本。主茎下部状卧。随处生根,营养枝为多回分叉。叶小,多列密生。叶线状钻形,顶端芒状,螺旋状排列,全缘或微锯齿。孢子枝从第二或第三年营养枝上生出,高出营

＊ 应用

1. 风痹筋骨不舒:伸筋草9~50g,水煎服。
2. 关节酸痛:伸筋草9g,虎杖根15g,大血藤9g,水煎服。

石韦

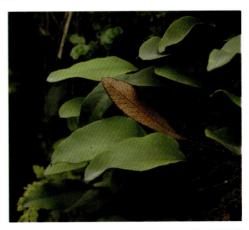

基　　源　为水龙骨科植物石韦的干燥地上部分。

原 植 物　别名：石兰、石剑、小石韦。多年生草本，高10~30cm。根状茎细长，密生棕色鳞片。叶远生，二型，革质；能育叶与不育叶同型，披针形或长圆状披针形，有渐尖头，上面有凹点，少有星状毛，下面密生褐色星状毛，侧脉明显。孢子囊群在侧脉间整齐而紧密排列，无囊群盖。

生境分布　生于岩石或树干上。分布于华东、中南、西南各地区。

采收加工　全年均可采收，除去根茎及须根，洗净，晒干或阴干。

性味功能　味苦、甘，性微寒。有利尿通淋，清肺止咳，止血的功能。

炮　　制　除去杂质，洗净，切段，晒干，筛去细屑。

主治用法　用于小便不利，血淋，尿血，尿路结石，肾炎浮肿，肺热咳嗽，崩漏等。用量6~12g。

应用

1. 热淋：石韦、车前子、滑石各12g。水煎服。
2. 肾结石血尿：石韦、冬葵子各30g，旱莲草、滑石各18g，当归、白芍、紫珠草、白术、瞿麦各12g，炙甘草4.5g，水煎服。
3. 白细胞减少：石韦30g，红枣15g，水煎服。
4. 热证吐血：石韦50g，水煎服。

使君子

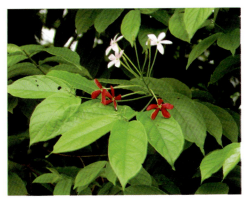

基　　源　为使君子科植物使君子的果实。

原 植 物　别名：留球子、索子果。落叶藤状灌木，高2~8m。叶对生，薄纸质；叶柄下部有关节，有毛，基部刺状；叶长椭圆状披针形，先端渐尖，基部圆形或微心形，全缘，两面有黄褐色短柔毛。10余朵花成穗状花序顶生，下垂；花瓣5，初放时白色，后渐转紫红色。果实橄榄状，稍木化，黑褐色或深棕色，有5棱，横断面五角星状。花期5~9月。果期6~10月。

生境分布　生于山坡、林缘或灌木丛中，亦有栽培。分布于江西、福建、台湾、湖南、广东、广西、贵州、四川、云南等省区。

采收加工　秋季果实成熟未开裂时采收，晒干或微火烘干。

性味功能　味甘，性温，有毒。有杀虫，消积，健脾的功能。

炮　　制　使君子仁：除去外壳，取净仁；
炒使君子仁：置锅内用文火炒至微有香气，取出，放凉。

主治用法　用于虫积腹痛，小儿疳积，乳食停滞，腹胀，泻痢等症。用量4.5~9g。捣碎入煎剂。小儿减半。

应用

1. 蛔虫病：使君子9g，槟榔4.5g，水煎，空腹服。
2. 疳积：使君子、胡黄连、芜荑。水煎服。
3. 蛲虫病：使君子。炒熟，于饭前半小时嚼食。
4. 腹大痞块，肌瘦面黄，渐成疳积：使君子9g，木鳖子15g。研末，为丸，蒸熟，空心食。

柿（柿蒂）

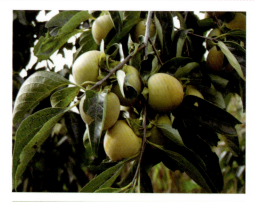

基　　源　柿蒂为柿树科植物柿的干燥宿萼。

原 植 物　落叶大乔木。单叶互生，革质，椭圆状卵形或倒卵形，先端短尖，基部阔楔，全缘，被短毛。花杂性，雄花成短聚伞花序，雌花单生于叶腋；花萼4深裂，被柔毛，果熟时增大；花冠钟形，黄白色。浆果卵圆形或扁球形，橙黄色、红色或深黄色，有宿存木质花萼。花期5月，果期9~10月。

生境分布　栽培种。北至甘肃，南至云南各省区均有栽培。

采收加工　秋、冬季采集果实，并收集果蒂，洗净晒干。

性味功能　味苦，性温。有降气止呃的功能。

主治用法　用于胃寒气滞的呃逆。用量5~10g。

＊应用

1. 呃逆不止：柿蒂3~5个，刀豆15~18g，水煎服。
2. 痔疮出血，大便干结：柿蒂适量，煮烂，当点心吃。

附注：其叶、果实亦供药用。叶味苦、酸、涩，性凉。有降压止血的功能。用于高血压，血小板减少性紫癜，功能性子宫出血，肺结核咳血，溃疡病出血。果味甘，性寒。有润肺生津，降压止血的功能。用于肺燥咳嗽，咽喉干痛，胃肠出血，高血压病。

薯蓣（山药）

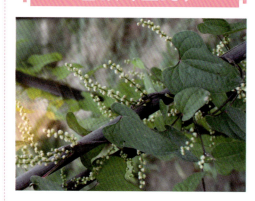

基　　源　山药为薯蓣科植物薯蓣的块状根茎。

原 植 物　别名：怀山药、山药蛋、毛山药。缠绕草质藤本。块茎肉质，生须根。茎右旋带紫红色，叶互生，中部以上对生，少有3叶轮生，叶腋内常生有珠芽。叶卵状三角形或戟形，先端渐尖，基部心形，边缘3裂。花小，黄绿色，单性，雌雄异株；穗状花序细长腋生。苞片和花被片有紫褐色斑点。蒴果三棱状扁圆形，有白粉。种子四周有膜质翅。花期6~9月。果期7~11月。

生境分布　野生或栽培于山地、平原向阳处。全国各地有栽培。

采收加工　秋、冬季挖取块茎，水浸后，刮去外皮，晒干。

性味功能　味甘，性平。有健脾，补肺，固肾，益精的功能。

炮　　制　净制：拣去杂质，用水浸泡至山药中心部软化为度，捞出稍晾，切片晒干或烘干。

炒制：先将麸皮均匀撒布于热锅内，待烟起，加入山药片拌炒至淡黄色为度，取出，筛去麸皮，放凉。

主治用法　用于脾虚久泻，慢性肠炎，肺虚喘咳，慢性肾炎，糖尿病，遗精，遗尿，白带。用量9~18g。

＊应用

1. 脾胃虚弱，饮食减少，体倦神疲：山药、白术、莲子肉、党参。水煎服。
2. 遗精、盗汗：山药、熟地、山萸肉。水煎服。
3. 脾虚泄泻，大便稀溏：山药、党参、白术、茯苓、苡仁。水煎服。
4. 糖尿病：山药、生地各15g，黄芪12g，天花粉6g，麦冬9g。水煎服。

水烛（蒲黄）

基　源　蒲黄为香蒲科植物水烛的干燥花粉。

原植物　别名：水烛香蒲、蒲草、窄叶香蒲。多年生沼生草本。叶丛生，叶狭线形，叶鞘筒状，半抱茎。穗状花序，长圆柱形，雌雄花序同株，不连接，雄花序生于上部，花序轴密生褐色扁柔毛，单雌花序生于下部，有叶状苞片，早落。果穗圆柱形。花期6~7月，果期7~8月。

生境分布　生于池沼、沟边、湿地或浅水中。分布于东北、华北、华东及陕西、宁夏、甘肃、河南、湖北、四川、云南等省自治区。

采收加工　夏季采收蒲棒上部的黄色雄花序，晒干，筛取花粉。

性味功能　味甘，性平。有止血，化瘀，通淋的功能。

主治用法　用于吐血，衄血，崩漏，外伤出血，经闭痛经，脘腹刺痛，跌扑肿痛，4.5~9g；外用适量，敷患处。

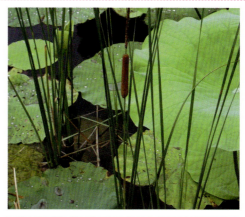

＊应用

1. 产后血瘀，恶露不下，少腹作痛：炒蒲黄、生蒲黄各3g，五灵脂6g，研细末，水酒各半煎服。
2. 血便：蒲黄、冬葵子、生地栀子各15g，小蓟6g水煎服。
3. 疮疡肿痛，活生疮：生蒲黄末，用蜂蜜调敷患处。
4. 慢性结肠炎：炒蒲黄、五灵脂、煨葛、煨肉豆蔻。水煎服。

菘蓝（板蓝根，大青叶）

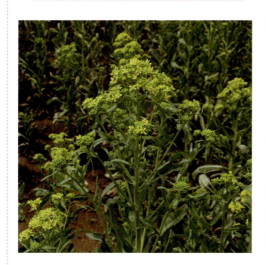

基　源　板蓝根为十字花科植物菘蓝的干燥根；其干燥叶为大青叶。

原植物　二年生草本。主根圆柱形。基生叶莲座丛状，全缘，蓝绿色；茎生叶长圆状披针形，叶耳锐形，抱茎。总状花序圆锥状，黄色。花瓣具细长爪。短角果，不开裂，长圆形。花、果期4~6月。

生境分布　多为栽培，分布于全国各地。

采收加工　板蓝根：秋季采挖，晒干。大青叶：夏、秋二季分2~3次采收，晒干。

性味功能　味苦，性寒。有清热解毒，凉血利咽的功能。

炮　制　除去杂质，洗净，润透，切厚片，干燥。

主治用法　用于温病热盛烦渴，急性肝炎，菌痢，急性胃肠炎，肺炎，痈疽肿毒，发斑发疹，痄腮，喉痹等。用量9~15g。

＊应用

1. 乙型脑炎：板兰根、生地、生石膏、大青叶、金银花、连翘、玄参、黄芩、干地龙。水煎服。
2. 流行性腮腺炎：板兰根12g，黄芩、连翘、柴胡、牛蒡子、玄参各9g，黄连、桔梗、陈皮、僵蚕各6g，升麻、甘草各3g，马勃、薄荷各4.5g。水煎服。
3. 急性传染性肝炎：板兰根、茵陈各50g，栀子9g。水煎服。
4. 病毒性脊髓炎：板兰根60g。水煎服。

苏木

基　　源　为云实科植物苏木的干燥心材。
原 植 物　别名：红苏木、苏方木、红柴。小乔木。2回复数羽状复叶互生，小叶长圆形，先端钝圆或微凹，基部截形，全缘，有腺点。圆锥花序顶生或腋生，花黄色。荚果，扁斜状倒卵圆形，厚革质，红棕色，有短柔毛，背缝线处明显，不裂。种子椭圆形，褐黄色。花期4~6月，果期8~11月。
生境分布　生于坡地。分布于福建、台湾、广东、海南、广西、贵州、四川、云南等省区。
采收加工　5~7月，将树干砍下，取心材，晒干。
性味功能　味甘、咸、微辛，性平。有活血通经，消肿止痛的功能。
炮　　制　锯成长约3cm的段，再劈成片或碾成粗粉。
主治用法　用于经瘀血腹刺痛，产后瘀阻，慢性肠炎，吐血，黄疸型肝炎，痢疾，贫血，尿路感染，刀伤出血。

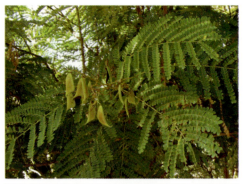

✻ 应用

　　1. 跌打损伤所致瘀肿疼痛：苏木、乳香、没药、桃仁、红花，水煎服。
　　2. 筋骨折伤已愈合，关节强直，肌肉挛缩：苏木、赤芍、没药、乳香、刘寄奴各9g，归尾12g，泽兰6g，一边熏洗，一边按摩。
　　3. 产后流血过多，头晕，目眩：苏木、党参、麦冬。
　　4. 血滞经闭腹痛：苏木、红花、香附、归尾、赤芍、牛膝、桃仁、生地、琥珀、五灵脂，水煎服。

酸橙（枳实，枳壳）

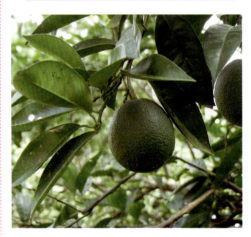

基　　源　枳实为芸香科植物酸橙的干燥幼果；其未成熟果实作枳壳入药。
原 植 物　别名：枸头橙。常绿小乔木。茎枝有长刺。叶互生，革质；叶柄有狭长形或倒心形叶翼；叶倒卵状椭圆形或卵状长圆形，先端短钝、渐尖或有微凹头，基部阔楔形或圆形，全缘或有微波状锯齿，有半透明油点。总状花序簇生叶腋，白色；花瓣5；雄蕊多数。果皮粗糙，橙黄色，汁酸。花期4~5月。果熟期11月。
生境分布　多栽培于丘陵、低山地带。分布于我国长江流域地区。
采收加工　枳实：5~6月收集自落果实，切半，晒干。
　　枳壳：于7月果皮尚绿时采收，切半，晒干。
性味功能　味苦、酸，性微寒。有行气宽中，消食化痰的功能。
炮　　制　枳壳：除去杂质，洗净，润透，切薄片，干燥后筛去碎落的瓤核。
主治用法　用于胸胁胀痛，食积不化，痰饮，胃下垂，子宫脱垂等症。用量3~9g。

✻ 应用

　　1. 产后子宫脱垂：枳壳30g。水煎服。
　　2. 男子疝气及脱肛：枳壳15g。水煎服。
　　3. 急性结膜炎：枳壳、防风、荆芥、黄芩、连翘各3g。水煎服。
　　4. 肺气肿喘嗽：枳壳、苏子、半夏、陈皮。水煎服。

酸枣（酸枣仁）

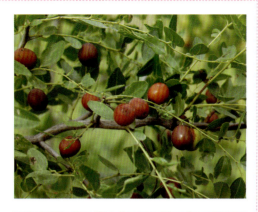

基　　源　酸枣仁为鼠李科植物酸枣的干燥成熟种子。

原 植 物　灌木或小乔木。枝上有刺。叶互生，椭圆形，先端钝，基部圆形，边缘具细齿形。花2~3朵簇生于叶腋；花瓣5，黄绿色。核果近球形或广卵形，暗红褐色，果皮薄。花期6~7月。果期9~10月。

生境分布　生长于山坡、山谷、丘陵地。分布于辽宁、内蒙古、河北、河南、山东、山西、陕西、甘肃、安徽、江苏。

采收加工　秋末采收果实，收集种子，晒干。

性味功能　味甘、酸，性平。有养肝宁心，安神，敛汗的功能。

炮　　制　酸枣仁：除去残留核壳。用时捣碎。

　　炒酸枣仁：取净酸枣仁，照清炒法炒至鼓起，色微变深。用时捣碎。

主治用法　用于神经衰弱，虚烦不眠，惊悸多梦，体虚多汗，津少口渴。用量9~15g。

✻ 应用

1. 心脏神经官能症：酸枣仁24g，茯神12g，龙眼肉、党参、知母、夜合欢各9g，白芍12g，川芎、甘草各3g。水煎服。
2. 体弱多汗，头昏：酸枣仁（炒）15g，五味子6g，党参9g，白芍12g。水煎服。
3. 惊悸多梦，失眠：酸枣仁、丹参各9g。水煎服。
4. 神经衰弱，心悸，心烦不眠：炒酸枣仁15g，知母、茯苓各9g，甘草、川芎各6g。水煎2次，睡前1小时分服。

锁阳

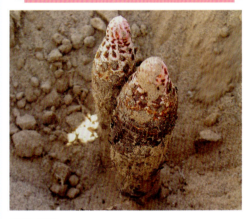

基　　源　为锁阳科植物锁阳的肉质地上部。

原 植 物　别名：铁棒锤、锈铁棒、锁严。多年生寄生肉质草本，暗紫红色或棕红色。地下茎粗短，吸收根瘤状。茎圆柱状，埋入沙中，顶端露出地上，基部膨大，多皱缩，有纵沟，残存三角形黑棕色鳞片。穗状花序顶生，肉质，棒状，暗紫色。坚果球形。花期5~6月。果期8~9月。

生境分布　生于干燥多沙地区，多寄生于白刺的根上。分布于内蒙古、宁夏、山西、甘肃、新疆、青海等省区。

采收加工　春季采挖，除去花序，趁鲜切片晒干。

性味功能　味甘，性平。有补肾助阳，益精，润肠的功能。

炮　　制　趁鲜时切片晒，除去泥土杂质，洗净润透，切片晒干。

主治用法　用于阳痿，遗精，不孕，腰膝痿弱，神经衰弱，血枯便秘等。用量9~15g。

✻ 应用

1. 周围神经炎：锁阳、枸杞子、五味子、黄柏、知母、干姜、炙龟板。研末，酒湖为丸，盐汤送下。
2. 阳痿不孕：锁阳、肉苁蓉、枸杞各6g，菟丝子9g，淫羊藿15g。水煎服。
3. 肾虚滑精，腰膝酸弱，阳痿：锁阳、苁蓉、桑螵蛸、茯苓各9g，龙骨3g。研末，炼蜜为丸。
4. 心脏病：锁阳。油炸后，经常冲茶服。
5. 阳痿、早泄：锁阳、党参、山药、覆盆子。水煎服。

泰国大风子（大风子）

基　　源　大风子为大风子科植物泰国大风子的干燥成熟种子。

原植物　常绿乔木。单叶互生；革质，窄长椭圆形或椭圆状披针形，先端渐尖，有短尖头，基部钝圆或宽楔形，全缘细脉网状明显。花单生或数朵簇生，杂性，被短柔毛；雄花萼片5，基部稍联合，两面被长毛；花瓣5，卵形，黄绿色；退化子房圆柱形，被长柔毛雌花的花萼、花瓣与雄花相同；子房被长硬毛，花柱粗短，被柔毛，柱头5裂，反卷成冠状。浆果球形，果皮坚硬。花期1~3月，果期8~10月。

生境分布　分布于越南、柬甫寨、泰国、马来西亚、印度尼西亚、印度及东南亚其它地区。我国台湾、海南、云南有引种栽培。

采收加工　夏季采摘成熟果实，除去果皮，取出种子，晒干。

性味功能　味辛，性热，有毒。有祛风燥湿，攻毒，杀虫的功能。

炮　　制　大风子：拣净杂质，筛去灰土，用时捣碎，或除去种皮，取净仁。

大风子霜：取大风子净仁，碾如泥，或碾碎蒸透，用吸油纸多层包裹，压榨，去尽油，研细过筛。

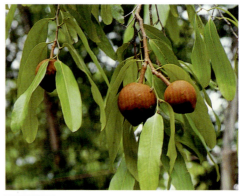

主治用法　用于麻疯，癣疥，杨梅疮毒等。用量1.5~3g。外用适量。内服多用大风子霜配丸，散用。内服宜慎，遵医嘱。阴虚血热者忌服。

※ 应用

1. 癣痒疥疮：大风子肉10g，土硫黄6g，枯矾3g，雄黄6g，共为末，菜油调涂患处。
2. 荨麻疹：大风子30g，大蒜15g，捣烂，加水100ml，煮沸约5分钟，涂擦患处。

檀香

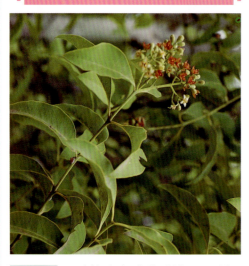

基　　源　为檀香科植物檀香树干的心材。

原植物　常绿乔木。具寄生根。树皮棕灰色，粗糙或有纵裂，多分枝，枝柔软，开展，幼枝圆形。单叶对生，革质，椭圆状卵形或卵状披针形，先端渐尖，基部楔形，全缘，上面绿色，下面苍白色。三歧或聚伞状圆锥花序，花小，初为淡黄花后变为紫黄色，花被钟形，先端4裂，裂片卵圆形，蜜腺4枚，呈圆形，着生于花被管中部与花被片互生。核果球形，成熟时黑色，肉质多汁，内果皮坚硬，具3短棱。花期为6~7月。

生境分布　印度、澳大利亚、印度尼西亚和南亚野生或栽培。我国广东、海南、云南等省有引种。

采收加工　采伐木材后，切成段，除去树皮和边材即得。

性味功能　味辛，性温。有理气，和胃，止痛的功能。

炮　　制　除去杂质，镑片或锯成小段，劈成小碎块。

主治用法　用于寒凝气滞，胸腹疼痛，胃寒作痛，气逆，呕吐，冠心病，心绞痛。用量：3~6g。或入丸散。

※ 应用

1. 心腹冷痛：檀香9g，干姜15g。开水泡饮。
2. 噎膈饮食不入：檀香4.5g，茯苓、橘红各6g。研极细末，用人参汤调服。

桃儿七

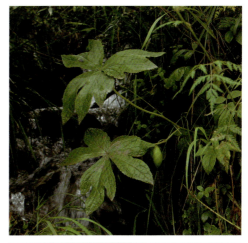

基　　源　　为小檗科植物桃儿七的干燥根茎及根。

原植物　　多年生草本。根茎粗壮，褐色。茎单一，具纵条纹，基部被膜质鞘。叶2，生于茎顶，近圆形，3~5深裂，再次分裂至中部；基部心形。花单一，先叶开放；花瓣6，白色至蔷薇红色，倒卵状长圆形，先端圆，基部渐狭；雄蕊6，雌蕊1；子房近圆形。浆果卵圆形，熟时红色。花期5~6月，果期7~9月。

生境分布　　生于山坡草丛或林下。分布于陕西、甘肃、青海、四川、云南、西藏等省区。

采收加工　　春秋采挖根及根茎，去净泥土，晒干。

性味功能　　有毒。有祛风湿、利气活血、止痛、止咳的功能。

炮　　制　　晒干。

主治用法　　用于风湿痹痛、麻木、跌打损伤、风寒咳嗽、月经不调。多配伍用；酒浸服每次0.6~0.9g。

* 应用

1. 劳伤咳嗽，风寒咳嗽：桃儿七、羌活、贝母、沙参各6g。水煎服。
2. 心胃痛：桃儿七、长春七各3g，太白米4.5g，朱砂七9g，木香2.4g，石耳子、枇杷玉各6g，香樟木9g。水煎服。
3. 慢性气管炎：桃儿七，黄酒炒后研粉，水冲服。

天胡荽

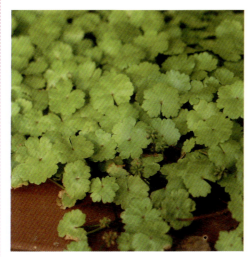

基　　源　　为伞形科植物天胡荽的干燥全草。

原植物　　多年生匍匐小草本。茎细长，成片生于地面，茎节上生根。叶互生，圆形或肾形，基部心形，边缘有钝锯齿，花小，绿白色或淡红紫色，朵聚成圆头状伞形花序腋生。与叶。双悬果扁平，呈心形，分生果侧面扁平，光滑或有斑点，有3棱，中棱稍锐。花期4~5月。

生境分布　　生于田边，村旁，林下。分布于南方大部分省区。

采收加工　　秋季采集全草，晒干。

性味功能　　味微涩，性平。有清热利湿、祛痰止咳的功能。

炮　　制　　洗净，阴干或鲜用。

主治用法　　用于黄疸型病毒性肝炎，胆石症，泌尿系感染，伤风感冒，咳嗽，百日咳，咽喉炎，扁桃体炎，目翳；用量3~9g。外用适量，用于治湿疹，带状疱疹，衄血。

* 应用

1. 带状泡疹，无名肿毒：鲜天胡荽，捣烂绞汁，雄黄末少许，调匀外敷患处。
2. 胆结石：天胡荽、连钱草、海金沙藤、车前草（均用鲜品）各30g。水煎服。
3. 尿路结石：天胡荽、石韦、半边莲、海金沙各30g。水煎服。
4. 急性肾炎：天胡荽、积雪草各50g，野菊花40g。水煎服。

天葵（天葵子）

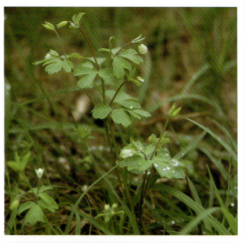

基　源　　天葵子为毛茛科天葵的块根。

原植物　　别名：紫背天葵、千年老鼠屎。多年生草本。块根肉质，纺锤形，棕黑色，有须状支根。基生叶为三出复叶，扇状菱形或倒卵状菱形，3深裂；茎生叶较小，互生。1~2歧聚伞花序，具白色细柔毛，苞片叶状，花小，白色，常带淡紫色；萼片5，花瓣状；花瓣5，匙形。果2~4，种子多数，黑色，皱缩。花期3~4月，果期4~5月。

生境分布　　生于丘陵或低山林下、草丛、沟边等阴湿处。分布于南方大部分省区。

采收加工　　夏初采挖块根，干燥，除去须状根。

性味功能　　味甘、苦，性寒；有小毒。有清热解毒、消肿散结的功能。

炮　制　　将原药除去泥屑、残根等杂质．切中段。筛去灰屑。

主治用法　　用于瘰疬、痈肿疔疮、跌打损伤、毒蛇咬伤。用量9~18g。外用适量，捣烂敷患处。

※ 应用

1. 毒蛇咬伤：天葵子适量，捣烂敷患处。
2. 诸疮初起，发寒热，疼痛，欲成囊痈者：天葵子400g，荔枝核十四枚，小茴香3g，蒸白酒，频服。
3. 瘰疬：天葵子4.5g，海藻、海带、昆布、贝母、桔梗，海螵蛸。研末，酒湖为丸，饮后温酒服下。

天麻

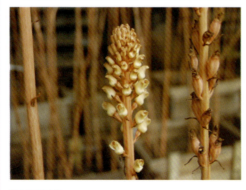

基　源　　为兰科植物天麻的根茎。

原植物　　别名：赤箭、明天麻。多年生寄生植物，寄主为蜜环菌。地下茎横走，肥厚，肉质，椭圆形或卵圆形，有环节。茎单一，黄褐色，叶鳞片状，膜质，鞘状抱茎。总状花序顶生，苞片膜质，花淡黄绿色或黄色，萼片和花瓣合生成筒状，先端5裂，蒴果长圆形至长倒卵形，有短梗。种子多细小，粉尘状。花期6~7月，果期7~8月。

生境分布　　生于林下湿润处。有栽培。分布于吉林、辽宁、河南、安徽、江西、湖南、湖北、陕西、甘肃及西南各地区。

采收加工　　冬季苗枯后或春季出苗前挖取根茎，刮去外皮，水煮或蒸至透心，用无烟火烘干。

性味功能　　味甘，性微温。有平肝熄风，镇痉，通络止痛的功能。

炮　制　　天麻：拣去杂质，大小分档，用水浸泡至七成透，捞出，稍晾，再润至内外湿度均匀，切片，晒干。

炒天麻：先用文火将锅烧热，随即将片倒入，炒至微黄色为度。

煨天麻：将天麻片平铺于喷过水的表芯纸上，置锅内，用文火烧至纸色焦黄，不断将药片翻动至两面老黄色为度。

主治用法　　用于头晕目眩，小儿惊风癫痫，肢体麻木，手足不遂，高血压，口眼歪斜等。研末吞服，每次1.5g。

※ 应用

1. 眩晕头痛：天麻、黄芩、茯神、钩藤、栀子、杜仲、夜交藤、牛膝、益母草、桑寄生。水煎服。
2. 偏头痛：天麻15g，白芷12g，川芎、白花蛇、地龙各9g，水煎服。
3. 慢性风湿性关节炎：天麻、秦艽、羌活、牛膝、杜仲等，水煎服。

天门冬（天冬）

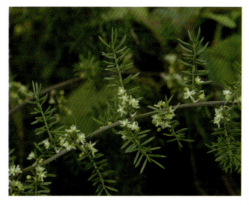

基　源　天冬为百合科植物天门冬的块根。

原植物　多年生草本。块根肉质纺锤形，丛生，灰黄色。茎细长，攀援扭曲，有棱或狭翅，叶状枝丛生，扁平或镰刀状，叶鳞片状，先端长尖，基部有木质倒生刺。花腋生，淡绿色；花数6。浆果球形，红色；种子黑色。花期5~7月。果期8~9月。

生境分布　生于林缘，草丛或灌丛中。有栽培。分布于贵州、四川、云南、广西、湖北、湖南、浙江等地区。

采收加工　秋、冬采挖块根，蒸至透心，剥去外皮，晒干。

性味功能　味甘、苦，性大寒。有养阴润燥，清肺生津的功能。

炮　制　拣去杂质，水洗净，闷润至内外湿度均匀，切段，干燥。

主治用法　用于热病口渴，肺阴受伤，燥咳，咯血，肠燥便秘，糖尿病，肺结核，百日咳，支气管炎；用量9~15g。外用适量，用于疮疡肿毒，蛇咬伤。鲜用捣烂敷患处。

※ 应用

1. 老年慢性气管炎，肺结核，黏痰难咳：天冬45g，百合、前胡、川贝、半夏、桔梗、桑白皮、防己、紫菀、赤苓、生地、杏仁各22.5g，研末，炼蜜为丸，生姜汤送下。

2. 肺痈：天冬、麦冬各9g，穿破石、铁包金各24g，山慈菇12g，白蔹18g，黄芪15g，炙甘草45g。水煎服。

3. 阴虚发热：天冬6g，人参9g，生地黄15g。水煎服。

天名精（天名精，鹤虱）

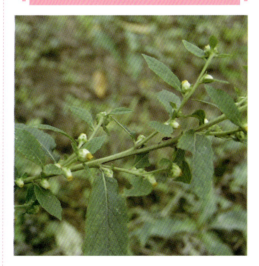

基　源　天名精为菊科植物天名精的全草；鹤虱为其成熟果实。

原植物　多年生草木，有臭气，密生短柔毛。下部叶宽椭圆形或矩圆形，顶端尖或钝，基部狭成具翅的叶柄，边缘锯齿或全缘；茎上部叶互生，向上渐小，矩圆形。腋生头状花序多数，近无梗；总苞钟形；苞片3层；全为管状花，黄色，外面为雌花，花冠管细长，先端3~5裂，中央为两性花，花冠筒状，顶端5齿裂。瘦果条形，具细纵条，顶端有短喙，无冠毛，具腺点，黄褐色。花期6~8月，果期8~11月。

生境分布　生于山坡草丛，田野路旁。分布于全国各省区。

采收加工　夏季采收全草，晒干或鲜用。秋季采收果实，晒干。

性味功能　天明精味辛，性寒。有清热解毒，祛痰，止血的功能。鹤虱有杀虫的功能。

炮　制　采收，洗净，鲜用或晒干。

主治用法　天名精用于咽喉肿痛，扁桃体炎，支气管肺炎胃炎，外用治创伤出血，无名肿毒。用量9~15g。鹤虱用于绦虫病，蛔虫病，蛲虫病等。用量3~9g。

※ 应用

1. 急性黄疸型传染性肝炎：鲜天名精200g，生姜3g，水煎空腹服。

2. 急性肾炎：鲜名明精50g，捣烂，加红糖或食盐拌匀，外敷脐部。

3. 吐血：天名精，研末，茅花泡汤调水冲服。

甜瓜（甜瓜蒂，甜瓜子）

基　源　甜瓜蒂为葫芦科植物甜瓜的干燥果柄，甜瓜子为其成熟种子。

原植物　一年生蔓生草本。茎具纵行凹槽，被短刚毛。卷须不分叉，具刺毛。叶互生；近圆形或肾形，3~7掌状浅裂，有柔毛，边缘有锯齿。花单性，雌雄同株，生于叶腋；雄花数朵簇生，雌花单生；花萼5裂，密被白色柔毛；花冠黄色，5裂，裂片卵状长圆形；雌花梗较短，子房下位。瓠果，长圆形，黄色、黄白色。花期6~7月，果期7~8月。

生境分布　栽培于温带及亚热带地区；我国各地均有栽培。

采收加工　于夏秋二季果实成熟时采收，除去杂质，阴干。

性味功能　味苦，性寒；有毒。有催吐，吐风痰宿食，泻水湿停饮，退黄疸的功能。

炮　制　洗净，鲜用。

主治用法　用于食积不化，食物中毒，癫痫痰盛，急、慢性肝炎，肝硬化。用量，甜瓜蒂0.6~1.5g，制成散剂，内服催吐；外用适量，纳鼻孔中。体弱及有心脏病者忌用。

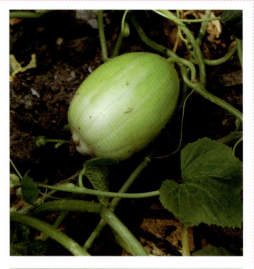

＊ 应用

1. 鼻咽癌，鼻腔乳头瘤：瓜蒂粉、甘遂末各3g，硼砂、飞辰砂各1.5g，混匀，吹入鼻内，切勿入口。
2. 子宫颈癌、肝癌：甜瓜全株连根，晒干，水煎服，每次50g，1日2次。

贴梗海棠（木瓜）

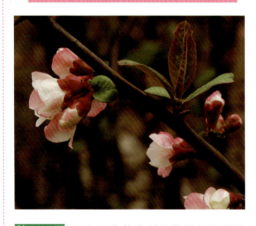

基　源　木瓜为蔷薇科植物贴梗海棠的果实。

原植物　别名：贴梗木瓜、宣木瓜。落叶灌木。枝外展，有长2cm直刺，小枝棕褐色，无毛。叶互生，托叶草质，斜肾形、半圆形或卵形，边缘有重锯齿，两面无毛。花先叶或同时开放，3~5朵簇生于2年生枝上，花直径3~5cm；花瓣5，绯红色、淡红色或白色，基部有短爪；雄蕊多数。果实球形或卵形，黄色或黄绿色，表面皱缩。花期3~5月。果期9~10月。

生境分布　多为栽培。分布于陕西、甘肃、山东、安徽、江苏、浙江、江西、福建、湖北、湖南、广东、四川、云南等省区。

采收加工　秋季果熟果采摘。放沸水中烫至外皮呈灰白色，对半纵剖，晒干。

性味功能　味酸涩，性温。有舒筋活络，和胃化湿的功能。

炮　制　清水洗净，稍浸泡，闷润至透，蒸熟切片，日晒夜露成紫黑色。

主治用法　用于风湿痹痛，脚气肿痛，菌痢，吐泻，腓肠肌痉挛，四肢抽搐等症。用量6~9g。

＊ 应用

1. 细菌性痢疾：木瓜15g，水煎，加红糖适量顿服。
2. 急性肠胃炎，腓肠肌痉挛：木瓜，吴茱萸，茴香，甘草，生姜，苏梗。水煎服。
3. 贫血、血虚所致肌肉抽搐：木瓜、当归、白芍。水煎服。
4. 风湿性关节炎：木瓜，苤草，老颧草各9g，水煎服。

铁冬青

基　　源　铁冬青为冬青科植物救必应的干燥根皮或树皮。

原 植 物　别名：白兰香、冬青子。常绿小乔木。树皮淡绿灰色，平滑，内皮黄色。茎枝灰绿色，圆柱形，有棱。单叶互生，椭圆形或卵圆形，先端短尖，基部楔形，全缘，薄革质，上面深绿色，有光泽，下面淡绿色，两面均无毛，侧脉6~8对，埋于叶肉间而不明显，中脉显著。雌、雄异株，伞形花序腋生，雄花4~6枚，雌花5~7枚，子房球形。果为浆果状核果，红色，花柱宿存，种子5个。花期5~6月，果期9~10月。

生境分布　生于荒山疏林中、丘陵或溪边。分布于江苏、浙江、安徽、江西、湖南、广东、广西、福建、台湾、云南等省区。

采收加工　全年可采，去掉外层粗皮，切片，晒干或鲜用。

性味功能　味苦，性寒。有清热解毒，消肿止痛的功能。

炮　　制　除去杂质，洗净，润透，切片，干燥。

主治用法　用于感冒、扁桃体炎、咽喉炎、

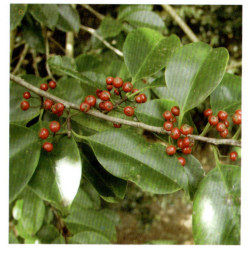

急性肠胃炎、痢疾、骨痛等。外用于跌打损伤、痈疖疮疡、外伤出血、烧伤、烫伤等。用量9~30g。外用适量，煎浓汤涂敷患处。

＊应用

1. 烧伤、疮疡：铁冬青9~15g。水煎服，或研末调油涂患处。
2. 跌打损伤：鲜铁冬青叶捣烂外敷。

铁皮石斛

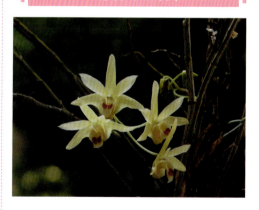

基　　源　为兰科植物铁皮石斛的茎。

原 植 物　别名：耳环石斛、铁皮兰、黑节草茎丛生，圆柱形，长达35cm，基部稍细，绿色并带紫色，多节，上部茎节有时生根。叶少数，生于上部，无柄；叶片长圆状披针形；叶鞘灰色有紫斑，鞘口张开。总状花序有花2~5朵，生于茎上部；花被片淡黄绿色或白色；唇瓣卵状披针形，近上部中央有圆形紫色斑块，近下部中间有黄色胼胝体；蒴果长圆形，具3棱。

生境分布　附生于树上或岩石上。分布于浙江、江西、广西、贵州、云南各省区。

采收加工　全年均可采。采收后，剪去部分须根，边炒边搓去叶鞘，边炒边扭成螺旋形或弹簧状，烘干，称耳环石斛或枫斗。

性味功能　味甘、淡，性微寒。有养阴益胃，生津止渴的功能。

炮　　制　鲜石斛：临用时剪下，搓去膜质叶鞘，洗净，剪段。

主治用法　用于热病伤津，口干烦渴，病后虚热。用量6~12g。鲜品15~30g。

＊应用

1. 热病伤阴口渴：石斛、麦冬、生地、远志、茯苓、玄参、炙甘草。共研末，每次12g，水冲服。
2. 慢性胃炎：石斛、麦冬、花粉、白扁豆、鲜竹茹各9g，北沙参、生豆芽各12g，水煎服。
3. 糖尿病：石斛9g，花粉、知母各24g，麦冬9g，北沙参、生地各15g，川连3g，水煎服。
4. 白内障：石斛、仙灵脾各12g，苍术6g，研末，空心米饮调服。

通脱木（通草）

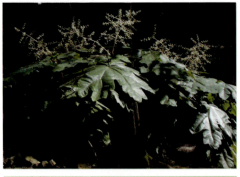

基　源　通草为五加科植物通脱木的干燥茎髓。

原植物　别名：大通草、通花五加。灌木或小乔木。茎髓大，纸质。叶大，集生于茎顶，近圆形，掌状5~11裂，再分裂为2~3小裂片，先端渐尖，基部心形，边缘具疏锯齿，有星状毛。圆锥花序大型，由多数球状聚伞花序集成，密生白色星状绒毛，花黄白色。核果状浆果，球形，紫黑色。花期10~12月，果期次年1~2月。

生境分布　生于山坡向阳处。分布于我国黄河以南各省区。

采收加工　秋季采收树杆，趁鲜用取出茎髓，晒干。

性味功能　味甘、淡，性寒。有清热利水，通气下乳的功能。

炮　制　通脱木：拣去杂质，切片；
朱通脱木：取通草片，置盆内喷水少许，微润，加朱砂细粉，撒布均匀，并随时翻动，至外面挂匀朱砂为度，取出，晾干。

主治用法　用于小便不利，尿路感染，乳汁不下，水肿等。用量3~6g。水煎服。

应用

1. 尿赤，小便不利：通草、滑石、生地、淡竹叶。
2. 乳汁不通：通草6g，炙山甲、王不留行各9g。
3. 水肿，淋浊：通草、茯苓皮、滑石、泽泻、白术。
4. 肾炎水肿：通草、木猪苓各等份。研末，米汤调服。

附注：通脱木根也作药用。味淡，性寒。有行气，利水，消食，下乳的功能。用于水肿，淋病，食积饱胀，乳汁不通。用量6~9g。

土沉香

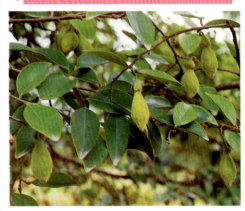

基　源　土沉香为瑞香科植物白木香含有树脂的木材。

原植物　别名：沉香、女儿香（广东）。高大常绿乔木。叶互生，革质，长卵形、椭圆形，先端渐尖，有光泽，基部楔形，全缘。伞形花序顶生和腋生，花黄绿色；雄蕊10枚，着生于花被筒喉部；子房上位。蒴果木质，扁倒卵形，下垂，密被灰色毛，花被宿存。种子1，基部有长于种子两倍的角状附属体，棕红色。花期4~5月。果期7~8月。

生境分布　生于平地、丘陵。分布于广东、海南、广西省自治区。

采收加工　全年均可采收，在树干上顺砍数刀，待其分泌树脂，数年后，即可割取含树脂的木材，即"沉香"。

性味功能　味辛、苦，性微温。有行气止痛，温中止呕，纳气平喘、暖肾的功能。

炮　制　本品呈不规则块、片状或盔帽状，有的为小碎块。表面凹凸不平，有刀痕，偶有孔洞，可见黑褐色树脂与黄白色木部相间的斑纹，孔洞及凹窝表面多呈朽木状。质较坚实，断面刺状。气芳香，味苦。

主治用法　用于胸腹胀闷疼痛，胃寒呕吐呃逆，肾虚气逆喘急。

应用

1. 月经不调：沉香2.4g（冲），台乌、槟榔各9g，木香3g（后下），延胡索6g，香附3g，水煎服。
2. 支气管哮喘：沉香1.5g，侧柏叶3g，研末，睡前水冲服。
3. 急性胃炎：沉香、丁香、肉桂，水煎服。
4. 血管神经性水肿：沉香、冬葵子、白头翁，水煎服。
5. 气虚便秘：沉香、肉苁蓉，水煎服。

土茯苓

基　源　土茯苓为百合科植物光叶菝葜的干燥根茎。

原植物　光叶菝葜，常绿攀援状灌木；根状茎粗短块状，常由匍匐茎相连接。茎长1～4m，枝条光滑，无刺。叶互生，薄革质，全缘，下面通常绿色，有时带苍白色；叶柄具狭鞘，有卷须。雌雄异株；伞形花序通常具花10余朵；花绿白色。浆果球形，直径7～10mm，成熟时紫黑色，具粉霜。

生境分布　生于海拔1800m以下的林中、灌丛、林缘、河岸或山坡山谷中。分布于安徽、江苏、浙江、福建、广东、广西、江西、湖南、湖北、四川、贵州等省区。

采收加工　于秋、冬季采挖地下根茎，洗净，除去须根，晒干；或趁鲜切成薄片，晒干即可。药材以断面淡棕色、粉性足者为佳。

炮　制　除去杂质；未切片者，浸泡，洗净，润透，切薄片，干燥。

性味功能　味甘、淡，性平。有清热解毒、除湿、利关节的功能。

主治用法　用于风湿性关节炎，消化不良，

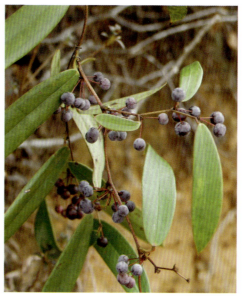

腹泻，肾炎，膀胱炎，钩端螺旋体病，梅毒，热淋，湿热疮毒。用量10～60g，水煎服。

土牛膝（倒扣草）

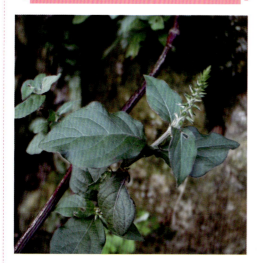

基　源　倒扣草为苋科植物土牛膝的全草。

原植物　别名：粗毛牛膝、鸡骨草、倒扣草。一年或二年生草本。叶对生，具柄，纸质，倒卵形、长椭圆形或椭圆状倒卵形，先端急尖或略钝，基部渐狭，全缘，两面密被柔毛，上面深绿色，下面绿色或稍紫红色。穗状花序顶生或腋生；花多数，绿色。胞果长卵形。花期7～10月，果期8～11月。

生境分布　生于山坡林下、河沟边及山谷稍阴湿处。分布于长江以南地区。

采收加工　夏秋间采收全株，洗净，晒干。

性味功能　味苦、辛，性寒。有清热解表，利尿通淋的功能。

炮　制　拣去杂质，洗净，润透切段，晒干。

主治用法　用于感冒发热，痢疾，扁桃体炎，白喉，流行性腮腺炎，风湿性关节炎，肾炎水肿。用量15～30g，水煎服。

✻ 应用

1. 下肢关节痛：倒扣草30g。水煎服。

2. 白喉、咽喉肿痛：土牛膝鲜根50g，水煎服。

3. 流行性腮腺炎：鲜倒扣草，捣烂敷患处，并取全草适量水煎服。

4. 高血压：倒扣草15g，夏枯草9g，水煎服。

菟丝子

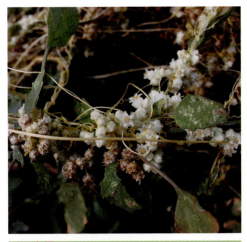

基　源　为旋花科植物菟丝子的干燥成熟种子。

原植物　别名：豆寄生、无根草。缠绕，一年生寄生植物。纤细，黄色，无叶。花簇生，苞片鳞片状；花萼杯状，5裂，花冠白色，长于蒴果，壶状或钟状，顶端5裂，裂片向外反曲；花柱2。蒴果，近球形，全为宿存花冠包围，成熟时整齐周裂。种子淡褐色，粗糙。花期7~8月，果期8~9月。

生境分布　寄生于豆科、菊科、藜科等植物上。各地均有分布。

采收加工　秋季果实成熟时，采收种子，晒干。

性味功能　味辛、甘，性平。有滋补肝肾，固精缩尿，安胎，明目的功能。

炮　制　菟丝子：过罗去净杂质，洗净，晒干。

盐菟丝子：取净菟丝子，照盐水炙法炒至微鼓起。

主治用法　用于阳痿遗精，尿频，腰膝酸软，目昏耳鸣，肾虚胎漏，胎动不安，止泻。外治白癜风。用量6~12g。

✻ 应用

1. 肾虚腰背酸痛，阳痿，遗精，遗尿，小便频数：菟丝子、桑螵蛸、金樱子各9g，五味子3g。水煎服。

2. 肝肾虚，眼常昏暗，迎风流泪：菟丝子、熟地黄、车前子等量，研细末，吞服。白内障：菟丝子、车前子、女贞子、桑椹子各15g。水煎服。

3. 慢性肾炎：菟丝子、覆盆子、狗脊、党参、黄芪、首乌、黄精、车前草、旱莲草、炙甘草。水煎服。

瓦松

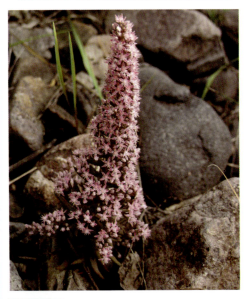

基　源　为景天科植物瓦松的全草。

原植物　别名：瓦塔、石塔花、厝莲。二年生肉质草本，密生紫红色斑点。基生叶莲座状，匙状线形，先端增大，为白色软骨质，边缘有流苏状软骨片和1钊状尖头；茎生叶线形至倒卵形，先端长尖。开花时基生叶枯萎，由茎顶抽出花序，多分枝；花小，两性；花瓣5，淡粉红色，有红色斑点。花期7~9月。果期8~10月。

生境分布　生于屋顶、墙头及山坡石缝中。分布于全国各省区。

采收加工　夏、秋季采收，鲜用或晒干。

性味功能　味酸，性平，有毒。有清热解毒，止血，敛疮，消肿的功能。

炮　制　除去残根及杂质，切段。

主治用法　用于急性黄疸型肝炎，吐血，鼻衄，血痢，疟疾等。用量15~30g，水煎服。外用适量。

✻ 应用

1. 急性黄疸型传染性肝炎：瓦松鲜品60g，麦芽30g，垂柳嫩枝90g，水煎服。

2. 鼻衄：鲜瓦松1000g，洗净，捣烂取汁，加砂糖拌匀，置瓷盘内，晒干切成块，每次服1.5~3g，每日2次，温开水送服。

3. 咯血：鲜瓦松60g，水煎服。

望春玉兰（辛夷）

基　　源　辛夷为木兰科植物望春玉兰的花蕾。

原 植 物　落叶乔木。树皮淡灰色，小枝细长。互生，长圆状披针形，先端尖，基部宽楔形或圆形，全缘。花单生于幼枝顶，苞片密生灰白色或黄色长柔毛；花先叶开放，花萼与花瓣9片，白色，外面基部带紫色，排成3轮，外轮3片，内两轮近匙形，雄蕊与心皮多数，花柱顶端微弯。聚合果柱形，稍扭曲，果球形，黑色，两侧扁，密生小瘤点。种子扁圆状卵形，红色。花期4月。果期8~9月。

生境分布　生于林中，或多栽培于庭院。分布于陕西、甘肃、河南、湖北、四川等省。

采收加工　冬、春季花蕾未开放时采摘，剪去枝梗，干燥。

性味功能　味辛，性温。有散风寒，通鼻窍的功能。

炮　　制　检净枝梗杂质，捣碎用。

主治用法　用于风寒头痛，鼻塞，鼻渊，鼻疮，鼻流浊涕，齿痛等。用量3~9g；外用适量，研末塞鼻或水浸蒸馏滴鼻。

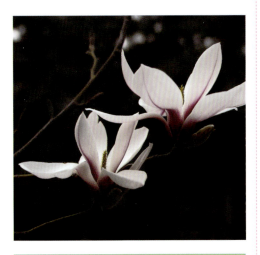

＊ 应用

1. 鼻窦炎，鼻炎：辛夷9g，鸡蛋3个。同煮，吃蛋饮汤。
2. 鼻塞不知香味：辛夷、皂角、石菖蒲等份。研末棉裹塞鼻中。
3. 牙痛：辛夷50g，蛇床子100g，青盐15g，共为末檫之。

望江南

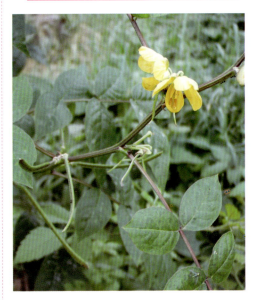

基　　源　为云实科植物望江南的成熟种子。

原 植 物　一年生半灌木状草本或多年生小灌木。茎有分枝，基部木质化。双数羽状复叶互生，小叶3~5对；叶柄基部有腺体；小叶卵形或椭圆状披针形，先端渐尖，基部圆，全缘。伞房状总状花序；萼5裂；花瓣5，黄色，倒卵形；雄蕊10，上面3个不育。荚果略扁，圆柱形，形似羊角，黄棕色。种子多数，扁卵形。花期7~8月，果期9~10月。

生境分布　生于路旁、草丛或灌丛中。常有栽培。分布于华东、华南、四川等省区。

采收加工　秋季采收成熟果实，脱粒除去杂质，晒干。

性味功能　味甘、苦，性凉；有毒。有清肝明目、健胃润肠、解毒的功能。

主治用法　用于目赤肿痛，头晕头胀，消化不良，胃痛，腹痛，痢疾，便秘。用量6~9g。

＊ 应用

1. 目赤肿痛，视物不明：望江南15g，冰糖50g，冲开水炖服。
2. 疟疾：望江南9g。炒后研末，冲服。
3. 高血压：望江南3g。炒焦研末，砂糖适量，冲开水代茶常服。

委陵菜

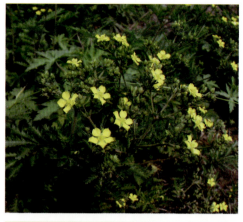

基　　源　为蔷薇科植物委陵菜的干燥根或带根全草。

原植物　别名：老鸦爪、鸡爪草。多年生草本。基生叶丛生，小叶15~31，长圆状倒卵形，羽状深裂；下面密生白色绵毛；叶柄被长绵长。茎生叶与基生叶相似，但较小，小叶7~15。伞房状聚伞花序，多花；花梗被柔毛。花瓣黄色。瘦果卵圆形，有毛，花萼宿存。花期5~9月，果期6~10月。

生境分布　生于向阳山坡或荒地。分布于全国大部分省区。

采收加工　4~8月间均可采挖，带根全草除去花枝及果枝，晒干。

性味功能　味苦，性寒。有清热解毒，凉血止血，祛痰止咳的功能。

炮　　制　除去杂质，洗净，润透，切段，晒干。

主治用法　用于赤痢腹痛，久痢不止，咯血，痔疮出血，咽喉炎，百日咳，吐血，咯血，痈肿疮毒等。用量9~15g。

＊应用

1. 阿米巴痢疾：委陵菜，水煎服。
2. 急性细菌性痢疾：委陵菜，水煎服。
3. 子宫功能性出血，月经过多，鼻出血，咯血：鲜委陵菜200g，切碎，水煎，加红糖服。
4. 风湿麻木瘫痪，筋骨久痛：委陵菜、大风藤、五香血藤、兔耳风各250g，泡酒一周，早晚服50g。

文冠果（文冠木）

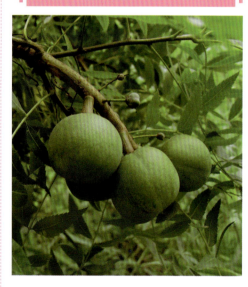

花序，杂性；花瓣5，白色，基部红色或黄色，内面有紫红色斑点；花盘5裂，裂片背面有角状橙色附属体。蒴果，壳硬，绿色，背裂成3瓣，果皮厚，木栓质。种子圆形，暗褐色，坚硬，光滑。花期4~5月。果期7~8月。

生境分布　生于山坡、河谷、黄土地或干旱丘陵地。分布于东北、华北、西北及山东等省区。

采收加工　春季结合森林抚育砍取枝条，去皮晒干或切碎鲜用。

性味功能　味甘，微苦，性凉。有清热燥湿，祛瘀止痛，敛干黄水的功能。

炮　　制　剥去外皮，取木材晒干；或取鲜枝、叶切碎，熬膏用。

主治用法　用于风湿性关节炎，风湿内热，皮肤风湿，疥癣，痈肿，瘀血紫斑等。水煎服或膏服。用量9~15g。

基　　源　文冠木为无患子科植物文冠果的枝条木部。

原植物　落叶小乔木。单数羽状复叶互生，小叶9~19，膜质，狭椭圆形至披针形，边缘有尖锐锯齿。花先叶或同时开放，圆锥

＊应用

1. 风湿性关节炎：文冠木3g。水煎服，或熬膏敷患处。
2. 小儿夜尿症：文冠木，水煎服。文冠5粒，去皮生吃。

乌头（附子，草乌）

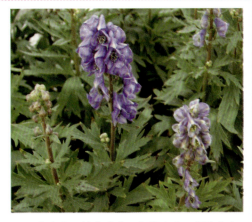

基　源　　附子为毛茛科植物乌头子根；草乌为其干燥母根。

原植物　　块根2个连生。叶互生，革质，卵圆形，掌状三裂几达基部，两侧裂片再2裂，中央裂片菱状楔形，上部再3浅裂，边缘有粗齿或缺刻。总状花序窄长；花青紫色，盔瓣盔形，侧瓣近圆形；雄蕊多数；心皮3~5，离生。果长圆形。花期6~7月，果期7~8月。

生境分布　　生于山地、丘陵地、林缘。分布于辽宁、河南、山东、江苏、安徽、浙江、江西、广西、四川等地区。

采收加工　　附子：采挖后，除去母根。草乌：除去子根，晒干。

性味功能　　附子：味辛，性大热。有回阳救逆，补火助阳，温中止痛，逐风寒湿邪的功能。草乌：味辛，性温。有大毒。有祛风除湿，温经止痛，麻醉的功能。

炮　制　　取净乌头，大小分开，用水浸泡至内无干心，取出，加水煮沸4～6h(或蒸6～8h)，至取大个及实心者切开内无白心、口尝微有麻舌感时，取出，晾至六成干或闷润后切厚片，干燥。

主治用法　　附子用于亡阳虚脱，肢冷脉微，阳痿，宫冷，阴寒水肿，寒湿痹痛。草乌用于风寒痹痛，关节疼痛，心腹冷痛，麻醉止痛。本品有毒，需炮制后用，用量1.5~4.5g。

*应用

1. 风湿性关节炎、类风湿关节炎，腰腿痛：制草乌6g，制川乌、制何首乌各15g，追地风、千年健各9g，白酒浸2日，内服。

2. 大骨节病：生草乌，水煮3小时，取出晒干，研粉，制成10%酒剂。

乌药

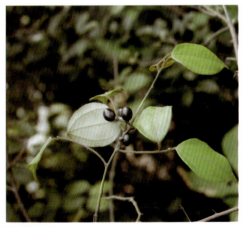

基　源　　为樟科植物乌药的块根。

原植物　　常绿灌木或小乔木，高达5m。根木质，纺锤形，有结节膨大，淡紫红色，内部灰白色。树皮灰绿色，小枝灰褐色至棕褐色，幼时密被褐色柔毛，老时无毛；茎枝坚韧，不易断。叶互生，革质；叶柄长0.5～1cm，被柔毛；叶椭圆形至卵形，先端尖或尾状渐尖，基部圆形或广楔形，上面亮绿色，下面灰绿白色，被淡褐色长柔毛，后变光滑，主脉3条。花小，黄绿色，伞形花序腋生，总花梗短或无，小花梗长1.5～3mm，被毛，簇生多数小花；花单性，雌雄异株；花被6片，广椭圆形，雄花有能育雄蕊9枚，排3轮，最内1轮基部有腺体，花药2室；雌花有不育雄蕊多数，子房上位，球形，1室，胚珠1。核果近球形，成熟时变黑色，基部有浅齿状宿存花被。花期3～4月，果期9～10月。

生境分布　　生于向阳荒地灌木林中或草丛中。分布于陕西、安徽、江苏、浙江、江西、福建、台湾、湖北、湖南、广东、广西等省区。

采收加工　　冬、春二季采挖，除净须根，洗净泥沙晒干，称为乌药个。如刮去栓皮，切片，烘干，称为乌药片。

炮　制　　除去杂质；未切片者，除去细根，大小分开，浸透，切薄片，干燥。

性味功能　　味辛，性温。有温肾散寒，行气止痛的功能。

主治用法　　用于心胃气痛，吐泻腹痛，痛经、疝痛，尿频，遗尿，风湿疼痛，跌打损伤，外伤出血。用量3～12g。水煎服。气虚、内热者忌服。

无患子

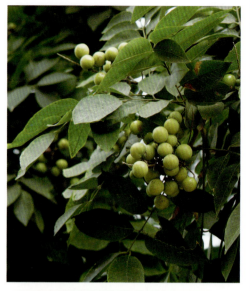

基　　源　为无患子科物无患子的果实。
原植物　高大落叶乔木。双数羽状复叶互生；小叶8~16，互生或近对生，纸质，卵状披针形或长圆状披针形，先端尖，基部偏楔形，稍不对称，无毛。圆锥花序顶生，被短柔毛，花小，杂性同株；花瓣5，黄白色或淡黄色，边缘有睫毛。核果球形，肉质，有棱，黄色或棕黄色。种子球形，黑色，坚硬。花期5~6月。果期10~11月。
生境分布　生于山坡疏林中，村边向阳处或有栽培。分布于长江以南各省区。
采收加工　果实秋、冬季采摘，晒干。
性味功能　味苦，微辛，性寒，有小毒。有清热祛痰，利咽止泻的功能。
炮　　制　除去果肉、杂质，取种子晒干。
主治用法　用于白喉，咽喉炎，扁桃体炎，支气管炎，百日咳，急性肠胃炎（煅炭用）。用量6g。

✻ 应用

1. 白喉，扁桃体炎：无患子。多次蒸晒去毒，研粉。
2. 滴虫性阴道炎：无患子。水煎浓液，冲洗阴道。

吴茱萸

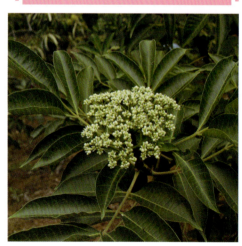

基　　源　为芸香料植物吴茱萸的干燥近成熟果实。
原植物　别名：吴萸、曲药子、气辣子。小乔木。单数羽状复叶对生，小叶5~9，椭圆形或卵形，具淡褐色长柔毛及透明油点。聚伞状圆锥花序顶生，雌雄异株；花瓣5，黄白色。蒴果五角状扁球形，暗黄绿色至褐色，粗糙，有点状突起或油点，顶端有五角星状裂隙，其部残留果梗，紫红色，有油腺点。花期6~8月。果期9~11月。
生境分布　生于林下或林缘。分布于陕西、甘肃及长江以南各地区。
采收加工　8~11月果实未裂时，剪下果枝，晒干或微火炕干。
性味功能　味辛、苦，性热。有温中散寒，疏肝止痛的功能。
炮　　制　吴茱萸：除去杂质。
主治用法　用于脘腹冷痛，呃逆吞酸，厥阴头痛，经行腹痛，呕吐腹泻，疝痛，痛经。外治口疮。用量1.5~4.5g。有小毒，阴虚火旺者忌服。

✻ 应用

1. 高血压病：吴茱萸适量，研末，每晚醋调敷两脚心。
2. 湿疹、神经性皮炎黄水疮：吴茱萸研末，凡士林调成软膏，搽患处。
3. 慢性胃炎，胃溃疡：吴茱萸6g，党参12g，生姜15g，大枣5枚。水煎服。
4. 疝痛：吴茱萸、橘核。水煎服。

五加（五加皮）

基　源　五加皮为五加科植物五加的根皮。

原植物　别名：细柱五加、南五加皮。灌木。枝节上疏生反曲扁刺。小叶5，长枝上互生，短枝上簇生，倒卵形，基部楔形，边缘有细钝齿。伞形花序单个或2个腋生或顶生于短枝上，花多数；花瓣5黄绿色。果实扁球形，黑色，花柱宿存。花期4~8月，果期6~10月。

生境分布　生于灌木丛。分布于山西、陕西及长江以南各省区。

采收加工　夏、秋季采挖根部，剥皮，晒干或切片晒干。

性味功能　味微苦，辛，性温。有祛风湿，补肝肾，强筋骨的功能。

主治用法　用于风湿痹痛，腰腿酸痛，半身不遂，跌打损伤，水肿。用量9~15g。外用适量。

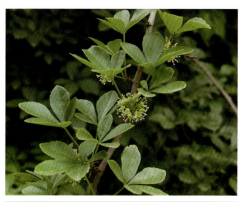

* 应用

1. 小儿发育迟缓、筋骨萎弱：五加皮15g，牛膝、桑寄生、续断各7.5g。研末，每服1.5g。
2. 水肿、小便不利：五加皮12g，茯苓15g，大腹皮9g，生姜皮、陈皮各6g，开水送服。
3. 风湿性关节炎：五加皮15g，苍术、秦艽、豨莶草各9g，老鹳草12g，水煎服。
4. 风湿性关节炎，四肢关节疼痛：五加皮60g，浸酒服。

五味子

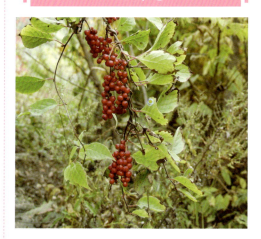

基　源　为五味子科植物五味子的干燥成熟果实。

原植物　别名：辽五味、北五味子、山花椒。多年生落叶木质藤木。单叶互生，叶片薄，稍膜质，边缘有腺状细齿。花单性，雌雄异株，生于叶腋，花梗细长而柔弱；花被6~9片，乳白色或黄色，芳香。穗状聚合果，肉质浆果球形，紫红色。种子肾形，淡橙色，有光泽。花期5~6月，果期8~9月。

生境分布　生于山坡杂木林下，常缠绕在其他植物上。分布于东北及河北、山西、内蒙古、陕西等省区。

采收加工　秋季果实成熟时采摘，晒干或蒸后晒干。

性味功能　味酸，性温。有收敛固涩，益气生津，补肾宁心的功能。

炮　制　五味子：除去杂质。用时捣碎。
　　　　　醋五味子：取净五味子，照醋蒸法蒸至黑色。用时捣碎。表面乌黑色，油润，稍有光泽。果肉柔软，有黏性。种子表面棕红色，有光泽。

主治用法　用于肺虚咳喘，久泻不止，自汗，盗汗，津伤口渴，短气脉虚，心悸失眠及无黄疸型肝炎等症。用量1.5~6g。

* 应用

1. 老年慢性气管炎，肺气肿，支气管扩张：五味子、干姜。水煎服。
2. 慢性肝炎：五味子、茵陈、大枣，制蜜丸。或五味子制蜜丸。
3. 耳源性眩晕、失眠：五味子、酸枣仁。水煎服。
4. 自汗盗汗，遗滑精，肝炎：五味子、牡蛎各12g，金樱子、桑螵蛸各9g。水煎服。

五叶木通（预知子）

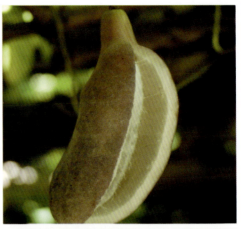

基　源　预知子为植物五叶木通的成熟果实。

原植物　别名：木通。落叶或半常绿缠绕藤本，高达3m以上。枝灰色，有条纹，茎具圆形突起皮孔。掌状复叶，常5叶簇生于短枝顶端；小叶5枚，革质，倒卵形至椭圆形，先端短尖或微凹，基部宽楔形或圆形，全缘，下面稍呈粉白色。总状花序腋生，花紫色，单性，雄花密生于花序上部；雌花1~2朵生于花序下部。浆果状果，长椭圆形或略呈肾形，成熟时紫色，沿腹缝线裂开。花期4~5月，果期5~8月。

生境分布　生于山坡、山沟、溪旁等处。分布于山东、陕西、河南、安徽、江苏、江西、湖北、湖南、四川、广东、广西等省区。

采收加工　8~9月摘取将成熟变黄的果实，晒干或焙干；或沸水中稍烫后再晒干或焙干。

性味功能　味苦，性平。有疏肝理气，活血止痛，除烦利尿的功能。

主治用法　用于胸胁疼痛，肝胃气痛，痛经，疝气，小便不利，赤白痢疾，腰痛，胃热食呆，烦渴，子宫下坠等症。用量3~9g。

＊ 应用

1. 淋巴结核：预知子、金樱子，海金沙根各40g，天葵子80g。煎服。
2. 睾丸肿痛：预知子1个，金樱子30g，猪小肠120g。炖服。
3. 输尿管结石：预知子、薏仁各60g。水煎服。
4. 子宫脱垂：鲜预知子30g，升麻9g，益母草、棕树根各30g。水煎服。

西洋参

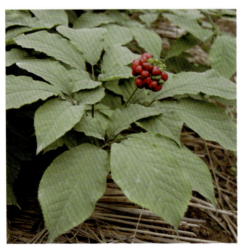

基　源　为五加科植物西洋参的根。

原植物　别名：花旗参、洋参。多年生草本。主根纺锤形，肉质，有分枝。茎单一，5出掌状复叶，3~4轮生于茎端，膜质，广卵形或倒卵形，先端急尖，基部楔形，边缘有粗锯齿。伞形花序顶生，花瓣5，绿白色。浆果扁球形，鲜红色，果柄长。花期7~8月。果期9月。

生境分布　原产美国、加拿大。现吉林、北京、河北、陕西、山东等省区有栽培。

采收加工　秋季采挖生长4年的参根，切去分枝、须尾，晒干。

性味功能　味甘、微苦，性凉。有益肺阴，清虚火，生津液，除烦倦的功能。

炮　制　去芦，润透，切薄片，干燥或用时捣碎。

主治用法　用于肺虚久咳，失血，咽干口渴，虚热烦倦。用量6~9g。水煎服，或泡茶饮。反藜芦。

＊ 应用

1. 冠心病：西洋参、三七各25g，灵芝50g。研末，温开水冲服。
2. 糖尿病：西洋参、天花粉、麦冬各等份。研末，炼蜜丸。
3. 白内障，肝虚眼昏：西洋参、决明子各15g，枳壳10g，黄芪、覆盆子、菟丝子各20g。水煎服。
4. 慢性咽炎，喉炎：西洋参3g，桔梗、甘草各15g，冰糖10g。水煎服。

西域旌节花（小通草）

基　　源　小通草为旌节花科植物西域旌节花的茎髓。
原 植 物　别名：喜马山旌节花。小乔木或灌木。单叶互生，叶片卵形、矩圆形或矩圆状披针形，先端尾状渐尖，基部圆形或近心形，边缘有密而细的锐锯齿，齿端有加厚小尖头。穗状花序腋生，先叶开花，花黄色，花萼、花瓣均为4片；雄蕊8，短于花瓣。浆果圆球形，绿色。花期3~4月。
生境分布　生于山坡丛林中。分布于江西、台湾、湖北、湖南、广西、广东、四川、贵州、云南、西藏等。
采收加工　秋季将嫩树枝砍下，捅出茎髓，拉平，晒干。
性味功能　味甘、淡，性寒。有清热利水，通气下乳的功能。
炮　　制　将茎髓捅出，拉平，晒干切段。
主治用法　用于尿赤，淋病，尿闭，水肿，乳汁不下。用量3~9g。

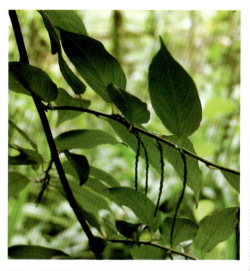

＊ 应用

1. 产妇乳少：小通草6g，炙山甲、王不留行各9g，猪蹄90g，炖服。
2. 湿温尿赤，烦渴：小通草、滑石、生地、淡竹叶。水煎服。
3. 淋病：小通草9g。水煎服。

菥蓂（苏败酱）

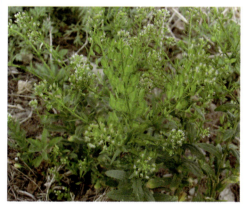

基　　源　苏败酱为十字花科植物菥蓂的干燥全草。
原 植 物　一年生草木，高20~40cm，全株光滑无毛。茎直立，有分枝，粉绿色。单叶互生；基生叶有短柄，茎生叶无柄，基部抱茎；叶片椭圆形、倒卵形或披针形，先端尖，基部箭形，边缘具稀疏浅齿或粗齿，两面粉绿色。总状花序腋生及顶生；花萼4，边缘白色膜质；花瓣4，白色。短角果扁平，卵圆形，具宽翅，先端深裂，淡黄色。种子小，卵圆形而扁。花期4~7月。果期5~8月。
生境分布　生于山坡、草地、路旁。分布于我国大部分地区。
采收加工　5~6月间果实成熟时采收，晒干。
性味功能　味苦、甘，性平。有清热解毒，利水消肿，和中开胃，利肝明目的功能。
炮　　制　除去杂质，稍润，切段，干燥。
主治用法　用于阑尾炎，肺脓疡，肾炎，子宫内膜炎，肝硬化腹水，丹毒，痈疖肿毒。用量15~30g。

＊ 应用

1. 阑尾炎：鲜苏败酱200g，水煎服。
2. 痢疾：苏败酱100g，冰糖15g，水炖服。
3. 痈疽疮毒：苏败酱、地丁草各50g，水煎服。
4. 产后瘀血腹痛，白带伴有小腹痛：苏败酱，水煎服。

附注：种子也作药用。味辛、苦，性微温，有祛风除湿，和胃止痛的功能。用于风湿性关节炎，腰痛，急性结膜炎，胃痛，肝炎。

豨莶（豨莶草）

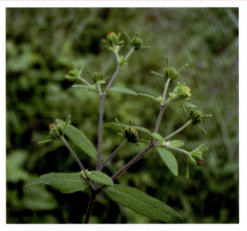

基　　源　豨莶草为菊科植物豨莶的干燥全草。

原植物　别名：东方豨莶草、肥猪菜。一年生草本。茎上部复二歧状分枝。密生短柔毛。叶对生，三角状卵形或卵状披针形，两面被毛，下面有腺点，边缘有不规则的锯齿，顶端渐尖，基部浅裂，并下延成翅柄。头状花序，被紫褐色头状有柄腺毛；舌状花黄色；管状花两性。瘦果稍膨胀而常弯曲，无冠毛。花期5~7月，果期7~9月。

生境分布　生于山坡，路边，林缘。分布于秦岭和长江流域以南。

采收加工　开花前割取地上部分，晒干。

性味功能　味苦，性寒。有祛风除湿，清热解毒，降压的功能。

炮　　制　豨莶：除去杂质，洗净，稍润，切段，干燥。
　　酒豨莶：取净豨莶段，照酒蒸法蒸透。

主治用法　用于急性黄疸型肝炎、疟疾、高血压、中暑、急性胃肠炎、风湿性关节痛、腰膝无力、四肢麻木、神经衰弱、疮疖肿毒等证。用量9~12g。外用适量。

✽ 应用

1. 高血压：豨莶草、臭牡丹各30g。水煎服。或豨莶草、龙葵、玉米须，水煎服。
2. 急性胃肠炎：豨莶草30g，龙芽草、凤尾草各15g。水煎服。
3. 风湿性关节痛：豨莶草、忍冬藤各30g，络石藤、鸡血藤、土牛膝各15g。水煎服。
4. 疟疾：莶草30g。水煎服。

细叶小檗（三颗针）

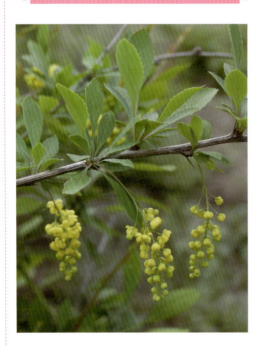

基　　源　三颗针为小檗科植物细叶小檗的根及根皮。

原植物　别名：刺黄柏。灌木。株高1~2m。幼枝紫红色，无毛，明显具棱，老枝灰黄色，表面密生黑色小疣点。叶刺小，通常单一，有3分叉。叶纸质，几无柄，叶片倒披针形至狭倒披针形，先端渐尖，基部渐狭，边缘全缘或中上部有少数不明显锯齿，上面深绿色，下面淡绿色，脉明显。总状花序，下垂。浆果，鲜红色。花期5~6月，果期8~9月。

生境分布　生于丘陵山地，山沟河边。分布于东北、华北及陕西、河南、山东等省区。

采收加工　春、秋采挖，除去枝叶、须根及泥土，切片，晒干备用。

性味功能　味苦，性寒。有清热燥湿，泻火解毒的功能。

炮　　制　洗净，晒干。

主治用法　用于痢疾，肠炎，黄疸，咽痛，上呼吸道感染，目赤，急性中耳炎。用量9~15g。

✽ 应用

1. 刀伤剑伤：三颗针研末敷伤口。
2. 急性中耳炎：三颗针水煎。药液敷患处。

夏枯草

基　　源　为唇形科植物夏枯草的果穗。

原 植 物　别名：铁色草、大头花、夏枯头。多年生草本，被白色毛。茎四棱，淡紫红色，基部斜升。叶对生，卵状长圆形或卵圆形，全缘或有微波状齿。轮伞花序顶生聚成穗状；苞片宽心形，有硬毛，脉纹放射状，边缘有睫毛，浅紫色，每苞片内有花3朵。花萼唇形；花冠二唇形，上唇光端3短齿，紫色、蓝紫色或红紫色。小坚果4，黄褐色，三棱，椭圆形。花期4~6月。果期7~10月。

生境分布　生于荒坡、草地、溪边、林边及路旁。分布于全国各省。

采收加工　夏季果穗呈红色时采收，除去杂质，晒干。

性味功能　味苦、辛，性寒。有清火，明目，散结，消肿的功能。

炮　　制　净制：拣去杂质，去柄，筛去泥土即得。

主治用法　用于目赤肿痛，羞明流泪，头痛眩晕，口眼歪斜，筋骨疼痛，肺结核，急性黄疸型传染性肝炎，血崩，带下，瘰疬，瘿瘤，甲状腺肿大，淋巴结结核，高血压症，乳腺增生等症。用量9~15g。，水煎服。

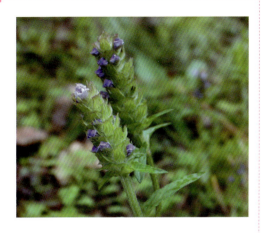

＊应用

1. 颈部慢性淋巴结炎、淋巴结核，甲状腺肿：夏枯草30g，水煎服。
2. 淋巴结核：夏枯草，何首乌，熬膏，早晚各服一匙。
3. 急性结膜炎，流行性角结膜炎：夏枯草、菊花各15g，蒲公英30g。水煎服。
4. 高血压：夏枯草、决明子各30g，水煎服。

夏天无

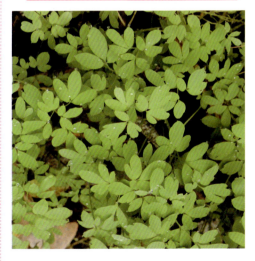

基　　源　为紫堇科植物夏天无的块茎。

原 植 物　别名：伏生紫堇、土元胡、无柄紫堇、落水珠。多年生草本，无毛，茎下部无鳞片。块茎椭圆球形，黑褐色，多茎丛生，细弱，不分枝。基生叶2~5，有长柄，三角形，2回三出全裂或深浅不等的分裂，茎生叶2~3，互生，1~2回三出分裂。总状花序顶生，苞片卵形，先端尖，基部楔形；花紫色或淡紫红色；花瓣近圆形，先端下凹；雄蕊6，合生成2束；柱头具4乳突。蒴果长圆状椭圆形。花期4~5月。果期5~6月。

生境分布　生于丘陵地、低山坡或草地。分布于河南、安徽、江苏、浙江、江西、福建、台湾、湖南等省区。

采收加工　冬、春或初夏采挖块茎，除去杂质，晒干或鲜用。

性味功能　味苦、微辛，性温。有通络，活血、止痛的功能。

炮　　制　除去须根，洗净泥土，鲜用或晒干。

主治用法　用于中风偏瘫、小儿麻痹后遗症、座骨神经痛、风温性关节炎，跌扑损伤，腰肌劳损等。用量5~16g。

＊应用

1. 高血压，脑血栓所致偏瘫：鲜夏天无，捣烂，开水送服。或制成注射液，肌肉注射。
2. 风湿性关节痛：夏天无3g，水煎服。
3. 腰肌劳损：夏天无15g，水煎服。
4. 高血压：夏天无3g，研粉，开水冲服。

仙茅

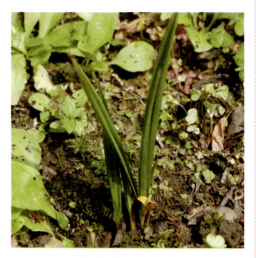

基　　源　为仙茅科植物仙茅的干燥根茎。
原 植 物　多年生草本。根茎向下直生，圆柱形，肉质，褐色；须根常丛生，两端细，中间粗，肉质，具环状横纹。3~6枚叶基生，披针形，先端渐尖，基部下延成柄，扩大成鞘状，叶脉明显，两面疏生长柔毛，后渐光滑。花葶极短，隐藏于叶鞘内；花杂性、上部为雄花，下部为两性花；苞片膜质，被长柔毛；花黄色，下部花筒线形，6裂，被长柔毛。浆果长矩圆形，稍肉质，先端宿存有细长的花被筒，呈喙状，被长柔毛。
生境分布　生于海拔1600m的林下草地或荒坡上。分布于浙江、福建、江西、台湾、湖南、湖北、广东、广西、四川、贵州、云南等省区。
采收加工　秋冬两季采挖，除去根头及须根，洗净，干燥。
性味功能　味辛，性温；有小毒。有补肾阳、祛寒湿的功能。
炮　　制　仙茅：洗净，晒干或鲜用。
　　酒仙茅：取净仙茅用黄酒拌匀，润透后，置锅内微炒至干，取出，晾干。
主治用法　用于腰膝冷痛、四肢麻痹、阳痿。用量3~9g。

＊ 应用

1. 淋巴结核：仙茅100g，夏枯草6g，水煎服。
2. 淋巴结炎、颈淋巴结核：仙茅、一枝黄花各50g，加烧酒炖服。
3. 膀胱炎、尿道炎：仙茅50g，加冰糖，水煎服。

香薷

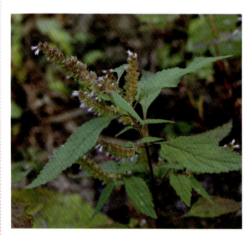

基　　源　为唇形科植物香薷的全草。
原 植 物　别名：海州香薷。一年生草本，全株被柔毛。茎直立多分枝，四棱，紫褐色。叶对生，卵形或椭圆状披针形，疏被小硬毛，略带紫色，密生橙色腺点，边缘有钝齿。假穗状花序顶生，偏向一侧；苞片宽卵圆形，具针状芒，有睫毛，被橙色腺点；花萼钟状，5齿裂，顶端具针状芒；花冠淡紫色，二唇形，上唇直立，下唇3裂；强雄蕊。小坚果矩圆形，棕褐色。花期7~9月。
生境分布　生于山坡、田野、路旁、河岸及灌丛中。分布于除新疆和青海外的全国各地。
采收加工　夏、秋季抽穗开花时采收，晒干或鲜用。
性味功能　味辛，性微温。有发汗解暑，和中利湿的功能。
炮　　制　拣去杂质，用水喷润后，除去残根，切段，晒干即得。
主治用法　用于夏季感冒，发热无汗，恶寒腹痛，中暑，急性肠胃炎，胸闷，口臭，水肿，脚气等病。用量2.4~6g。

＊ 应用

1. 胃肠型感冒，急性胃肠炎：香薷4.5g，厚朴6g，炒扁豆18g。水煎服。
2. 脚气水肿、肾炎水肿：香薷、茯苓、白术。水久煎服。
3. 口臭：香薷，水煎含漱。
4. 中暑：香薷9g，杏仁、黄芩、黄连。水煎服。
5. 预防感冒：香薷加工成香薷油喉片，口服。

小决明（决明子）

基　　源　决明子为云实科植物小决明的种子。

原 植 物　一年生草本，全体被短柔毛。叶互生，双数羽状复叶；叶柄上面有沟，下面两对小叶间各有1腺体；小叶3对，倒卵形或倒卵状长圆形，先端圆形，有微突尖，基部广楔形或近圆形，偏斜，全缘。花成对腋生；总花梗被柔毛；萼片5，卵圆形，外面被柔毛；花瓣5，黄色，倒卵形，有短爪，最下面的2瓣稍长；荚果线形、四棱柱形，稍扁，被疏柔毛。种子多粒，菱形，灰绿色，有光泽。花期6~8月，果期9~10月。

生境分布　生于村边、路旁、山坡等地。分布于台湾、广西、云南等省区。

采收加工　秋季采收成熟果实，晒干，收集种子。

性味功能　味苦、甘、咸，微寒。有清肝明目，润肠通便的功能。

炮　　制　决明子：取原药材，除去杂质，洗净，干燥。用时捣碎。

炒决明子：取净决明子，置预热炒制容器内，用文火加热，炒至微有爆裂声，微鼓起，

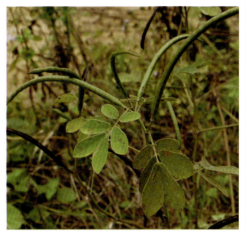

内部黄色，并逸出香气时，取出晾凉。用时捣碎。

主治用法　用于高血压，头痛，眩晕，目赤涩痛，目暗不明，急性眼结膜炎，角膜溃疡，视物不清，青光眼，大便秘结，痈疖疮疡。用量10~15g。

＊应用
同槐叶决明。

薤（薤白）

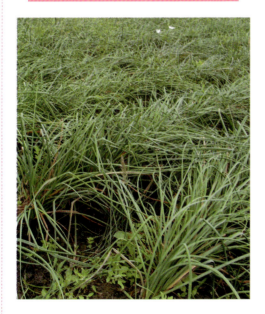

基　　源　薤白为百合科植物小根蒜和薤的鳞茎。

原 植 物　别名：薤白头，荞头，野葱。多年生草本。鳞茎长卵形或卵形，数个聚生，外被淡紫红色或白色膜质鳞被，有多数须根。叶基生，2~5片，直立，具3~5棱的圆柱状，中空，暗绿色，先端渐尖。花葶自基生叶丛中侧生，单一，圆柱形，光滑无毛，与叶等长或更长；顶生伞形花序，半球形，松散，有多数花，具苞片；花淡紫色或蓝紫色；花被6，宽椭圆形至近圆形；雄蕊6，长于花被；子房上位，球形。蒴果倒卵形，先端凹入。花期7~8月。果期8~9月。

生境分布　薤生于山地较阴处，我国南部地区有栽培。

采收加工　春、夏季采挖鳞茎，洗净泥土，除去残叶、须根，蒸透或在沸水中烫透，取出晒干。

性味功能　味辛、苦，性温。有温中助阳，理气宽胸的功能。

主治用法　用于胸胁刺痛，胸闷，心绞痛，咳嗽，慢性气管炎，慢性胃炎，痢疾等。用量5~10g，水煎服。

绣球藤（川木通）

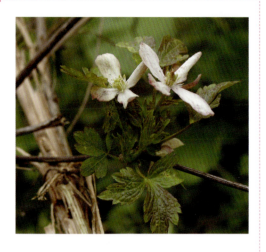

基　源　川木通为毛茛科植物绣球藤的干燥茎藤。

原植物　别名：白木通、三角枫、山铁线莲。多年生木质藤本。茎圆柱形，有纵条纹，小枝有短柔毛；老时外皮脱落。三出复叶，数叶与花簇生或对生；小叶卵形、宽卵形至椭圆形，边缘有缺刻状锯齿，顶端3浅裂，两面疏生短柔毛。花1~6朵与叶簇生；萼片4，开展，白色或外面带淡红色，长圆状倒卵形，外面疏生短柔毛，内面无毛。瘦果扁，卵形或卵圆形，无毛。花期4~6月，果期7~10月。

生境分布　生于林边、灌丛、沟旁。分布于陕西、宁夏、甘肃、江西、安徽、福建、湖北、湖南、广西、四川、贵州、云南等省区。

采收加工　春秋两季采收茎藤，除去粗皮，晒干或趁鲜切片晒干。

性味功能　味淡、苦，性寒。有清热利尿，通经下乳的功能。

炮　制　未切片者，略泡，润透，切薄片，晒干。

主治用法　用于水肿、淋病、小便不通、关节痹痛，经闭乳少。用量3~6g。

＊应用
1. 水肿，脚气：川木通6g，猪苓、泽泻、桑白皮各9g。水煎服。
2. 心火旺，心烦失眠，口舌生疮：川木通、生地、淡竹叶各3g，甘草梢6g，水煎服。
3. 尿道炎，膀胱炎：川木通6g，车前子、赤茯苓、萹蓄各9g。水煎服。

徐长卿

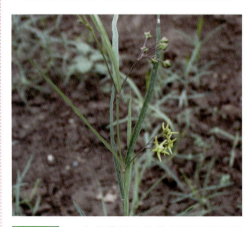

基　源　为萝藦科植物徐长卿的根及根茎。

原植物　别名：老君须、寥刁竹、竹叶细辛、一枝香。多年生草本。根，生多数须状根。叶对生，线状披针形，先端渐尖，基部渐窄，叶缘外卷，有睫毛，聚伞花序圆锥形，近顶生腋生，有花10余朵；花冠深5裂，淡黄绿色；副花冠裂片5，黄色；果单生披针形，种子长圆形，顶端有白色长绒毛。花期6~7月，果期9~10月。

生境分布　生于山坡草丛、林缘、沟旁。分布于全国大部分省区。

采收加工　夏秋季采挖根茎，晒干；全草扎成小把，晒干。

性味功能　味辛，性温。有祛风化湿，行气通络，解毒消肿，止痛止痒的功能。

炮　制　根茎及根，洗净晒干；全草晒至半干，扎把阴干。

主治用法　用于风湿痹痛，胃痛胀满，牙痛，经痛，腰痛，毒蛇咬伤，跌打损伤；用量3~12g，不宜久煎。外用于神经性皮炎，荨麻疹、带状疱疹等症。外用适量，鲜品捣烂或干品研粉敷患处。

＊应用
1. 动脉粥样硬化，高血脂：徐长卿、何首乌。水煎服。
2. 再生障碍性贫血：徐长卿、茜草、阿胶。水煎服。
3. 单纯型慢性气管炎：徐长卿。水煎服。
4. 毒蛇咬伤多种皮肤病：鲜徐长卿，捣烂敷患处。

附注：部分地区用徐长卿的全草入药。

续随（千金子）

基　源　千金子为大戟科植物。

原植物　别名：仙人对座草、百药解。二年生草本，全株含白色乳汁，幼时有白粉。根短，圆锥状稍弯曲。茎直立粗壮，圆柱形，基部稍木化，稍带红色。单叶对生，茎下部叶无柄，线状披针形；茎上部叶有短柄；广披针形，先端锐尖，基部近心形，全缘。总花序顶生，聚伞状；总花序基部有2～4伞梗，每梗再分枝，两侧分枝有长梗；基部有卵状披针形苞片2；总苞杯状，先端4～5裂，内弯，腺体4，新月形，两端伸长成角状；花单性，无花被；雄花每花有雄蕊1，花粉囊稍叉开；雌花位于花序中央，子房3室，每室胚珠1，花柱3裂；雌花梗受粉后总苞下垂；蒴果近球形，无毛。种子长圆形。花期4～7月。果期7～8月。

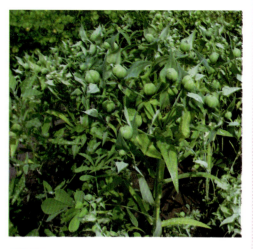

生境分布　生于向阳山坡，多栽培。分布于东北及河北、山西、河南、山东、山西、江苏、浙江、福建、台湾、湖南、广西、云南、贵州、四川等省区。

采收加工　秋季种子成熟后，割取全株，打下种子，除去杂质晒干。

性味功能　味辛，性温，有毒。有行水消肿、破血消瘀的功能。

炮　制　除去杂质，筛去泥沙，洗净，捞出，晒干，用时打碎。

主治用法　用于水肿，痰饮，积滞胀满，二便不通，血瘀经闭；外治顽癣，疣赘。用量1～2g。去壳，去油用，多入丸散服。外用适量，捣烂敷患处。

玄参

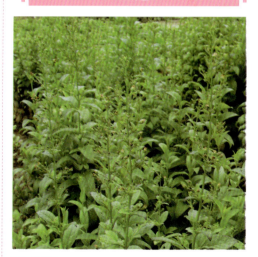

基　源　为玄参科植物玄参的根。

原植物　别名：元参、浙玄参。多年生草本，根肥大，圆锥形或纺锤形，下部常分叉，灰黄色干时内部变黑，茎四棱形，带暗紫色，有柔毛。叶对生，或互生，卵形或卵状披针形，边缘有细锯齿。聚伞花序圆锥状顶生，花序轴及花梗有腺毛；花冠暗紫色，管部斜壶状，先端5裂。蒴果卵球形，有喙。花期7~8月。果期8~9月。

生境分布　生于山坡林下或草丛中。分布于陕西、江苏、安徽、浙江、江西、福建、湖北、湖南、广东、四川等省区。

采收加工　10~11月间采挖根部，晒至半干且内部变黑，剪去芦头及须根，堆放3~4天（发汗）后，再晒干或烘干。

性味功能　味苦、咸，性寒。有凉血滋阴、泻火、润燥的功能。

炮　制　除去残留根茎及杂质，洗净，润透，切薄片，干燥；或微泡，蒸透，稍晾，切薄片，干燥。

主治用法　用于阴虚火旺，热病烦毒，潮热，目赤，发斑，淋巴结结核，肠燥便秘。用量9~15g。不宜与藜芦同用。

应用

1. 慢性咽炎、扁桃体炎：玄参12g，生地18g，沙参、玉竹各9g，四叶参30g。水煎服。

2. 颈淋巴结结核、淋巴结炎：玄参、浙贝各30g，牡蛎120g（先煎），水煎服。

3. 血栓闭塞性脉管炎：玄参、金银花各9g，当归6g，甘草30g。水煎服。

旋覆花

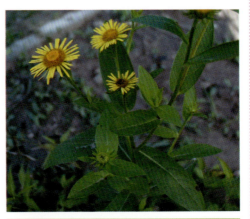

基　源　　为菊科植物旋覆花的头状花序。
原植物　　别名：金佛草、金佛花、黄熟花叶互生，长圆形，先端尖，基部渐狭或急狭或有半抱茎小耳。头状花序较小，直径2.5~4cm，单生或数个排成疏散伞房状；外层披针形，基部革质，内层苞片干膜质；舌状花黄色；管状花两性。瘦果圆柱形。花期7~10月。果期9~10。
生境分布　　生于河滩、路边阴湿地。分布于全国大部分地区。
采收加工　　夏秋季花开放时采摘头状花，晒干。
性味功能　　味苦、辛、咸，性微温。有降气消痰，行水止呕的功能。
炮　制　　旋覆花：除去梗、叶及杂质。
　　蜜旋覆花：取净旋覆花，照蜜炙法炒至不粘手。
主治用法　　用于风寒咳嗽，痰饮蓄结，胸膈痞满，咳喘痰多，呕吐噫气，心下痞硬。用量3~9g。包煎。

✱ 应用

1. 脾胃虚寒所致呕吐、呃逆：旋覆花、党参、生姜各9g，代赭石9g，半夏、炙甘草各6g，水煎服。
2. 急慢性气管炎：旋覆花、桔梗、桑白皮、半夏、栝蒌仁。水煎服。
3. 咳嗽痰多，胸闷气急：旋覆花、桑白皮、苏子各9g，杏仁、生甘草各6g。水煎服。
　　附注：其干燥地上部分亦供药用，称"金沸草"。

鸦胆子

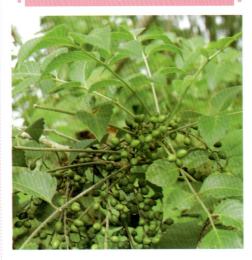

一半左右；花小，暗紫色。核果椭圆形稍扁，黑色，有皱纹，顶端有花柱残基。种子1，卵形，乳白色或黄白色，顶端短尖呈鸟嘴状，种皮薄，气微特异，味极苦。花期3~8月。果期4~10月。
生境分布　　生于灌丛、林缘。分布于福建、台湾、海南、广西、云南。
采收加工　　8~10月果实成熟时采收果实，晒干。临用时除去果皮。
性味功能　　味苦，性寒，有毒。有清热燥湿，杀虫，解毒，止痢，止疟的功能。
炮　制　　除净枝叶杂质，洗净，晒干。用时剥去外壳，取整仁生用。
主治用法　　用于阿米巴痢疾，疟疾。外用赘疣，鸡眼等。用量0.5~2g。外用适量。捣烂敷患处。

基　源　　为苦木科植物鸦胆子的成熟种子。
原植物　　别名：苦参子、老鸦胆。灌木或小乔木，全体被黄色柔毛。单数羽状复叶互生，小叶5~11，卵状披针形，基部宽楔形而偏斜，顶端短渐尖，边缘有粗锯齿。圆锥花序腋生，雌雄异株，雌花序长为雄花序的

✱ 应用

1. 阿米巴痢疾：鸦胆子2g。水煎服。
2. 溃疡性结肠炎，阴道炎：鸦胆子2g。水煎服。
3. 间日疟：鸦胆子仁，放入胶囊或桂圆肉中饭后吞服。
4. 皮肤赘疣，足底鸡眼：鸦胆子仁研成糊状，外敷患处。

鸭跖草

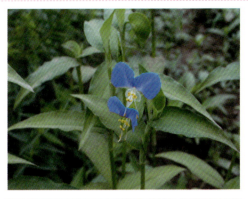

基　　源　为鸭跖草科植物鸭跖草的干燥地上部分。

原植物　葡匐一年生草本。节上生根，单叶互生，卵状披针形，叶鞘膜质，白色。佛焰苞有柄，心状卵形，边缘对合折叠，基部不相连，被毛；花蓝色，具长爪，萼片，薄膜质；花瓣3，分离。蒴果2室；花、果期6~10月。

生境分布　生于路旁，田埂，山坡阴湿处。分布于大部分地区。

采收加工　夏、秋二季采收，晒干。

性味功能　味甘、淡，性微寒。有清热解毒，利水消肿的功能。

炮　　制　除去杂质，洗净，切段，晒干。

主治用法　用于风热感冒，高热不退，咽喉肿痛，肾炎水肿，痈肿疔毒及毒蛇咬伤。用量15~30g，鲜品60~90g；外用适量。

✻ 应用

1. 流感：鸭跖草30g，紫苏、马兰根、竹叶、麦冬各9g，豆豉15g，水煎服。
2. 上呼吸道感染，支气管炎：鸭跖草、蒲公英、桑叶各30g，水煎服。
3. 急性咽炎，扁桃体炎：鲜鸭跖草30g，水煎服；或捣烂，取汁，含咽。
4. 四肢水肿：鸭跖草15g，赤小豆60g，水煎服。
5. 四肢水肿：鸭跖草、板蓝根各30g，贯众、黄芩各15g，射干9g，水煎服。

亚麻（亚麻子）

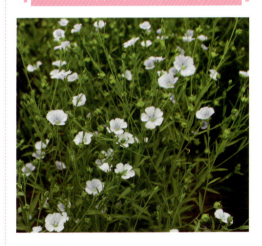

基　　源　亚麻子为亚麻科植物亚麻的成熟种子。

原植物　别名：野胡麻、胡麻仁、大胡麻。一年生草本。茎直立，基部稍木质。互生，线形或线状披针形，先端锐尖，基部渐窄，全缘。花单生于枝顶及上部叶腋；萼片5；花瓣5，蓝色或白色；雄蕊5。蒴果球形，稍扁，淡褐色，5瓣裂。种子扁平卵圆形，黄褐色，有光泽，一端钝圆，另端尖而略偏斜。花期6~7月。果期7~9月。

生境分布　全国各地有栽培。主要分布于东北、华北及内蒙古、山东、湖北、陕西、四川、云南。

采收加工　秋季果实成熟时采收种子，除去杂质，晒干。

性味功能　味甘，性平。有润燥，通便，养血，祛风的功能。

炮　　制　除去杂质，生用捣碎或炒研。

主治用法　用于皮肤干燥瘙痒，麻风，眩晕，便秘，疮疡湿疹，毛发枯萎脱落等。用量4.5~9g。

✻ 应用

1. 溢脂性脱发：亚麻子、鲜柳枝各50g。水煎洗。
2. 老人皮肤干燥，起鳞屑：亚麻子、当归各6g，紫草3g。研末，制蜜丸，开水送服。
3. 过敏性皮炎，皮肤瘙痒：亚麻子、白鲜皮、地骨皮各3g。制蜜丸。开水送服。
4. 肠燥便结：亚麻子9g，火麻仁15g，郁李仁12g。水煎服。

延胡索（元胡）

基源 元胡为紫堇科植物延胡索的块茎。

原植物 别名：玄胡索。多年生草本。块茎扁球状，黄色。茎纤细。基部具一鳞片，鳞片和叶腋内有小块茎。叶互生，2回三出复叶，第2回深裂，末回裂片披针形、长圆形，全缘或有缺刻。总状花序顶生或与叶对生；苞片全缘或3~5裂，花紫色，萼片；花瓣4，外轮2片稍大，上部1片边缘波状，顶端微凹，凹部中央有突尖，尾部延伸成长距。蒴果线形。花期4月，果期5~6月。

生境分布 均为栽培，极少有野生。主产于浙江东阳、磐安等地。

采收加工 5~6月间采挖，洗净泥土，开水中略煮3~6分钟至块茎内部中心有芝麻样小白点时，捞起晒干。

性味功能 味苦、辛，性温。有活血散瘀，利气止痛功能。

炮制 延胡索：拣去杂质，用水浸泡，洗净，晒晾，润至内外湿度均匀，切片或打碎。

醋延胡索：取净延胡索，用醋拌匀，浸润，至醋吸尽，置锅内用文火炒至微干，取出，放凉；或取净延胡索，加醋置锅内共煮，至醋吸净，烘干，取出，放凉。

酒延胡索：取净延胡索片或碎块，加黄酒拌匀，闷透，置锅内用文火加热，炒干，取出放凉。

主治用法 用于气滞血瘀之痛，痛经，经闭，症瘕，产后瘀阻，跌扑损伤，疝气作痛。用量3~9克。孕妇忌服。

✱ 应用

1. 痛经：元胡、乳香、没药各6g，当归9g，炒蒲黄、肉桂各3g，川芎4.5g。水煎服。
2. 肝区痛、胁痛：元胡、川楝子。水煎服。
3. 胃脘痛：元胡、良姜、香附。水煎服。

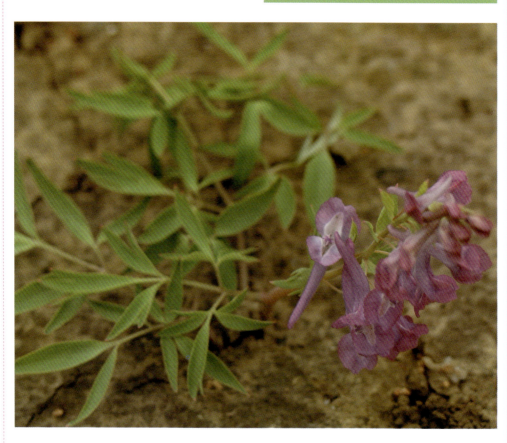

羊踯躅（闹羊花，八厘麻）

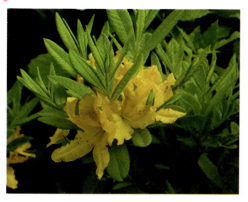

基　源　闹羊花为杜鹃花科植物羊踯躅的花；八厘麻为其果实。

原植物　落叶灌木。叶互生，长椭圆形至披针形，全缘，边缘具缘毛。伞形总状花序，花冠，金黄色，先端5裂，上面1片大，有淡绿色斑点；雄蕊5，花药孔裂，花丝稍伸出花冠之外。蒴果长椭圆形，深褐色。花期4~5月，果期6~7月。

生境分布　生于丘陵灌木丛中。全国大部分地区有栽培。

采收加工　4~5月花盛开时采收，鲜用或晒干。秋季摘果，晒干。

性味功能　花味辛，性温，有大毒；有祛风除湿，散瘀定痛，杀虫的功能。果味苦，性温。有大毒；有搜风止痛，止咳平喘的功能。

炮　制　净制：晒干，除去杂质及花梗。

主治用法　花用于风湿痹痛，皮肤顽癣，龋齿痛。果用于跌打损伤，风湿关节痛。用量0.6~1.2g。

＊应用

1. 皮肤顽癣、疥癣：闹羊花，捣烂搽敷患处。
2. 龋齿痛：闹羊花，煎水含漱。
3. 跌打损伤：八厘麻、地鳖虫、制元胡各30g，红花6g，姜半夏18g，制成片剂，温开水送服。

附注：羊踯躅的根、茎叶亦供药用。风湿关节痛：鲜羊踯躅根适量，捣烂，炖熟加红酒敷患处。

洋地黄

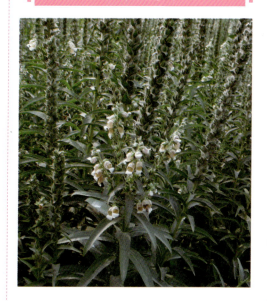

基　源　洋地黄为玄参科植物毛花洋地黄的干燥叶。

原植物　别名：狭叶洋地黄二年或多年生草本，被柔毛。茎直立不分枝，绿色或带淡紫色。基生叶丛生，长披针形或倒长披针形，全缘，稍呈波状弯曲；茎生叶互生，披针形，先端渐尖，全缘，基部楔形而略抱茎。总状花序顶生，花萼5深裂，裂片线形，复瓦状排列；花冠二唇形，白色或乳黄色，上唇较下唇短，具浅裂，内面有黄褐色网纹，下唇中裂片大，舌状，有长柔毛；雄蕊4，2强；子房密被腺毛。蒴果圆锥形，种子细小。花期5~6月，果期6~7月。

生境分布　原产欧洲中部和南部山区，我国有栽培。

采收加工　8月选晴天午后采收叶，55~60℃迅速烘干。

性味功能　有强心作用。

主治用法　用于治疗充血性心力衰竭，阵发性房颤和心动过速及心脏性水肿。用量0.05~0.2g。

＊应用

心脏性水肿：洋地黄0.2g，制成粉剂、酊剂、注射剂，遵医嘱。用药期间忌用钙注射剂，急性心脏炎患者慎用。

洋金花

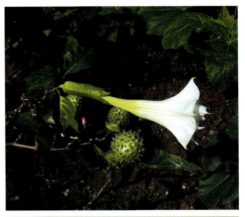

基　　源　　为茄科植物洋金花的干燥花。

原植物　　别名：白曼陀罗。一年生草本或亚灌木。叶互生，卵形或宽卵形，顶端渐尖，基部不对称楔形，边缘具短齿或浅裂或全缘而波状。花单生于枝叉间或叶腋；花萼筒状，5裂，裂片狭三角形或披针形；花冠长漏斗状，裂片顶端具小尖头，白色、黄色、浅紫色；雄蕊5；子房疏生短刺毛。蒴果近球形或扁球形，疏生粗短刺，成熟时4瓣裂。花、果期6~9月。

生境分布　　生于山坡、草地、路旁。分布于华东、西南及广东、广西、湖北。

采收加工　　夏季花初开时采收，晒干或低温干燥。

性味功能　　味辛、性温。有平喘止咳，镇痛，解痉的功能。

炮　　制　　去杂质，晒干。

主治用法　　用于哮喘咳嗽，脘腹冷痛，风湿痹痛，小儿慢惊；外科麻醉。用量0.3~0.6g。

✻ 应用

1. 麻醉：洋金花、生草乌、川芎、当归。水煎服。
2. 慢性气管炎：洋金花注射液，肌肉注射。
3. 精神分裂症：洋金花，水煎服。
4. 诸风痛及寒湿脚气：洋金花、茄梗、大蒜梗、花椒叶。水煎熏洗。
5. 跌打损伤、蛇咬伤：鲜洋金花叶捣烂敷患处。

野百合（农吉利）

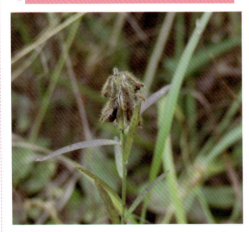

基　　源　　农吉利为蝶形花植物野百合的的全草。

原植物　　一年生草本，被紧贴粗糙毛。单叶互生，着生较密，有刚毛状小托叶，叶片条形或条状披针形，两端均窄，先端长渐尖，有束状毛，基部楔形，下延成不明显短柄，下面有丝光毛。总状花序顶生和腋生，花萼2深裂呈二唇形；花冠蝶形，紫色或淡蓝色；雄蕊10，花药二型；子房无毛。荚果下垂，长椭圆形，包于宿存花萼内，暗紫褐色。种子肾形。花期7~8。

生境分布　　生于村边、路旁及溪沟草丛中。分布于华东、中南及西南各地区。

采收加工　　秋季果实成熟时采收，除去杂质，晒干。

性味功能　　味淡，性平；有毒。有清热、利湿、解毒的功能。

炮　　制　　鲜品用清水洗净泥土，放木瓶内，蒸至上汽，取出晒干。干品，洗净晒干。

主治用法　　用于疗疮、皮肤鳞状上皮癌、食道癌、宫颈癌。用量15~30g，必要时增至60g；外用，鲜品捣烂或干品研末醋调外敷。

✻ 应用

1. 疗疮：鲜农吉利适量，捣烂外敷患处。或水煎外洗。
2. 毒蛇咬伤：鲜农吉利适量，捣烂外敷患处。
3. 喘息型慢性气管炎：农吉利100g，文火浓煎，加糖适量，口服。
4. 皮肤鳞状上皮癌：农吉利鲜品适量捣烂，直接外敷或干草研粉，用水调糊外敷。

一把伞南星（天南星）

基　　源　天南星为天南星科植物一把伞南星的干燥块茎。

原 植 物　别名：山苞米、一把伞多年生草本。块茎扁球形。放射状分裂，裂片7~20，轮生于叶柄顶端，披针形，末端长尾状，雌雄异株，肉穗花序生于叶柄鞘部；佛焰苞紫色或绿紫色，先端线形尾尖；肉穗花序轴先端附属器棍棒状；浆果红色；种子球形。花期5~8月，果期8~9月。

生境分布　生于林下灌丛中或林下。除东北、内蒙古、新疆、山东、江苏、海南外，分布全国各省区。

采收加工　秋季采挖切片，晒干。有毒，加工时应带橡胶手套、口罩。

性味功能　味苦、辛，性温；有毒。有祛风定惊，化痰，散结，消肿的功能。

炮　　制　除去杂质，洗净，干燥。

主治用法　用于痰多咳嗽，卒中，面神经麻痹，半身不遂，口眼歪斜，破伤风，癫痫。炮制后用。用量3~9g。生用外治痈肿，疔疮肿毒，毒蛇咬伤。适量捣烂外敷。孕妇忌服。

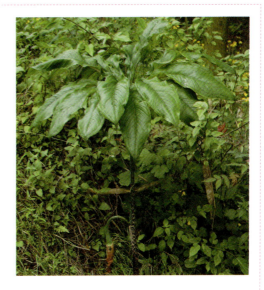

* 应用

1. 类风湿性关节炎肿痛：生南星、老姜、生菖蒲各适量，捣烂敷患处。
2. 毒蛇咬伤，肿毒疮疖：鲜天南星，捣烂外敷。

益母草

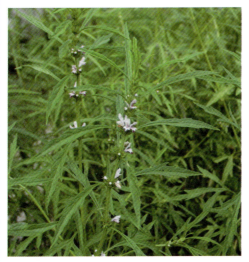

基　　源　为唇形科植物益母草的地上部分。

原 植 物　别名：茺蔚、益母蒿。一或二年生草本。叶对生，掌状3裂，密生细毛。轮伞花序腋生，粉红色或淡紫红色；苞片刺状，花萼钟形，有毛，二唇形。小坚果长圆状三棱形，淡褐色，光滑。花期6~9个月。果期9~10个月。

生境分布　生于阳山坡草地、田梗、路旁等处。分布于全国各地。

采收加工　夏季植株生长茂盛时，花未全开时割取地上部分晒干。

性味功能　味苦、辛，性微寒。有活血调经，祛瘀生新，利尿消肿的功能。

炮　　制　拣去杂质，洗净，润透，切段，晒干。

主治用法　用于月经不调，痛经，产后瘀血腹痛，肾炎浮肿，小便不利，跌打损伤，疮疡肿毒。用量10~30g。

* 应用

1. 产后恶露不绝：益母草9g，红枣20g，加红糖水煎服。
2. 月经不调：益母草、当归、赤芍、木香。研末吞服。
3. 痛经：益母草、香附、当归、白芍、炙甘草。水煎服。
4. 急性肾炎：益母草，水煎服。

附注：益母草果实作茺蔚子入药。味辛、苦，性微寒。有活血调经，清肝明目的功能。用于月经不调，经闭，头晕胀痛。

益智

基　源　为姜科植物益智的干燥成熟果实。

原植物　多年生丛生草本，有辛辣味。根茎横走，发达。茎直立。叶2列；叶舌膜质，棕色，2裂，被淡棕色柔毛；叶片宽披针形，先端渐尖，基部宽楔形。总状花序顶生，花序柄稍弯曲，棕色，被极短的柔毛；苞片膜质，花萼管状，3浅齿裂，花冠裂片3，上方1片稍宽，先端略呈兜状，外被短柔毛；唇瓣倒卵形，粉红色，并有红色条纹，3浅裂，中间裂片突出，边缘波状；蒴果椭圆形，不开裂，果皮上有明显的纵向维管束条纹，果熟时黄绿色。花期1~3月，果期3~6月。

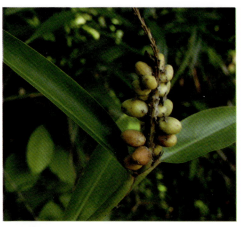

生境分布　生于林下阴处。广东、海南、广西、云南有栽培。

采收加工　5~6月间当果实呈黄绿色时采摘于帘上晒干。

性味功能　味辛，性温。有暖胃，温脾，摄唾涎，缩小便的功能。

炮　制　益智：取益智置锅内，炒至外壳焦黑，取出冷透，除去果壳，取仁捣碎用。

盐益智：取益智用盐水拌匀，微炒，取出放凉。

主治用法　用于脘腹冷痛、食少吐泻、唾液过多、遗尿、夜尿过多、尿有遗沥、遗精等症。用量3~9g。

＊应用

1. 脾胃受寒，食少，腹痛吐泻：益智、党参、白术、干姜、炙甘草。水煎服。
2. 膀胱虚寒，遗尿，尿频有遗沥，夜尿增多：益智、乌药各等分。水煎服。

薏苡（薏苡仁）

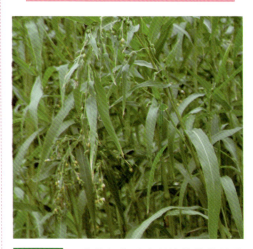

基　源　薏苡仁为禾本科植物薏苡的种仁。

原植物　别名：药玉米。一年或多年生草本。秆直立，节间中空，基部节上生根。叶互生，排成2纵列；叶长披针形，先端渐尖，基部阔心形，叶鞘抱茎，边缘粗糙。总状花序由上部叶鞘内成束腋生；小穗单性；雌雄同株；雄小穗于花序上部覆瓦状排列；雌小穗生于花序下部，包于念珠状总苞中。果实椭圆形或长椭圆形，总苞坚硬，内有1颖果。花期7~8月。果期9~10月。

生境分布　生于河边、山谷阴湿处。全国大部分地区有栽培。

采收加工　秋季采收，打下果实，晒干，收集种仁。

性味功能　味甘、淡，性微寒。有健脾利湿，清热排脓的功能。

炮　制　炒薏苡仁：置锅内用文火炒至微黄色，取出，放凉即可。或用麸皮同炒。

主治用法　用于脾虚泄泻，水肿，脚气，湿痹拘挛，关节疼痛，小便不利，肺痿，肠痈，白带；还用于胃癌，子宫颈癌，绒毛膜上皮癌。用量10~30g。孕妇忌服。

＊应用

1. 慢性肾炎水肿：薏苡仁、鱼腥草。水煎服。
2. 肺痈：薏苡仁、冬瓜仁、苇茎、桃仁。水煎服。
3. 风湿性肌炎、多发性神经炎：白茅根、络石藤、茎草。
4. 皮肤扁平疣：白茅根50g，水煎服。

茵陈蒿

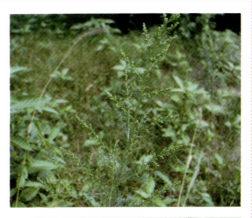

基　源　为菊科植物茵陈蒿的干燥地上部分。

原植物　别名：茵陈、白蒿、绒蒿。半灌木状多年生草本，根斜生，树根状或直生呈圆锥形。茎斜生，数个丛生，具纵沟棱。基生叶 2 回羽状分裂，下部叶裂片较宽短，常被短绢毛；中部以上的叶裂片细，毛发状，先端微尖；上部叶羽状分裂，3 裂或不裂。不育枝叶向上部渐长大，1~2 回羽状全裂，裂片丝状线形。头状花序下垂，茎顶排列成扩展的圆锥状。瘦果。花期 8~9 月，果期 9~10 月。

生境分布　生于山坡、荒地、草地。分布于全国各地。

采收加工　春、秋季采收，晒干，称"绵茵陈"及"茵陈蒿"。

性味功能　味苦、辛，性微寒。有清热利湿，利胆，退黄疸的功能。

炮　制　过筛，拣去杂质，除去残根，碾碎，再过罗去净泥屑。

主治用法　用于黄疸尿少，湿疮瘙痒，传染性黄疸型肝炎，胆囊炎。用量 6~15g，水煎服。

* 应用

1. 急性黄疸型传染性肝炎、胆囊炎：茵陈蒿 50g，栀子 12g，大黄 9g。水煎服。
2. 湿热黄疸，小便不利：茵陈 30g，云苓 15g，猪苓、白术各 12g，泽泻 9g，桂枝 6g。水煎服。
3. 慢性黄疸型传染性肝炎、肝硬化：茵陈 18g，熟附子、干姜各 9g，炙甘草 3g。水煎服。
4. 感冒：茵陈 15g，水煎服。

银柴胡

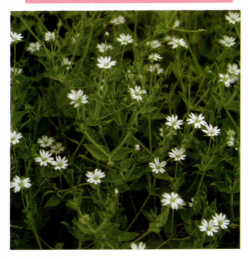

基　源　为石竹科植物银柴胡的干燥根。

原植物　多年生草本。株高 20~40cm，密被腺毛或柔毛。茎多数，丛生，由基部明显多次二歧分枝，节膨大。叶无柄，披针形，长 0.5~3cm，宽 1.5~4mm，先端急尖，基部圆形。二歧聚伞花序顶生，具多花。苞片叶状。花梗细，长 6~16mm，有柔毛。花瓣 5，白色。蒴果广椭圆形，较萼短一半，6 瓣裂，具 1~2 种子。种子黑褐色。花期 6~7 月。

生境分布　生于干燥草原及山坡悬崖石缝中。分布于甘肃、陕西、内蒙古等地。

采收加工　春、夏间植株萌发或秋后茎叶枯萎时采挖，晒干。

性味功能　味甘，性微寒。有清虚热，凉血，除疳热的功能。

炮　制　银柴胡：拣去杂质，去芦，用水洗净，稍浸泡捞出，润透，切片，晒干。

鳖血银柴胡：取银柴胡片，置大盆内，淋入用温水少许稀释的鳖血，拌匀，闷润，置锅内用文火微炒，取出，放凉。

主治用法　用于阴虚发热，疳积发热，骨蒸劳热，慢性腹泻，小儿疳积。用量 3~9g。

* 应用

1. 骨蒸盗汗，痨热：银柴胡、胡黄连、地骨皮、知母各 9g，鳖甲 15g（先煎），青蒿、秦艽各 6g，甘草 3g。水煎服。
2. 疳热：银柴胡、栀子、黄芩、连翘。水煎服。
3. 阴虚潮热：银柴胡、秦艽、地骨皮、青蒿、知母各 9g，生地 12g。水煎服。

银杏（白果，银杏叶）

基　　源　白果为银杏科植物银杏的种子；银杏叶为其干燥叶。

原 植 物　别名：白果树、公孙树（通称）。高大乔木。叶扇形，先端二裂。花单性，雌雄异株；雄花序为葇花序，生于叶腋；雌花2~3生于顶端，顶端二叉分。种子核果状，卵球形，外种皮肉质，黄色，具臭味；中种皮骨质；内种皮膜质。花期4~5月，果期9~10月。

生境分布　我国大部分地区有栽培。

采收加工　白果：10月果实成熟时采收，除去外种皮，略煮后，烘干。银杏叶：6~9月采收叶片，晒干。

性味功能　白果：味甘、苦，性温，有毒。有敛肺、定喘、止带浊的功能。银杏叶：有敛肺、平喘、止痛的功能。

炮　　制　净杂质，筛去泥土。

主治用法　白果用于痰多喘咳，带下白浊，尿频。银杏叶用于肺虚咳喘，冠心病，心绞痛。用量5~10g。

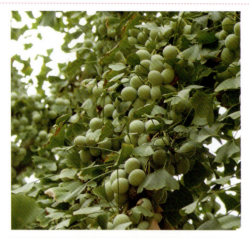

❋ 应用

1. 梦遗：银杏三粒。酒煮食，连食四至五日。

2. 冠心病，心绞痛：银杏叶9g，川芎、红花各15g，制糖衣片服。

3. 慢性喘息气管炎：白果肉12g，麻黄、姜半夏各3g，款冬花、桑白皮、苏子各9g，黄芩、杏仁各6g，甘草4.5g。水煎服。

淫羊藿

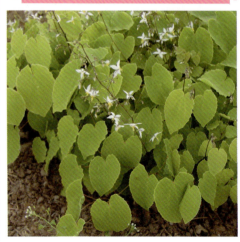

基　　源　为小檗科植物淫羊藿的干燥地上部分。

原 植 物　别名：三枝九叶草、仙灵脾。多年生草本。茎生叶二回三出复叶，先端宽阔锐尖，基部深心形。顶生聚伞状圆锥花序，被腺毛；花白色；花萼8；花瓣4，距短于内轮萼片；雄蕊4；雌蕊1，花柱长。果纺锤形，成熟时2裂；种子1~2，褐色。花期6~7月，果期8月。

生境分布　生于灌丛或山沟阴湿处。分布于全国大部分地区。

采收加工　夏、秋季采割，除去粗梗及杂质，晒干或阴干。

性味功能　味辛，性温。有补肝肾，强筋骨，助阳益精，祛风除湿的功能。

炮　　制　淫羊藿：拣净杂质，去梗，切丝，筛去碎屑。

　　炙淫羊藿：先取羊脂油置锅内加热熔化，去渣，再加入淫羊藿微炒，至羊脂油基本吸尽，取出放凉。

主治用法　用于阳痿、腰膝痿弱、风寒湿痹、神疲健忘、四肢麻木及更年期高血压症。用量3~9g。

❋ 应用

1. 肾虚阳萎、妇女不孕：淫羊藿9g，枸杞子12g，沙苑子、五味子、山萸肉各9g。水煎服。

2. 小儿麻痹症急性期和后遗症期：淫羊藿3g，桑寄生、钩藤各9g。水煎服。

3. 慢性气管炎：淫羊藿3.6g，紫金牛0.9g，研粉，加蜂蜜服。

4. 妇女更年期高血压：淫羊藿、仙茅各12g，当归、巴戟、黄柏、知母各9g。水煎服。

罂粟（罂粟壳）

基　　源　罂粟壳为罂粟科植物罂粟的蒴果外壳。

原 植 物　别名：米壳、罂子粟。一年生或二年生草本，高60~150cm，全株被白粉，有白色乳汁。叶互生，长卵圆形或长圆形，先端急尖，基部圆形或近心形，边缘多缺刻状浅裂，有钝锯齿，两面有白粉呈灰绿色。花单一顶生，白色、粉白色、红色或紫红色；花瓣4或重瓣；雄蕊多数；子房1室。蒴果卵圆形或长椭圆形，长4~7cm，直径3~6cm，黄褐色或淡褐色，孔裂。种子多数，肾形，灰褐色，有网纹。花期4~6月。果期6~8月。

生境分布　栽培于田圃或庭园间。

采收加工　蒴果未成熟时，果皮绿色或稍带黄色，割取药用的阿片后，摘下果实，除去种子及枝叶，干燥。

性味功能　味酸、涩，性微寒。有毒。有敛肺止咳，涩肠止泻，止痛的功能。

主治用法　用于久咳不止，久泻久痢，脱肛，肢体、胸腹诸痛，便血，遗精滑泄等。用量3~9g。水煎服。有毒，不宜过量及持续服用。

* 应用

1. 劳伤喘嗽水止，自汗：罂粟壳（炒为末）6g，乌梅15g，小麦30g，水煎服。
2. 久泻久痢：罂粟壳、木香、黄连。水煎服。

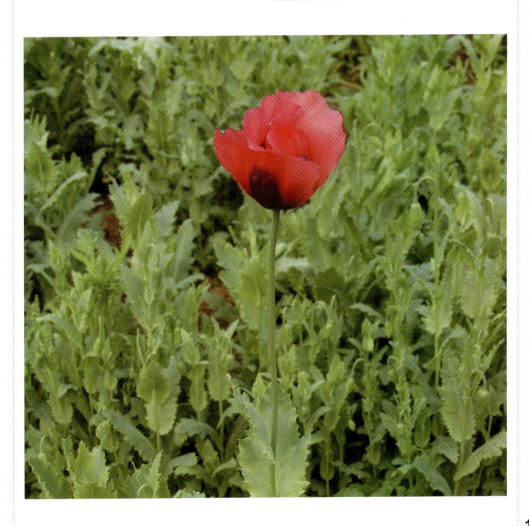

柚（化橘红）

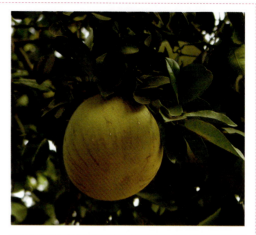

基　　源　化橘红为芸香科植物柚的未成熟或近成熟的干燥外层果皮。

原 植 物　小乔木。小枝扁，有棱，具枝刺。单生复叶，椭圆形或卵状椭圆形，先端钝或稍凹，基部宽楔形或圆形，有钝圆锯齿。叶柄的翅倒卵状三角形。花簇生叶腋。花瓣近匙形，开花时反曲，白色。柑果扁球形，直径 10~25cm，果皮平滑，黄色或黄绿色。花期 5 月。

生境分布　栽培于丘陵或低山地带。分布于浙江、江西、福建、台湾、湖北、湖南、广东、广西、四川、贵州、云南。

采收加工　夏季果实近成熟时采收，沸水烫后，将果皮割成 5 或 7 瓣，除去果瓤及部分中果皮，压制成形，干燥。

性味功能　味苦，辛，性温。有散寒理气，燥湿化痰的功能。

炮　　制　洗净，鲜用。

主治用法　用于风寒咳嗽，喉痒多痰，食积伤酒，胸隔胀闷，暖气吐水等症。用量 3~9g。

✻ 应用

1. 咳嗽痰多，胸闷腹滞：化橘红、半夏、杏仁、贝母、茯苓、麦冬、生石膏、瓜蒌皮、陈皮、生地、桔梗、紫菀、款冬花、苏子、甘草。制丸，温开水送服。
2. 小儿喘咳：柚子皮、艾叶各 6g，甘草 3g，水煎服。
3. 气滞腹胀：柚子皮、鸡屎藤、糯米草根、隔山撬各 9g。水煎服。

余甘子

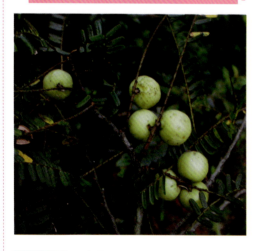

基　　源　为大戟科植物余甘子的果实。

原 植 物　别名：柚柑、滇橄榄。落叶灌木。单叶互生，密集为二列，形似羽状复叶；先端钝，基部圆或偏斜，全缘。花单性，雌雄同株，花小，黄色，3~6 朵呈团伞花序，簇生叶腋，每花簇有 1 朵雌花和数朵雄花。蒴果球形或扁圆形，淡黄色或紫红色，6 棱，干后裂成 6 片。种子 6，褐色，稍 3 棱形。花期 4~5 月。果期 9~11 月。

生境分布　生于林下、灌丛中或山坡阳处。分布于福建、台湾、广东、广西、四川、贵州、云南等省、自治区。

采收加工　秋季果实成熟时采收，除去杂质，晒干。

性味功能　味甘、酸、涩，性凉。有清热凉血，消食健胃，生津止咳的功能。

主治用法　用于高血压，消化不良，咳嗽，喉痛，口干，烦渴，牙痛，维生素 C 缺乏症。用量 3~9g。多入丸散服。

✻ 应用

1. 喉热，咽喉炎：鲜余甘子，含嚼。
2. 高血压，高血脂：余甘子，水煎服。
3. 糖尿病：余甘子，嚼服。
4. 感冒发热、咳嗽、口干烦渴：鲜余甘子 30 枚，水煎服。

附注：其根、叶亦供药用。味辛，性平。根用于高血压，胃痛，肠炎，淋巴结结核。叶用于水肿，皮肤湿疹，用量 9~18g。

玉竹

基　　源　为百合科植物玉竹的根茎。

原 植 物　多年生草本。根茎横生，长柱形，黄白色，节间长，有结节，密生多数须根。茎单一，斜向一边。叶互生，几无柄，椭圆形或卵状长圆形，先端钝尖，基部楔形，全缘，中脉隆起，平滑或有乳头突起。1~3朵花簇生腋生，下垂；花被筒状，白色，先端6裂；雄蕊6，花丝丝状，白色；子房上位。浆果球形，熟时紫黑色。花期4~6月。果期7~9月。

生境分布　生于林下阴湿处。分布于于全国大部分省区。

采收加工　春、秋季采挖，除去地上部及须根，洗净泥沙，置入锅中稍煮，即捞出，晾至半干后，反复用手搓揉2~3次，至内无硬心时，晒干。

性味功能　味甘，性平。有养阴润燥，生津止渴的功能。

炮　　制　玉竹：除去杂质，洗净泥土，闷润至内外湿度均匀，切片，晒干。

蒸玉竹：取洗净的玉竹，置蒸器内加热蒸闷2~3次，至内外均呈黑色为度，取出，晒至半干，切片，再晒至足干。

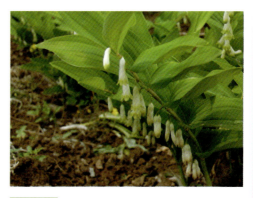

主治用法　用于热病伤阴，口燥咽干，干咳少痰，心烦心悸，肺结核咳嗽，糖尿病，心脏病等症。用量9~15g。

* 应用

1. 糖尿病，高脂血症：玉竹、何首乌、山楂。水煎服。
2. 充血性心力衰竭：玉竹25g，水煎服。
3. 冠心病心绞痛：玉竹15g，党参9g，做浸膏，内服。
4. 风湿性心脏病：玉竹、枸杞子、桂圆肉、麦冬、生姜、大枣。水煎服。

鸢尾（川射干）

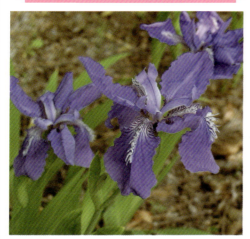

基　　源　川射干为鸢尾科植物鸢尾的根茎。

原 植 物　别名：紫蝴蝶、扁竹花、哈蛙七。多年生草本，基部围有残留的膜质叶鞘及纤维；根状茎粗壮，二歧分枝，斜伸，须根较细而短。叶基生，黄绿色，宽剑形，顶端渐尖或短渐尖，基部鞘状。花蓝紫色；外花被裂片圆形或宽卵形，外折，具深色网纹。中脉上有鸡冠状附属物及白色鬃毛，附属物边缘裂；内花被裂片椭圆形，花盛开时向外平展，爪部突然变细；蒴果长椭圆形或倒卵形，成熟时沿室背自上而下3瓣裂；种子黑褐色，梨形，无附属物。花期4~5月，果期6~8月。

生境分布　生于向阳坡地、林缘及水边湿地。分布于山西、安徽、江苏、浙江福建、湖北、湖南、江西、广西、陕西、甘肃、云南、四川、贵州，西藏也有。

采收加工　夏秋采收。洗净泥茎叶须根土，晒干。

性味功能　味辛苦，性寒；有毒。有消积，破瘀，行水，解毒功能。

炮　　制　除去须根，晒干。切段备用。

主治用法　用于食滞胀满，臌胀，肿毒，痔瘘，跌打损伤。用量0.9~3g，体虚者慎服。

* 应用

1. 食积饱胀：川射干3g。研细，用白开水吞服。
2. 喉症，食积、血积：川射干3g。煎服。
3. 跌打损伤：川射干3~9g。研末或磨汁，冷水送服。

芫花

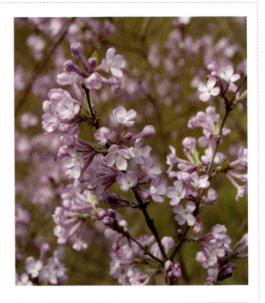

基　　源　为瑞香科植物芫花的花蕾。

原植物　别名：南芫花、闷头花。落叶灌木。枝条稍带紫褐色，幼时有绢状柔毛。叶对生，偶为互生，椭圆形至长椭圆形，稍革质，全缘，先端尖，叶柄短，密布短柔毛。花先叶开放，淡紫色，3~7簇生于顶端叶腋。核果革质，白色。花期3~4月。

生境分布　生于路旁，山坡，或栽培于庭园。分布于河北、陕西、河南、山东、安徽、福建、浙江、江苏、湖北、湖南、四川等省区。

采收加工　春季4月当花未开放前采摘花蕾，拣去杂质，晒干或烘干，炮制后用。

性味功能　味辛、苦，性温，有毒。有泻下逐水，祛痰解毒的功能。

炮　　制　芫花：拣净杂质，筛去泥土；
醋芫花：取净芫花，加醋拌匀，润透，置锅内用文火炒至醋吸尽，呈微黄色，取出，晾干。

主治用法　用于痰饮癖积，喘咳，水肿，胁痛，心腹症结胀痛，痈肿、肺癌结块。用量1.5~3g，水煎或入丸、散。

✻ 应用

1. 肝硬化腹水，肾炎水肿：醋炒芫花。水煎服。或配白蜜煎服。
2. 冻疮：芫花、甘草。水煎，外洗。

远志

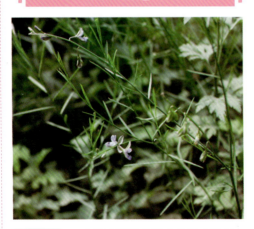

基　　源　为远志科植物远志的根或根皮。

原植物　别名：细叶远志、小草、小草根。多年生草本。根圆柱形。叶互生，线形或线状披针形，全缘，无毛。总状花序侧生小枝顶端，淡蓝色或蓝紫色。花瓣3；中央1瓣呈龙骨瓣状，下面顶部有鸡冠状附属物。蒴果近圆形，顶端凹陷。种子2粒，长圆形。花期5~7月，果期6~9月。

生境分布　生于向阳或砂质干山坡、路旁或河岸谷地。有栽培。分布于东北、华北、西北及河南、山东、安徽、江苏、浙江、江西等省区。

采收加工　春、秋季采挖根部，晒至皮部稍皱缩，用手揉搓抽去木心，晒干，为远志筒。将皮部剖开，除去木部，为远志肉；不去木部，为远志棍。

性味功能　味苦、辛，性温。有安神化痰，消痈肿的功能。

炮　　制　除去杂质，略洗，润透，切段，干燥。

主治用法　用于神经衰弱，惊悸健忘，多梦失眠，寒痰咳嗽，支气管炎，腹泻，膀胱炎等症。用量3~9g。

✻ 应用

1. 神经衰弱，健忘心悸，失眠：远志3g，研粉，米汤冲服。
2. 慢性气管炎：远志、甘草、曼陀罗浸膏，蜂蜜制丸，早晚服。
3. 咳嗽痰多：远志、紫菀、杏仁各9g，桔梗、生甘草各3g。水煎服。
4. 寒痰喘咳：远志、川贝、半夏、茯苓。水煎服。

越南槐（广豆根）

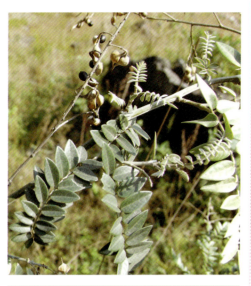

基　　源　广豆根为蝶形花科植物越南槐的根及根茎。

原 植 物　别名：山豆根。小灌木，直立或平卧。根圆柱状，皮黄褐色。茎分枝少，密被短柔毛。奇数羽状复叶，椭圆形或长圆状卵形，顶端小叶较大，先端急尖或短尖，基部圆形，上面疏被短柔毛，下面密被灰棕色短柔毛。总状花序顶生，密被短毛；花萼阔钟状，外被疏毛，先端5齿；花冠黄白色，荚果密被长柔毛，于种子间缢缩成念珠状。花期5~6月，果期7~8月。

生境分布　生于石灰岩山地或岩石缝中。分布于江西、广东、广西、贵州、云南等省区。

采收加工　秋季挖根，除去地上茎叶，洗净泥土，晒干。

性味功能　味苦，性寒。有清火解毒、消肿止痛的功能。

主治用法　用于咽喉牙龈肿痛、肺热咳嗽烦渴及黄疸、热结便秘等症。外用于诸热肿痛，毒蛇咬伤。用量3～10g，外用适量。

✽ 应用

1. 热毒咽喉肿痛：广豆根、玄参、牛蒡子各9g，桔梗、生甘草各3g，水煎服。
2. 肺热咳嗽，咽喉燥痛：广豆根、枇杷叶、前胡各9g，桔梗4.5g，生甘草3g，水煎服。

云木香

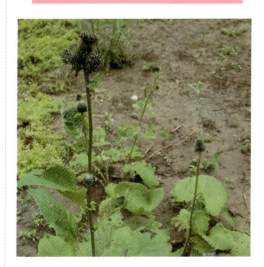

基　　源　为菊科植物云木香的根。

原 植 物　别名：木香、广木香。多年生高大草本。主根圆柱形，稍木质。茎上被短柔毛。基生叶大，有长柄，三角状卵形，先端急尖，基部心或宽楔形，叶缘浅裂或微波状，有短毛；茎生叶较小，叶基翼状，下延抱茎。头状花序，2~3个丛生于顶端，几无总花梗，腋生者单一，总花梗长；花全为管状花，暗紫色。花期5~8月，果期9~10月。

生境分布　栽培于高山地区。陕西、甘肃、湖北、湖南、广东、广西、四川、云南、西藏等省区有引种。

采收加工　霜降前采挖生长2~3年的根，除去残基及须根，切成短条或剖成2~4块，风干或低温烘干，而后去粗皮。

性味功能　味辛、苦，性温。有行气止痛，温中和胃的功能。

炮　　制　除去茎叶泥土，切成短段，粗大者纵剖2～4块，晒干。

主治用法　用于胸腹胀痛，呕吐，腹泻，痢疾等。用量1.5~6g。

✽ 应用

1. 食积、呕吐、下泻：云木香、山楂、麦芽、陈皮、香附、神曲、莱菔子、茯苓、甘草等。水煎服。
2. 虫积腹痛：云木香、槟榔。水煎服。
3. 细菌性痢疾：云木香、黄连。水煎服。
4. 急性肠炎：云木香、防风、厚朴、茯苓、木瓜、黄芩等。水煎服。

云实（云实皮）

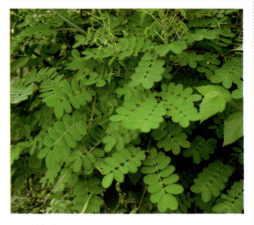

基　　源　云实皮为云实科植物云实的根皮。种子也可供药用。

原 植 物　藤本。枝、叶轴及花序均被柔毛和钩刺。2回羽状复叶，互生，羽片3~10对，对生，托叶小，斜卵形，基部有刺1对；小叶8~2对，长圆形，两端近圆钝，全缘，两面均被短柔毛。总状花序顶生，直立，花多数，总花梗具多刺，花萼下有关节，萼片5，长圆形，被短柔毛；花瓣5，黄色，盛开时反卷，基部有短柄；雄蕊10，离生，2轮排列。荚果长圆状舌形，沿腹缝线有狭翅，先端有尖喙，成熟时沿腹缝线开裂。花期4~6月，果期6~10月。

生境分布　生于山坡灌丛中，丘陵，平原或河岸。分布于河北、陕西、甘肃、河南及长江以南各省区。

采收加工　根全年均可采挖，挖出后洗净，剥取根皮，晒干。

性味功能　味苦、辛，性微温。有解表散寒，祛风除湿，止咳化痰的功能。种子有止痢，驱虫的功能。

炮　　制　取原药，除去杂质，洗净，干燥。用时捣碎。

主治用法　根皮用于风寒感冒，淋病，肝炎，肝硬化腹水，胃痛，支气管炎，风湿疼痛，跌打损伤，毒蛇咬伤。

＊应用

1. 淋病：云实皮30g，三白草、积雪草各15g，水煎服。
2. 肝炎：云实60g，白芍、白英各9g，木香5g，红枣10枚，水煎，调白糖服。

枣（大枣）

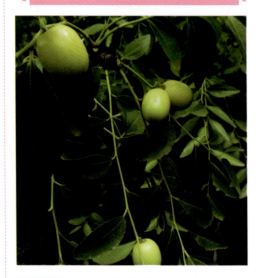

基　　源　为鼠李科植物枣的果实。

原 植 物　小乔木。小枝具刺。叶互生，卵形，先端稍钝，基部歪斜，边缘有细锯齿。聚伞花序腋生；花瓣5，淡黄绿色。核果卵形至椭圆形，深红色，果肉肥厚，味甜；果核纺锤形，两端锐尖。花期4~5月。果期7~9月。

生境分布　全国大部分省区栽培。

采收加工　秋季成熟果实时采收，晒干。

性味功能　味甘，性温。有补脾和胃，益气生津，养心的功能。

炮　　制　除去杂质，洗净，晒干。用时破开或去核。

主治用法　用于脾虚食小，体倦乏力，营卫不和，便溏，心悸，失眠，盗汗，血小板减少性紫癜。中满痰多者忌用。

＊应用

1. 血小板减少症，过敏性紫癜：大枣100g，煎汤服。
2. 脾胃湿寒，饮食减少，泄泻，完谷不化：大枣250g（煮熟），白术120g，干姜、鸡内金各60g，共捣成泥，作饼当点心吃。
3. 输血反应：大枣50g，地肤子、炒荆芥各9g。水煎，输血前服。
4. 急慢性肝炎，肝硬化血清转氨酶较高：大枣、花生、冰糖各50g，水煎汤，睡前服。
5. 自汗：大枣10g，乌梅肉9g，桑叶12g，浮小麦15g，水煎服。

皂荚（猪牙皂，皂角刺）

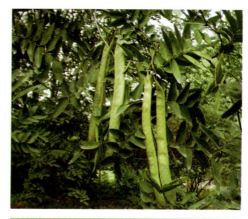

基　源　猪牙皂为云实科植物皂荚的干燥畸形果实；其干燥棘刺为皂角刺。

原植物　别名：皂角、天丁落叶乔木。树干有坚硬的棘刺，刺圆柱形，常分枝。偶数羽状复叶，近革质，长卵状或卵形，总花序顶生或腋生，荚果长条状，肥厚，膨起，紫黑色，有灰色粉霜。或稍弯曲呈新月形，内无种子，称猪牙皂。

生境分布　生于山坡、溪谷等地。分布于全国大部分地区。

采收加工　秋季采收荚果，干燥。皂角刺：全年可采，干燥。

性味功能　味辛，性温；有小毒。猪牙皂有开窍，祛痰，消肿散结的功能。皂角刺有活血消肿，排脓通乳的功能。

炮　制　拣去杂质，洗净，晒干。用时捣碎。

主治用法　猪牙皂用于突然昏厥，中风牙关紧闭，喘咳痰壅，癫痫等。皂角刺用于痈肿疮毒，乳汁不下，急性扁桃腺炎等。用量4.5~9g。孕妇忌用。

★应用

1. 中风牙关紧闭：猪牙皂、明矾，研末，温水调灌。

2. 湿痰壅滞，胸闷咳喘：猪牙皂角1g，焙干研末，红枣汤调服。

3. 疔疮：皂角刺、酢酱草各60g。捣烂敷患处。

4. 痈疽肿毒，疮疡将溃未溃：皂角刺、穿山甲、当归、黄芪、川芎。研细末，调油外涂敷患处。

泽漆

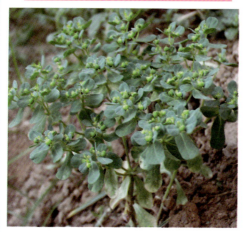

基　源　为大戟科植物泽漆的全草。

原植物　别名：猫眼草、五凤草、五朵云。一年或二年生草本，肉质，富含乳汁，光滑无毛。茎分枝多而倾斜，下部淡紫红色，上部淡绿色。叶互生，无柄，倒卵形或匙形，先端钝圆或微凹，基部广楔形或突然狭窄而成短柄状，边缘在中部以上有细锯齿。多歧聚伞花序顶生，有5伞梗，每伞梗再生3小伞梗，每小伞梗又分为2叉；杯状花序钟形，黄绿色，总苞顶端4浅裂，裂间有4腺体；子房3室，花柱3。蒴果无毛。种子卵形，表面有凸起的网纹。

生境分布　生于路旁、田野、沟边等处。分布于宁夏、山东、江苏、江西、福建、河南、湖南、四川、贵州等省区。

采收加工　春、夏采集全草，晒干，切成段状。

性味功能　味辛、苦，性凉，有毒。有逐水消肿，散结，杀虫的功能。

炮　制　除去杂质和残根，抢水洗净，稍润，切段，干燥。

主治用法　用于水肿，肝硬化腹水，细菌性痢疾等；外用于淋巴结结核，结核性瘘管，神经性皮炎。用量3~9g；外用适量。

★应用

1. 流行性腮腺炎：泽漆15g，水煎服。

2. 细菌性痢疾：泽漆9g，水煎服。

3. 无黄疸型传染性肝炎：泽漆，水煮成膏，饭后服。

4. 淋巴结结核、无名肿毒：泽漆全草，熬膏，涂敷患处。

泽泻

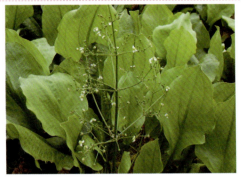

基　源　为泽泻科植物泽泻的块茎。

原植物　别名：水泽、如意菜、水白菜。多年生草本。块茎球形，褐色，密生多数须根。叶基生；叶柄长，基部膨大呈鞘状，叶卵状椭圆形，先端短尖，基部心形或圆形，全缘。花5~7集成大型轮生状圆锥花序；外轮花被片，萼片状，内轮花被片花瓣状，白色。瘦果扁平，花柱宿存。花期6~8月。果期7~9月。

生境分布　生于沼泽地、潮湿地。多栽培。分布于全国各地区。

采收加工　冬季茎叶枯萎时采挖，用火烘，干后撞去粗皮。浸泡、润软后切片，晒干。

性味功能　味甘，性寒。有利尿，渗湿，清热的功能。

炮　制　净制：除去茎叶及须根，洗净，用微火烘干，再撞去须根及粗皮。

麸制：取麸皮，撒入锅内，待起烟时，加入泽泻片，拌炒至黄色，取出，筛去麸皮，放凉。

盐麸制：取泽泻片，用盐匀润湿，晒干，再加入蜜制麸皮，按麸炒制法炮制，水适量。

酒制：在100度热锅中加泽泻片，翻炒数次，用酒喷匀，炒干，取出放冷即可。

5.盐泽泻：取泽泻片，用盐水喷洒拌匀，稍闷润，置锅内用文火微炒至表面略现黄色取出，晾干。

主治用法　用于小便不利，水肿胀满，泄泻尿少，痰饮眩晕，热淋涩痛，呕吐，尿血，脚气，高脂血症等。用量6~9g。

＊应用

1. 肾炎水肿，脚气水肿：泽泻6g，茯苓12g，猪苓、白术各9g。水煎服。
2. 水肿，小便不利：泽泻、白术各12g，车前子9g，茯苓皮15g，西瓜皮24g。水煎服。

樟（樟脑）

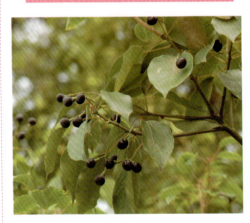

基　源　樟脑为樟科植物樟的根、树干、枝及叶经加工制成的颗粒或透明块。

原植物　常绿乔木，有香气。叶互生，革质，长卵形或卵状椭圆形，先端长尖，基部广楔形，全缘，有光泽，脉腋有腺点。圆锥花序腋生，绿白色或黄绿色，花被片6。果实卵球形，紫黑色，基部有膨大花托。花期4~5月。果期10~11月。

生境分布　栽培或野生于河边或湿润地。分布于长江以南各省区。

采收加工　锯断树干、根、叶，切碎，蒸馏冷却，为粗樟脑；再进行升华得精樟脑粉；压模成块，即得樟脑块。

性味功能　味辛，性热。有小毒。有开窍，除湿，止痛，止痒的功能。

炮　制　将树根、树干、树枝，锯劈成碎片，置蒸馏器中进行蒸馏，樟木中含有的樟脑及挥发油随水蒸气馏出，冷却后，即得粗制樟脑。粗制樟脑再经升华精制，即得精制樟脑粉。将此樟脑粉入模型中压榨，则成透明的樟脑块。宜密闭瓷器中，放干燥处。

主治用法　用于霍乱，心腹诸痛。外用寒湿脚气，风湿骨痛，跌打损伤，疥癣痒疮等。内服宜慎，0.1~0.2g。外用适量。孕妇忌服。

＊应用

1. 风火牙痛：樟脑、细辛各6g；制成霜，用棉球裹，敷患牙处咬定。
2. 卒然昏倒，热病神智昏迷：樟脑与麝香等配合入散剂或丸剂用。
3. 慢性下肢溃疡：鲜树皮适量，洗净切碎，烤干研粉，洗净创面，药粉敷上，加些消炎粉包扎，每周3次。

掌叶大黄（大黄）

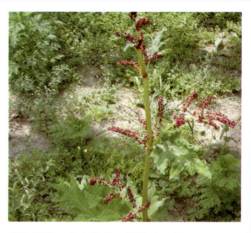

基 源　大黄为蓼科植物掌叶大黄的根及根茎。

原植物　多年生高大草本。根状茎及根肥大，黄褐色。基生叶宽卵形或圆形，掌状半裂，每1裂片有时再羽状裂或有粗齿，基部稍心形；茎生叶较小，互生；托叶鞘状，膜质，密生短柔毛。圆锥花序大型，顶生，花小，数朵成簇，紫红色或带红紫色。瘦果有3棱，棱上生翅。花期6~7月。果期7~8月。

生境分布　生于山地林缘或草地，有栽培。分布于陕西、甘肃、青海、四川、云南西北部，西藏东部。

采收加工　秋末冬初挖取地下部分，切片晒干或烘干。

性味功能　味苦，性寒。有泻火通便，破积滞，行瘀血的功能。

炮 制　除去杂质，洗净，润透，切厚片或块，晾干。

主治用法　用于实热便秘，谵语发狂，食积痞满腹痛，泻痢里急后重，头痛，目赤，牙龈肿痛，口舌生疮，吐血，衄血，瘀血经闭，产后瘀阻，黄疸，水肿，热淋，跌打损伤，痈肿疮毒，水火烫伤。用量3~12g。

＊应用
1. 大便秘结：大黄6g，牵牛子1.5g，研细末，水煎服。
2. 打扑伤痕，淤血：大黄末，姜汁调涂。
3. 晚期血吸虫病出血患者：大黄炭、白芍炭各1.5g，加葡萄糖粉，研细末，冲水服。
4. 烫火灼伤：大黄研末，蜜调涂敷患处。

掌叶覆盆子（覆盆子）

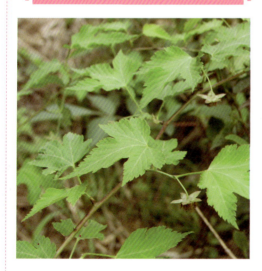

基 源　覆盆子为蔷薇科植物掌叶覆盆子的干燥聚合果。

原植物　别名：华东覆盆子、种田泡。落叶灌木。茎直立，枝条细长，红棕色；幼枝绿色，具白粉，有倒生弯曲皮刺。单叶互生，近圆形，掌状5深裂，中裂片菱状卵形，基部近心形，边缘有重锯齿，两面脉上有白色短柔毛；花单生于短枝顶端；萼片5，卵形；花瓣5，白色。聚合果卵球形，红色，下垂；小核果密生灰白色柔毛，果肉柔嫩多汁，可食。花期4~5月，果期6~7月。

生境分布　生于溪边或山坡灌丛、林缘及乱石堆中。分布于安徽、江苏、浙江、江西、福建、湖南、湖北等省。

采收加工　6~8月间采收未成熟的青色聚合果，沸水中稍浸后，置烈日下晒干。

性味功能　味甘、酸，性温。有补肾固精、助阳缩尿的功能。

炮 制　筛去灰屑，拣净杂质，去柄。

主治用法　用于肾虚遗精、阳萎、遗尿、尿频。用量6~12g。

＊应用
1. 尿频、夜尿、男性不育症：覆盆子、桑螵蛸、益智仁、芡实。水煎服。
2. 阳痿、遗精：覆盆子、枸杞子、菟丝子、五味子、莲子各4.5g。水煎服。
3. 肺虚寒：覆盆子发，取汁作煎为果，加蜜服。

浙贝母

基　　源　为百合科植物浙贝母的鳞茎。

原 植 物　别名：大贝、象贝、珠贝。浙贝多年生草本。鳞茎扁球形，2~3片肉质鳞叶对合而成。茎单一，直立，绿色或稍带紫色。茎下部叶对生，中部叶3~5片轮生，上部叶互生，无柄，叶披针形至线状披针形，先端卷须状。花钟状，黄绿色，内有紫色斑纹，顶生4叶状苞片，其余苞片2，先端卷曲。花6数。蒴果卵圆形，有6条较宽纵翅，成熟时室背开裂。种子扁平。花期3~4月，果期4~5月。

生境分布　生于林下较阴处或山坡草丛中。分布于江苏、安徽、浙江、湖南等省。浙江有大量栽培。

采收加工　立夏前后植株枯萎时采挖，大者分成两瓣，除去心芽，称"大贝"；小者不分瓣，不去心芽，称"珠贝"。分别放入木桶内，撞擦表皮，晒干或烘干；或取鳞茎，大小不分，除去心芽，切成厚片，干燥，称"浙贝片"。

性味功能　味苦，性寒。有清热润肺，化痰止咳，散结的功能。

炮　　制　拣去杂质，清水稍浸。捞出，润透后切厚片，晒干。

主治用法　用于上呼吸道感染，咽喉肿痛，支气管炎，肺脓疡，肺热咳嗽，胸闷痰黏，胃、十二指肠溃疡等症。用量4.5~9g。不宜与乌头类草药同用。

＊ 应用

1. 慢性支气管炎，百日咳：平贝，研末，蜜冲服。
2. 黄褐斑：平贝、白及、白附子。水煎服。
3. 乳腺炎：平贝、金银花、菊花、蒲公英，水煎服。
4. 颈淋巴结核，慢性淋巴结炎：平贝18g，夏枯草、生地、玄参各15g，生牡蛎30g。水煎服。

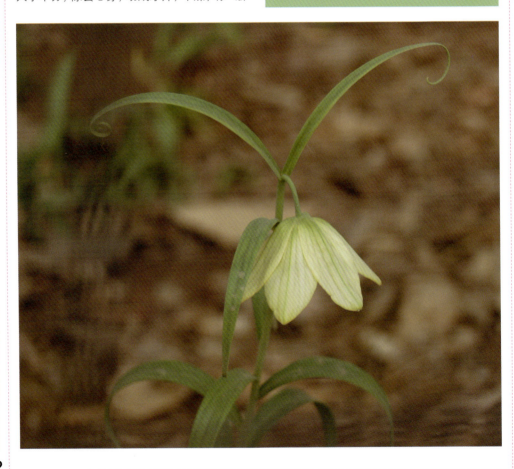

知母

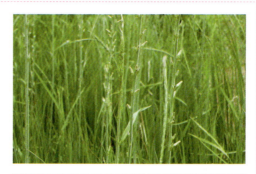

基　　源　为百合科植物知母的根茎。

原 植 物　别名：羊胡子。多年生草本。根茎肥厚，横生，有残留多数黄褐色纤维状旧叶残基，下部生多数肉质须根。叶基生，线形，质稍硬，基部扩大成鞘状。花葶直立；2~6花成一簇，排成长穗状；花黄白色或淡紫色；内轮淡黄色。蒴果长圆形，种子黑色。花期5~8月。果期8~9月。

生境分布　生于向阳山坡、草地或干燥丘陵地。分布于东北、华北、西北及河内、山东、安徽、江苏等省区。

采收加工　春、秋季采挖，晒干；去外皮晒干者为"光知母"。

性味功能　味苦、甘，性寒。有滋阴降火，润燥滑肠的功能。

炮　　制　知母：除去杂质，洗净，润透，切厚片，干燥，去毛屑。

　　盐知母：取知母片，照盐水炙法炒干（每100斤加盐2斤半用开水化开）。

主治用法　用于热病烦渴，消渴，肺热咳嗽，午后潮热，梦遗，怀胎蕴热，肠燥，便秘等。用量4.5~9g。水煎服。

＊ 应用

1. 暑疟，久热不退：知母、石膏、青蒿、麦冬、鳖甲、牛膝、橘红、小环钗、金银花。水煎服。

2. 骨蒸，盗汗：知母、地骨皮、鳖甲。水煎服。

3. 泌尿系感染：知母、茯苓、丹皮、泽泻各9g，黄柏6g，熟地24g，山萸肉、淮山药各12g。水煎服。

4. 紫斑和过敏性皮疹：知母加醋磨汁，搽患处。

5. 糖尿病患者口渴、烦热等肺胃燥热：知母、天花粉、麦冬，水煎服。

栀子

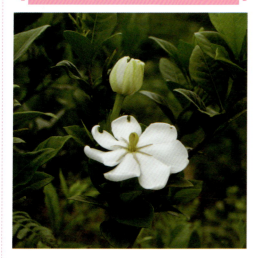

基　　源　为茜草科植物栀子的干燥成熟果实。

原 植 物　常绿灌木，高2m。叶对生，托叶膜质，在叶柄内侧通常2片连合成筒状；叶革质，椭圆形，倒披针形或倒卵形，长6~12cm，宽2~4cm，先端急尖、渐尖或钝；基部楔形。花腋生或顶生，浓香，花冠白色，后变乳黄色，质厚，高脚碟状，基部合生成筒，蒴果倒卵形或椭圆形，金黄色或橘红色，有翅状纵棱6~8条，花萼宿存，与果体几相等长。花期5~7月。果期8~11月。

生境分布　生于低山坡温暖阴湿处。分布于河南及长江省区，有栽培。

采收加工　9~11月间果实成熟饱满呈黄色带红时采收，入瓮中微蒸或沸水微煮，取出后晒干。果实不易干燥，故应经常翻动，使通风良好，避免发霉变质。

性味功能　味苦，性寒。有泻火解毒，清热利湿，凉血散瘀的功能。

炮　　制　栀子：除去杂质，碾碎。

　　炒栀子：取净栀子，照清炒法炒至黄褐色。

主治用法　用于热病高烧，心烦不眠，实火牙疼，口舌生疮，鼻血，吐血，尿血，眼结膜炎，黄胆型肝炎。用量3~10g。

＊ 应用

1. 关节扭伤，软组织损伤：栀子9g，水煎服。

2. 小儿发热：栀子9g，水煎服。

3. 急性黄胆型肝炎：鲜栀子100g、淡竹叶、白茅根、桑白皮各50g。水煎服。

蜘蛛香

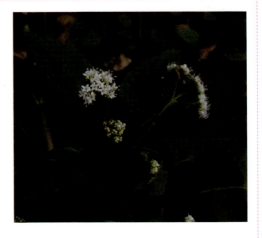

基　　源　为败酱科植物蜘蛛香的根茎和根。

原植物　多年生草本，密被柔毛。根茎横走，肥厚，节间紧密，黄褐色，有特异气味。叶基生，卵状心形，先端短尖，基部心形或耳形，边缘锯齿或波状。茎生叶宽卵形或三出复叶状。圆锥状聚伞花序顶生，成伞房状；花小，花萼开花后展开成毛状；花冠管状，基端常有微突，先端5裂，白色或带紫色。瘦果长柱状，顶端有羽毛状宿萼。花期4~5月，果期6~7月。

生境分布　生于溪边、疏林或灌木林较潮湿处。分布于河南、湖北、四川、贵州、云南等省。陕西有栽培。

采收加工　野生品于秋冬采挖，栽培品于栽培3~4年10~11月将全株挖起，剪去残叶，除去泥沙，晒干或晾干。

性味功能　味辛、微苦，性温。有消食健胃，理气止痛，消炎止泻，祛风除湿的功能。

炮　　制　洗净，剪去须根，切片，晒干。

主治用法　用于脘腹胀痛、消化不良、腹泻、痢疾、风湿痹痛、腰膝酸软、失眠。用量3~6g。

＊应用

1. 毒疮：蜘蛛香磨醋，外擦患处。
2. 感冒：蜘蛛香15g，生姜9g。煨水服。
3. 风湿麻木：蜘蛛香50g。煨水服，并用药渣搽敷患处。
4. 跌打损伤，行血活血，筋骨痛，痨伤咳嗽：蜘蛛香9g。泡酒服。

直立百部（百部）

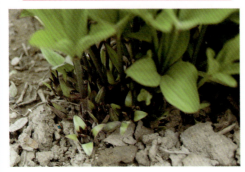

基　　源　百部为百部科植物直立百部的块根。

原植物　别名：百部袋多年生直立草本或半灌木，茎不分枝。块根肉质，纺锤形，簇生于结节状根茎上，黄白色或土黄色，叶3~4轮对生，卵形或椭圆形，先端短尖，基部渐窄成短柄或近无柄。花多数生于茎下部鳞叶腋内，花被4斜生或直立，淡绿色；雄蕊4，紫色；子房三角形，无花柱。蒴果扁卵形，2裂。花期4~5月。果期7月。

生境分布　生于山地林下或栽培。分布于陕西、河南、山东、安徽、江苏、浙江、江西、福建、湖北、湖南、四川等省。

采收加工　春季萌芽前或秋季地上部分枯萎后，采挖块根，置沸水中浸透至无白心，晒干。

性味功能　味甘、苦，性微温。有润肺止咳，杀虫的功能。

炮　　制　百部：除去杂质，洗净，润透，切厚片，干燥。

蜜百部：取百部段，用炼蜜加入适量开水烊化，拌匀，稍闷，俟蜜水吸收，置锅内文火炒至微黄色不粘手为度，取出，放凉。

主治用法　用于寒热咳嗽，肺结核咳嗽，百日咳；外用于头虱，蛲虫病，阴痒等症。用量3~9克。

＊应用

1. 肺结核：百部、白芨、沙参、党参、川贝、桔梗、麦冬、杏仁，制丸服。
2. 百日咳：百部、紫菀、沙参各9g，白前、川贝各6g，甘草、陈皮各4.5g。水煎服。
3. 小儿急性气管炎：百部、沙参、川贝、白前。
4. 皮肤瘙痒，头虱：百部酒炒，研粉敷患处；或水煎，洗敷。

中国沙棘（醋柳果）

基　　源　　醋柳果为胡颓子科植物中国沙棘的果实。

原 植 物　　落叶灌木或乔木，棘刺较多，幼枝密被褐锈色鳞片，老枝灰黑色，粗壮。叶互生或近对生，纸质，狭披针形或长圆状披针形，两端钝尖或基部近圆形，全缘，上面被星状柔毛，下面被白色鳞片。花小，淡黄色，先叶开放，短总状花序腋生于小枝基部；花单性，雌雄异株；花被短筒状，先端2裂。果实肉质近球形或卵球形，橙黄色或橘红色。种子阔椭圆形或卵形，黑色或紫黑色。花期4~5月。果期9~10月。

生境分布　　生于高山、河流两岸及草原上。分布于辽宁、河北、内蒙古、陕西、山西、甘肃、青海、四川等省区。

采收加工　　秋季果实成熟后采收，鲜用或晒干。

性味功能　　味酸、涩，性温。有活血散瘀，化痰宽胸，补脾健胃，生津止渴，清热止泻的功能。

主治用法　　用于跌打损伤瘀肿，咳嗽痰多，呼吸困难，消化不良，高热津伤，支气管炎，肠炎，痢疾。用量9~15g。

✻ 应用

1. 慢性疮疡，辐射损伤，烧伤：沙棘油，外敷患处。
2. 增强免疫力，预防肿瘤，抗衰老：沙棘果汁，常饮。
3. 冠心病，心绞痛，血脂高：沙棘果汁，常饮。
4. 胃溃疡，消化不良：沙棘冲剂，冲服。

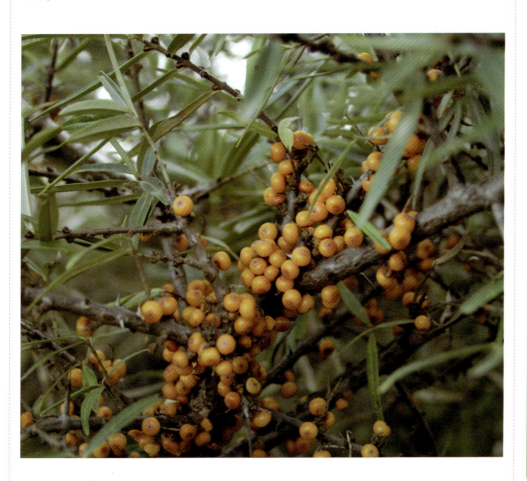

重齿当归（独活）

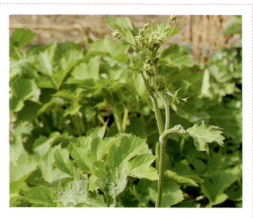

基　　源　独活为伞形科重齿当归的干燥根。

原植物　别名：重齿毛当归、香独活、山大活。多年生草本。根茎圆柱形，棕褐色，有香气。叶二回三出羽状全裂，基部膨大成兜状半抱茎的膜质叶鞘，边缘有尖锯齿或重锯齿，顶生小裂片3深裂，基部沿叶轴下延成翅。复伞形花序顶生或侧生，密被短糙毛；花白色，无萼齿，花瓣顶端内凹。果实椭圆形，背棱线形，隆起。花期8~9月，果期9~10月。

生境分布　生于阴湿山坡，林下草丛中或稀疏灌丛中。分布于安徽、浙江、江西、湖北、四川等地。

采收加工　秋末采挖，烘至半干，堆置2~3天，再烘至全干。

性味功能　味辛、苦，性微温。有祛风除湿，散寒止痛的功能。

炮　　制　去除枯萎茎、叶，晾干，柴火熏，至五成干，扎成小捆，再炕至全干。

主治用法　用于风寒湿痹，手足挛痛，腰膝酸痛等。用量3~9g。

❉应用

1. 风湿关节痛等：独活、防风、秦艽、杜仲、桑寄生。水煎服。
2. 头痛、头晕：独活、羌活、藁本、蔓荆子。水煎服。
3. 慢性气管炎，咳喘：独活9g，加红糖，水煎服。
4. 痈疽：独活、细辛、黄芩、当归、川芎、大黄、赤芍各50g，加猪蹄煮，取汤液，涂洗患处。

苎麻（苎麻根）

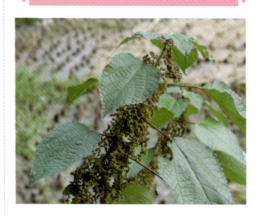

基　　源　苎麻根为荨麻科植物苎麻的根。

原植物　别名：野麻、家麻、白麻。多年生草本，全体密被长柔毛。叶互生，阔卵形或近圆形，先端渐尖短尾状，基部圆形或阔楔形，边缘有粗锯齿。花单性，雌雄同株，圆锥花序腋生，雌花序在雄花序之上；雄花黄白色；雌花淡绿色，簇生成球形。瘦果集成小球状，细小，椭圆形，压扁状，密生短毛，花被宿存。花期5~8月，果期8~10月。

生境分布　生于荒地或山坡上。分布于山东、江苏、安徽、浙江、江西、福建、台湾、湖北、湖南、广东、广西、陕西、四川、贵州、云南等省区。

采收加工　冬、春季挖取根茎及根，晒干。

性味功能　味甘，性寒。有清热、止血、安胎、解毒的功能。

炮　　制　苎麻根：取原药材，除去杂质，洗净，润透，切厚片，干燥。

苎麻根炭：取净苎麻根片，置锅内，用武火加热，炒至表面呈焦黑色，内部焦黄色时，喷淋清水少许，熄灭火星，取出，凉透。

主治用法　用于痢疾，吐血，下血，胎动不安、先兆流产、尿血；外治痈肿初起，跌打损伤，外伤出血，骨鲠。用量9~30g；外用适量，捣烂敷患处。

❉应用

1. 胎动不安：苎麻根、白葡萄干各15g，莲子30g。水煎服。
2. 痢疾：苎麻根、野麻草各30g。水煎服。
3. 跌打损伤：苎麻根30g，捣碎，酒煎服。
4. 淋症：苎麻根15g，捣烂，水煎服。

附注：其叶也作药用。

紫草

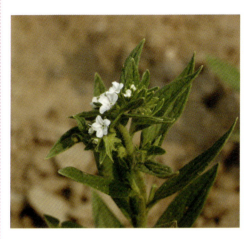

| 基　　源 | 紫草为紫草科植物紫草的根。
| 原 植 物 | 别名：硬紫草、大紫草、红紫草。多年生草本。根长条状，肥厚暗红紫色。叶互生，长圆状披针形，有糙伏毛。总状聚伞花序顶生；苞片叶状，花萼短筒状，5裂；花冠白色，筒状，5裂，喉部有5个小鳞片，基部毛状。小坚果，生于增大宿存花萼中，淡褐色，平滑有光泽。种子4枚。花期5~6月。果期7~8月。
| 生境分布 | 生于草丛、路边及山坡。分布于东北、华北、中南及河南、陕西、江苏、安徽、江西、贵州等省区。
| 采收加工 | 4~5月或9~10月挖根，晒干或烘干（忌水洗）。
| 性味功能 | 味甘、咸，性寒。有凉血，活血，清热，解毒透疹的功能。
| 炮　　制 | 除去杂质，洗净，润透，切薄片，干燥。
| 主治用法 | 用于麻疹不透，急、慢性肝炎，便秘，吐血，衄血，血小板减少性紫癜，尿血，血痢，烧烫伤，下肢溃疡，冻伤，痈肿，湿疹。用量4.5~9g。外用适量。

＊ 应用

1. 热毒发疹：紫草、生地、丹皮、赤芍。水煎服。
2. 烧、烫伤：紫草用麻油慢火煎30分钟，取油外擦。
3. 角膜炎，中耳炎，皮肤湿疹：紫草。调油外敷。

紫花地丁

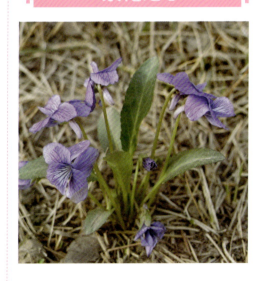

基　　源　为堇菜科植物紫花地丁的干燥全草。

原 植 物　别名：辽堇菜、犁铧草。多年生草本。无地上茎，根茎粗短。叶舌形、长圆形或长圆状披针形，先端钝，基部截形或楔形，叶缘具圆齿；果期叶大，基部微心形。花瓣5，紫堇色或紫色；花距细管状。蒴果，长圆形，无毛。花4~5月，果期5~8月。

生境分布　生于路边、林缘、草地、荒地。分布于除西北外的各地。

采收加工　春、秋二季采挖全株，晒干。

性味功能　味苦，性寒。有清热解毒，凉血消肿的功能。

炮　　制　除去杂质，洗净，切碎，干燥。

主治用法　用于疔疮肿毒，痈疽发背，黄疸，丹毒，瘰疬，痢疾，腹泻，喉痹，毒蛇咬伤。用量15~30g。

＊ 应用

1. 疔疮肿毒：鲜紫花地丁。捣汁服。
2. 腮腺炎：鲜紫花地丁6g，鲜骨碎补30g，木香3g，白矾6g。捣烂敷患处。
3. 化脓性感染，淋巴结核：紫花地丁、蒲公英、半边莲各15g。水煎服，药渣敷患处。
4. 前列腺炎：紫花地丁、紫参、车前草各15g，海金砂50g。水煎服。
5. 黄疸内热：紫花地丁9g，研细末，调酒服。

紫花前胡（前胡）

基　源　前胡为伞形科植物紫花前胡的根。

原植物　别名：土当归多年生草本。根圆锥形。茎紫色。基生叶有阔叶鞘；三出式1~2回羽状分裂，基部翅状，边缘锯齿密；茎上部叶渐退化，至顶部仅有3裂，紫色叶鞘膨大成兜状。复伞形花序，紫色，总苞片1~2；花瓣卵圆形，深紫色。果实椭圆形，背部扁平，侧棱扩展成狭翅。花期8~9月。果期10月。

生境分布　生于山坡路边、林边及灌丛中。分布于吉林、辽宁、陕西、四川及华东、中南等各地区。

采收加工　秋末采挖，除去茎叶及须根，晒干或微火炕干。

性味功能　味苦、辛，性凉。有清热、散风、降气、化痰的功能。

炮　制　前胡：拣净杂质，去芦，洗净泥土，稍浸泡，捞出，润透，切片晒干。

蜜前胡：取前胡片，用炼熟的蜂蜜和适量开水拌匀，稍闷，置锅内用文火炒至不粘手为度，取出放凉。

主治用法　用于风热咳嗽多痰，痰热咳喘，胸膈满闷，呕逆，上呼吸道感染等症。用量3~9g。恶皂角。畏藜芦。

＊应用

1. 小儿夜啼：前胡、柴胡。水煎服。
2. 冒咳嗽痰多，气急：前胡、苦杏仁、牛蒡子各9g，桔梗6g，薄荷9g（后下）。水煎服。
3. 肺热咳嗽，胸闷痰多：前胡、紫苏子、陈皮、枳实各6g。水煎服。
4. 鼻咽癌：前胡、石见穿各10g。水煎服。

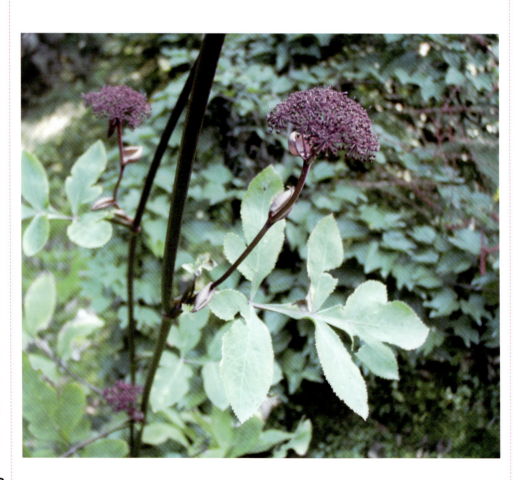

紫金牛

基　　源　为紫金牛科植物紫金牛的全株。

原 植 物　常绿小灌木。单叶互生,近革质,常成对或3~7片集生于茎端,窄椭圆形以至宽椭圆形,两端尖,边缘具尖锯齿,上面亮绿色,下面淡绿色,两面中脉有微毛,腋生短总状花序;萼片5;花冠辐状展开,先端5裂,青白色,有赤色小点。花期夏季。

生境分布　生于林下或林缘。分布于全国大部分省区。

采收加工　四季均可采集,晒干。

性味功能　味苦,性平。有止咳化痰,祛风解毒、活血功能。

炮　　制　洗净,晒干。

主治用法　用于支气管炎,大叶性肺炎,小儿肺炎,肺结核,肝炎,痢疾,急性肾炎,尿路感染,痛经,跌打损伤,风湿筋骨酸痛。用量15~60g,外用适量。

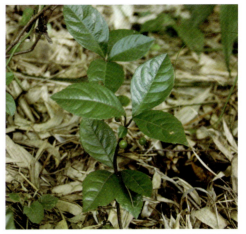

＊ 应用

1. 慢性支气管炎:紫金牛12g,胡颓子叶、鱼腥草各15g,桔梗6g。水煎服。
2. 小儿肺炎:紫金牛30g,枇杷叶7片,陈皮15g,旱莲草15g。水煎服。
3. 肺结核:紫金牛,菝葜,白马骨。水煎服。
4. 急性黄疸型肝炎:紫金牛30g,红糖适量,红枣10枚。水煎服。

紫荆（紫荆皮）

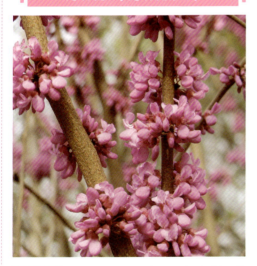

基　　源　紫荆皮为云实科植物紫荆的茎皮。

原 植 物　落叶灌木或乔木。单叶互生,近革质,三角状圆形,先端急尖,基部心形,全缘。花先叶开放,幼枝上的花与叶同时开放,4~10花簇生于老枝上或主茎上;花萼钟状,深紫红色,具5钝齿;花冠假蝶形,紫红色或粉红色,花瓣5下面1花瓣最大。荚果扁长椭圆形或狭倒披针形,沿腹缝线有狭翅,顶端有喙,不裂。花期4~5月。果期8~10月。

生境分布　栽培于庭园,屋旁或野生于溪边。分布于辽宁,陕西、甘肃及华北、华东、中南、西南等省区。

采收加工　春、秋季采集,砍下茎或老枝,剥取皮部,晒干。

性味功能　味苦,性平。有活血通经,消肿止痛,清热解毒的功能。

主治用法　用于经闭腹痛,月经不调,痛经,淋病,风湿性关节炎,跌打损伤,咽喉肿痛,牙痛。6~g。外用于痔疮肿痛,虫蛇咬伤,狂犬咬伤,煎水洗或研粉调敷患处。外用适量。

＊ 应用

1. 风湿性关节炎:紫荆皮6g,水煎服。
2. 筋骨疼痛、湿气流痰:紫荆皮、秦当归、川牛膝、川羌活、木瓜合用。
3. 产后诸淋:紫荆皮15g,半酒半水煎,温服。

附注:花也可供药用。

紫萍（浮萍）

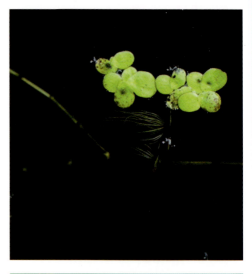

基　　源　浮萍为浮萍科植物紫萍的干燥全草。

原 植 物　水生漂浮植物。叶状体扁平，阔倒卵形，上面绿色，下面紫色，紫红色，棕紫色。具掌状脉5~11条，下面中央生5~11条根；根长3~5cm，白绿色，根基附近的一侧囊内形成圆形新芽，萌发后，幼小叶状体渐从囊内浮出，由1细的柄与母体相连。花期6~7月。

生境分布　生于池沼、湖泊或静水中。分布于全国各地。

采收加工　6~9月采收，洗净，除去杂质，晒干。

性味功能　味辛，性寒。有宣散风热，透疹，利尿消肿的功能。

炮　　制　拣去杂质，筛去灰屑，洗净，晒干即得。

主治用法　用于麻疹不透，风疹瘙痒，水肿尿少。用量3~9g；外用适量，煎汤浸洗。

★ 应用

1. 吐血不止：浮萍15g，生姜少许，共捣烂绞汁调蜜服。
2. 麻疹透发不畅：浮萍6g。水煎当茶饮。
3. 鼻衄：浮萍焙干研末，塞鼻孔。
4. 水肿尿少：浮萍9g。水煎服。

紫萁（紫萁贯众）

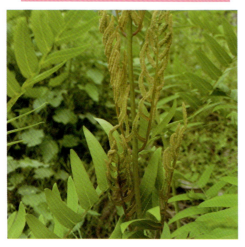

基　　源　紫萁贯众为紫萁科植物紫萁的带叶柄基的干燥根茎。

原 植 物　多年生草木。根茎粗壮纺锤形、类球形，横卧或斜升，无鳞片。叶二型，幼时密被绒毛，营养叶有长柄；叶三角状阔卵形，顶部以下二回羽状，小羽片长圆状披针形，先端钝或尖，基部圆形或宽楔形，边缘有细钝锯齿。孢子叶与营养叶异型，着生孢子囊的小羽片卷缩成条形，小羽片穗状，在孢子叶先端形成长大的深棕色孢子囊穗，成熟后枯萎。

生境分布　生于林下、山脚或溪边的酸性土上。分布于山东、江苏、浙江、江西、福建、湖北、湖南、广东、广西、四川、贵州等省区。

采收加工　春、秋采挖，削去叶柄、须根，晒干。

性味功能　味苦，性寒。有清热解毒，驱虫，止血的功能。

炮　　制　紫萁贯众：取原药材，除去杂质，洗净，润透，切厚片或小块，干燥。

　　紫萁贯众炭：取紫萁贯众块（片），置锅内，用武火炒至表面呈焦黑色、内部呈棕褐色时，喷淋少许清水，熄灭火星，取出凉透。

主治用法　用于感冒、鼻衄头晕、痢疾、崩漏等。用量4.5~9g。

★ 应用

1. 钩虫病：贯众、川楝子各9g，紫苏6g。水煎服。
2. 妇女血崩：贯众、牡丹皮、莲蓬（炭）各9g。水煎服。
3. 蛔虫病：紫萁贯众水煎浓缩片，口服4.5~9g（相当于生药50g）。

紫苏（紫苏叶）

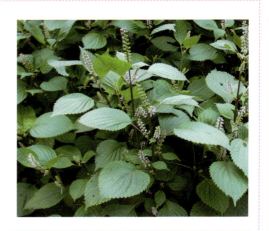

基　　源　紫苏叶为唇形科植物紫苏的干燥叶。

原植物　一年生草本，有特异香气。茎钝四棱形，绿色或绿紫色，密生长柔毛。叶对生，卵形或宽卵形，皱缩，先端尖，基部近圆形或阔楔形，边缘有粗锯，紫色，有柔毛。轮伞花序组成偏于一侧顶生或腋生总状花序；花冠白色或紫红色，二唇形；雄蕊4，2强；子房4裂，柱头2浅裂。小坚果近球形，灰褐色，花期6~8月。果期8~10月。

生境分布　生于村边、路旁或沟边。全国各地广泛栽培。

采收加工　6~8月采摘叶，晒干。

性味功能　味辛，性温。有发散风寒，理气宽胸，解郁安胎，解鱼蟹毒的功能。

炮　　制　除去杂质，晒干。

主治用法　用于外感风寒，头痛鼻塞，咳嗽，呕吐，鱼蟹中毒等。用量5~9g。气虚表虚者慎用。

＊应用

1. 胃肠型感冒：紫苏叶、荆芥、防风、生姜各6g。水煎服。
2. 胃肠感冒恶心呕吐、腹泻：紫苏叶4.5g，川连3g。水煎服。
3. 鱼蟹中毒：紫苏叶30g。水煎服。

附注：其果实为紫苏子，嫩枝为紫苏梗药用。味辛，性温有发散风寒，理气宽胸，解郁安胎，解鱼蟹毒的功能。用量5~9g。

厚萼凌霄（凌霄花）

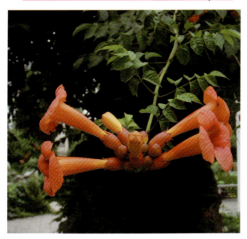

基　　源　凌霄花为紫葳科植物厚萼凌霄的花。

原植物　别名：美国凌霄、美洲凌霄。木质藤本。单数羽状复叶，小叶5~13片，椭圆形至卵状椭圆形，叶背上有毛，以叶脉上最多。无突起的纵棱。花萼钟状，鲜红色，肥厚肉质，5浅裂至萼筒的1/3处，裂片齿卵状三角形，外卷，齿中部有5条微凹的沟；花冠筒细长，漏斗状，橙红色至鲜红色，筒部为花萼长的3倍，质厚，裂片宽。蒴果长圆柱形，先端具喙尖。花期7~9月。

生境分布　原产美洲，我国在园林庭院中有栽培。分布于北京、江苏、浙江、湖南、广西、云南等省区。

采收加工　7~9月花期时，选晴天采收将要开放的花朵，文火烘干或晒干。

性味功能　味甘、酸，性寒。有活血祛瘀，凉血祛风的功能。

炮　　制　晒干或低温干燥。

主治用法　用于血瘀闭经，产后乳肿，风疹发红，皮肤瘙痒、痤疮等症。外用煎水洗。用量3~10g，外用适量。

＊应用

1. 月经不调，瘀血闭经：凌霄花、月季花各9g，益母草、丹参各15g，红花6g。水煎服。
2. 大便下血：凌霄花，浸酒饮服。
3. 荨麻疹：凌霄花30g，土茯苓20g，生地黄、白鲜皮、蒲公英各15g，地肤子、防风、连翘、栀子、金银花各12g，蝉蜕9g，甘草6g。水煎服。

紫菀

基　　源　为菊科植物紫菀的根及根茎。

原 植 物　多年生草本。根茎粗短，簇生多数细长根。基生叶丛生，有长柄，匙状长椭圆形，先端钝尖，基部下延长，两面有短硬毛；茎生叶互生，长椭圆形或披针形，先端短尖，基部下延，边缘有不整齐粗锯齿。头状花序多数，伞房状排列；总苞半球形，绿色带紫色，先端及边缘膜质；花序周围为舌状花，雌性，蓝紫色；管状花两性，黄色。瘦果倒卵状长圆形，扁平，宿存白色冠毛。花期8~9月。果期9~10月。

生境分布　生于山地、河边草地潮湿处。分布于东北、华北及陕西、甘肃、青海、安徽、浙江等省区。

采收加工　秋季叶枯萎后采挖，细根编小辫状，晒干。

性味功能　味辛、苦，性温。有润肺，祛痰，止咳的功能。

炮　　制　紫菀：捡去杂质，除去残茎，洗净，稍闷润，切成小段晒干。

蜜紫菀：取紫菀段加炼蜜（和以适量开水）拌匀，稍闷润，用文火炒至不粘手为度，取出放凉。

主治用法　用于气逆咳嗽，痰吐不利，肺虚久咳，痰中带血，支气管炎等。用量6~9g。

✸ 应用

1. 慢性气管炎、肺结核病之咳嗽：紫菀9g，前胡、荆芥、百部、白前各6g，桔梗、甘草各3g。水煎服。
2. 百日咳：紫菀9g。水煎服。
3. 肺炎、气管炎：紫菀9g。水煎服。
4. 咳嗽劳热：炙紫菀、天冬、桑白皮各9g，黄芩4.5g，桔梗、知母、党参各6g，甘草1.5g。水煎服。

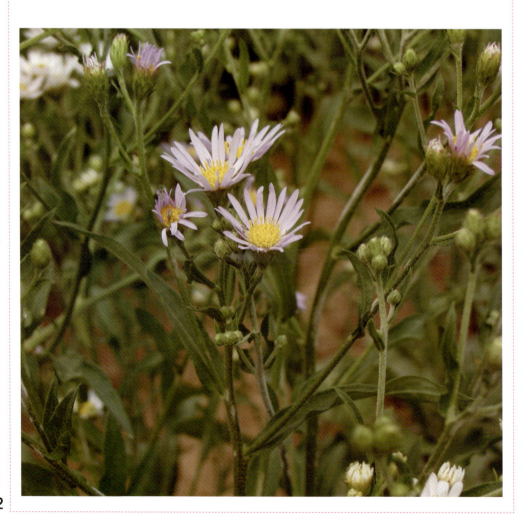

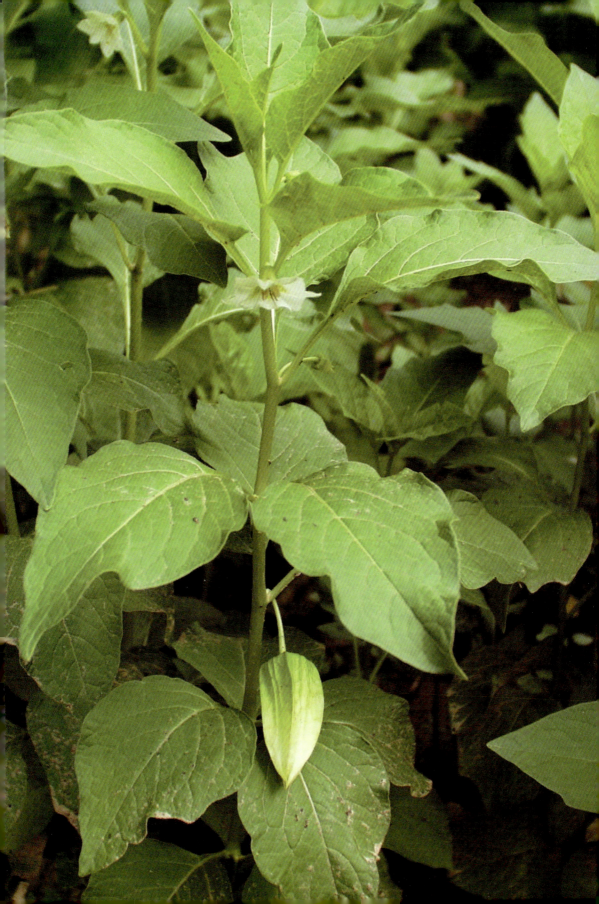

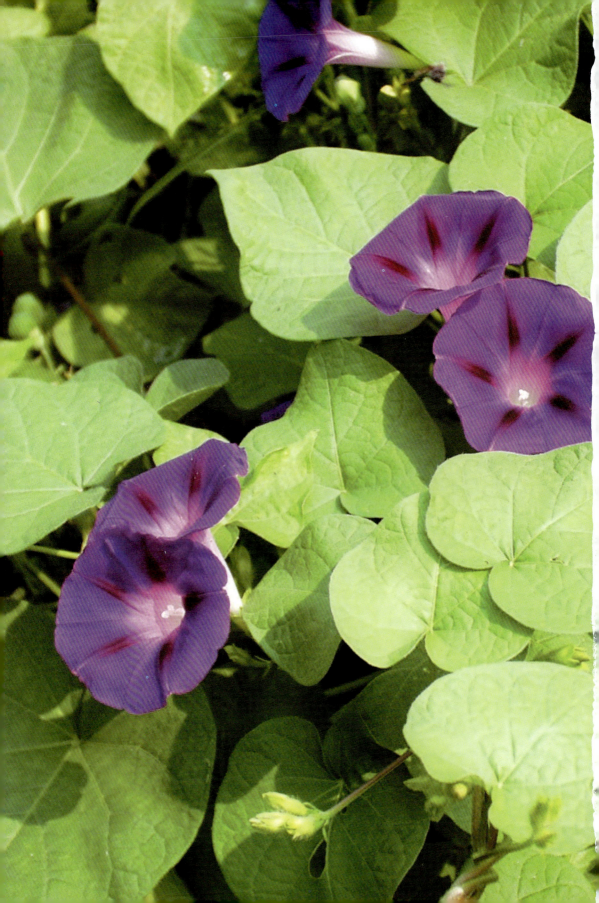